全国卫生职业教育"十三五"规划教材

高等院校数字化融媒体特色教材

U0221567

Human Function

人体机能

陈慧玲 /主编

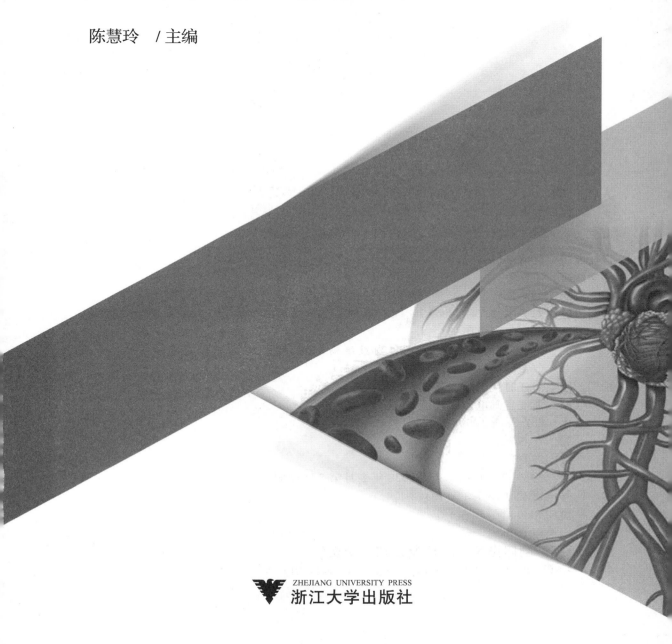

ZHEJIANG UNIVERSITY PRESS
浙江大学出版社

图书在版编目(CIP)数据

人体机能 / 陈慧玲主编. —杭州:浙江大学出版
社,2019.8(2023.8 重印)
ISBN 978-7-308-19492-1

Ⅰ.①人… Ⅱ.①陈… Ⅲ.①人体生理学－高等职业
教育－教材 Ⅳ.①R33

中国版本图书馆 CIP 数据核字(2019)第 185606 号

人体机能

主　编　陈慧玲
副主编　李伟东　章　皓

责任编辑	阮海潮(ruanhc@zju.edu.cn)
文字编辑	王安安
责任校对	刘　郡
封面设计	春天书装
出版发行	浙江大学出版社
	(杭州市天目山路 148 号　邮政编码310007)
	(网址:http://www.zjupress.com)
排　版	浙江时代出版服务有限公司
印　刷	浙江省邮电印刷股份有限公司
开　本	787mm×1092mm　1/16
印　张	15.25
字　数	390 千
版 印 次	2019 年 8 月第 1 版　2023 年 8 月第 3 次印刷
书　号	ISBN 978-7-308-19492-1
定　价	48.00 元

《人体机能》编委会

前　言

　　为适应"互联网＋教育"背景下教育教学改革的需要,由浙江省高等教育学会教材建设专业委员会组织,我们编写了《人体机能》教材,主要供高职高专院校护理类专业及医学相关类专业使用。

　　本教材依据临床分析问题的基本思路,从生理生化变化着手,分析病理改变,将生理学、生物化学及病理生理学内容进行有机融合。在编排上,遵循从整体到系统、从正常到异常的原则。以细胞水平的活动为先导,介绍细胞的基本功能、人体的新陈代谢等内容,继之以系统为单位展开介绍正常的功能代谢及异常情况下的变化,将各系统正常的生理生化活动与相关的病理生理知识紧密结合。本书加强了多学科知识的联系和融合,有利于学生循序渐进地学习,并应用多学科知识综合分析,从而更好地构建临床工作中思维评判所需要的基础理论体系。

　　本版教材在纸质教材的基础上,增加了大量数字资源,实现了多媒体资源和传统纸质教材的一体化。数字资源形式多样,包括视频、彩图、教学 PPT、临床案例、知识拓展及习题等,不仅使纸质内容形象化、生动化,而且大大扩充了知识容量。各种资源以二维码的形式插入纸质教材的相应位置,用手机扫描即可打开数字资源,便于学生随时观看、查阅及评测,以满足个性化自主学习的需求。本教材充分利用多媒体技术和互联网技术,为学习者提供了不受时空限制、资源丰富的学习平台,同时也有助于教师推进信息化教学改革,更好地实现线上线下相结合的教学模式。

　　希望本教材能较好地服务于高职护理及相关专业的教学,但由于编者水平有限,难免存在错误及不足,恳请广大师生及读者提出宝贵意见,为教材的改进和修订提供依据。

《人体机能》编写组

2019 年 3 月

目 录

第一章

绪 论

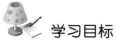**学习目标**

1.掌握兴奋性的概念及其衡量标准,阈值的概念,内环境及稳态的概念,稳态的生理意义,正反馈、负反馈的生理意义。

2.熟悉生命的基本特征、人体功能的调节方式及特点。

3.了解人体机能学的研究内容,刺激的种类及三要素,反应的表现形式,可兴奋组织的种类,健康、亚健康、疾病的概念,病因及其与条件的关系,疾病发展过程,脑死亡的概念及判断标准。

1-1 教学 PPT

第一节 概 述

一、人体机能学的研究内容

人体机能学是研究人体在正常及异常情况下的功能和代谢活动规律及其原理的科学,是护理及其相关专业的一门重要的医学基础课程。

人体机能学有机融合了生理学、生物化学和病理生理学等学科的基本内容。其中,生理学(physiology)研究的是正常人体的机能活动规律及其机制,生物化学(biochemistry)研究的是人体的分子结构与功能及生命活动过程中的化学变化,这两门学科是人类认识生命活动的基础。病理生理学(pathophysiology)研究的是人体在疾病情况下的功能代谢变化及其发生机制,并以此认识疾病的本质,为疾病防治和护理提供理论依据。

二、人体机能学和医学的关系

人体机能学和医学的关系十分密切,人类对于人体机能与代谢的认识是在长期与疾病作斗争的过程中逐步积累和发展起来的。近几十年以来,随着社会的进步和技术的发展,人体机能的研究不断深入,理论水平不断提高,而这些新知识、新成果又被迅速应用于临床实践,大大促进了医学的发展。例如,对心脏电生理的研究促进了人们对心律失常的认识和防治;微循环理论的提出使人们对休克的发生发展有了新的认识,从而改进了休克的抢救措施;受体的研究为临床药物的开发应用提供了重要依据,等等。

因此,只有掌握正常人体的生命活动规律及其原理,并理解患病机体的功能代谢变化及其机制,才能深刻认识疾病发生、发展的原理以及防治的措施,从而运用这些知识正确有效地指导临床实践,并在实践中有所创新和发展。只有这样,我们才能更好地成为人类健康的管理者、教育者、照护者和研究者。

第二节　生命的基本特征

生命具有共同的基本特征,包括新陈代谢、兴奋性、生长发育、生殖、遗传变异、衰老死亡等,其中新陈代谢和兴奋性是生命最主要的基本特征。

一、新陈代谢

在生命活动中,机体与外界环境之间不断地进行物质和能量交换,以实现自我更新,这一过程称为新陈代谢。它包括物质代谢和能量代谢,物质代谢是指物质在机体内的合成与分解过程,物质代谢过程伴随着能量的释放、转移、储存和利用,即能量代谢。物质代谢和能量代谢是密不可分的,在物质的分解过程中伴随着能量的释放,而在物质的合成过程中则伴随着能量的储存。

机体从外界环境摄取营养物质用于合成机体自身的物质,同时储备能量,而物质分解所释放的能量则用于机体各种生命活动。因此,新陈代谢是生命活动的基础,新陈代谢一旦停止,生命活动也将终止,机体也将死亡。

二、兴奋性

兴奋性是指机体、组织或细胞对刺激发生反应的能力或特性。兴奋性是一切生物都具有的特征,是生物生存的必要条件。

(一)刺激与反应

1-2　知识拓展:肌肉注射"两快一慢"原则

机体生活的环境在不断变化,作用于机体或细胞的各种内外环境变化,称为刺激。按性质不同,刺激可分为:物理性刺激(如机械、温度、声、光、电等)、化学性刺激(如酸、碱等)、生物性刺激(如细菌、病毒等)、社会心理性刺激(如情绪激动、工作压力等)。刺激要引起机体兴奋,必须具备以下条件:刺激的强度、刺激的持续时间、刺激强度对时间的变化率须达到相应的临界值。

机体受到刺激后,其外部活动和内部代谢会发生相应的变化,称为反应。反应有两种表现形式:①兴奋:机体由相对静止状态转变为活动或活动增强的状态;②抑制:机体由活动状态转为相对静止或活动减弱的状态。

(二)兴奋性的衡量指标

体内各种组织的兴奋性高低不同,通常以阈强度衡量兴奋性的大小。阈强度是指刚能引起组织产生反应的最小刺激强度,又称阈值。刺激强度等于阈值的刺激称为阈刺激,大于阈值的刺激称为阈上刺激,小于阈值的刺激称为阈下刺激。其中,阈刺激和阈上刺激是能引起兴奋的有效刺激。

组织兴奋性的高低与阈值的大小成反比关系。组织的阈值越小,其兴奋性就越高;反之,组织的阈值越大,其兴奋性就越低。神经、肌肉、腺体组织的兴奋性较高,只需接受较小强度的刺激即可产生反应,称为可兴奋组织。

第三节　人体内环境和稳态

一、内环境

构成人体的绝大多数细胞不与外界环境直接接触,而是生存于细胞外液中。细胞从细胞外液中摄取新陈代谢所需的氧和营养物质,同时将二氧化碳和代谢产物排到细胞外液中,再通过呼吸、泌尿等途径排出体外。因此,细胞外液构成了细胞生存的环境,称为内环境。内环境为体内细胞提供了新陈代谢的必需条件,对细胞的生存以及正常功能的维持十分重要。

人体的体液约占体重的 60%,其中 40% 分布于细胞内,20% 构成细胞外液即内环境。细胞外液包括血浆、组织液、淋巴液、脑脊液和房水等,其中血浆是沟通各部分体液并和外界环境进行物质交换的重要媒介,因此血浆是内环境中最活跃的部分。

二、稳态

内环境的理化性质(如温度、酸碱度、离子浓度等)保持相对稳定的状态,称为稳态。内环境理化性质的相对稳定并非静止不变,而是一种动态平衡,即在一定范围内变动但又保持相对稳定。例如,人的正常体温在 37℃ 左右波动,但波动幅度不超过 1℃。

1-3　知识拓展:稳态的提出

稳态是细胞进行正常功能活动的重要保证,也是机体维持正常生命活动的必要条件。内环境稳态的破坏(如高热、酸中毒、缺氧及离子浓度异常等)可引起细胞功能的严重损害,导致疾病发生,甚至危及生命。在正常情况下,细胞代谢或外界环境因素也会干扰内环境稳态,但机体可通过神经、体液等因素的调节,使内环境稳态得以及时恢复,从而维持其相对稳定。

第四节　人体功能的调节

人体具有完善的调节系统及控制系统。当处于不同生理情况或外界环境发生改变时,这些系统能对各系统、器官、组织和细胞的功能进行有效调节和控制以维持内环境稳态,也能对外环境变化作出适应性反应。

一、人体功能的调节方式

人体对各种功能活动的调节主要有三种方式,即神经调节、体液调节和自身调节。

(一)神经调节

1-4　视频:神经调节

神经调节是指通过神经系统的活动对机体功能进行调节,是人体功能调节的最主要形式。神经调节的基本方式是反射,反射是指在中枢神经系统的参与下,机体对刺激所作出的规律性反应。神经调节具有产生反应迅速、调节作用精确的特点,但作用时间较为短暂。

反射的结构基础是反射弧,由感受器、传入神经、神经中枢、传出神经和效应器五个部分组成(图1-1)。感受器能感受体内外的各种刺激,并将刺激信号转变为电信号通过传入神经传到相应的神经中枢,神经中枢对传入信号进行综合分析后发出指令,再通过传出神经到达效应器,最后由效应器作出反应。因此,反射活动有赖于反射弧结构和功能的完整,反射弧的任何一个环节被阻断,都将导致反射不能完成。

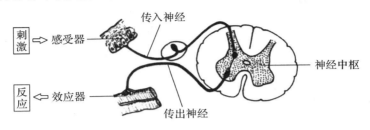

图1-1 反射弧模式

(二)体液调节

1-5 视频:
体液调节

体液调节是指体内一些特殊的化学物质通过体液途径而影响相应组织或器官的功能。参与体液调节的化学物质包括内分泌细胞分泌的激素、组织细胞的代谢产物等。绝大多数激素借助血液循环作用于特定组织而发挥作用,如胰岛 B 细胞分泌的胰岛素由血液运送到全身组织细胞,对糖和脂肪的代谢进行调节,从而起到降低血糖的作用。代谢产物往往通过局部组织液的扩散,改变邻近细胞的功能活动,如肌肉运动产生的 CO_2、乳酸等代谢产物可通过组织液扩散,引起邻近的微血管舒张,而使血流量增加。体液调节的特点是产生效应缓慢,但作用范围广泛、持续时间较为长久。

人体内多数内分泌活动接受神经系统的支配,因此体液调节实际上成了神经调节的一个传出环节,这种调节称为神经-体液调节。例如,肾上腺髓质受交感神经支配,当交感神经兴奋时,肾上腺髓质释放肾上腺素和去甲肾上腺素,此时神经和体液因素共同参与机体活动的调节,可发挥两种调节作用的优势,使效应产生迅速、作用广泛持久。

(三)自身调节

自身调节是指机体的组织细胞不依赖于神经和体液调节,由自身对刺激作出的一种适应性反应。例如,当动脉血压在 80~180mmHg 范围内变动时,肾血流量可保持相对恒定,从而保证泌尿功能的正常进行。虽然自身调节的幅度和范围较小,但对于某些器官和组织的功能调节仍具有一定意义。

二、人体功能调节的控制系统

人体功能活动的调节存在着程序化的控制系统,使机体能作出迅速而精确的适应性反应。控制系统由控制部分和受控部分组成,人体内的控制系统主要有反馈控制系统和前馈控制系统。

(一)反馈控制系统

在这类控制系统中,控制部分发出指令控制受控部分的活动,而受控部分又可发出反馈信息影响控制部分的活动(图1-2)。反馈有负反馈、正反馈两种形式。

1.负反馈 反馈信息作用的结果是减弱控制部分的活动,使受控部分的活动向相反方向变化,这种形式称为负反馈。人体内的负反馈极其普遍,其意义在于维持机体生理功能的稳态。例如,动脉血压的相对稳定通过压力感受性反射来实现:当动脉血压升高时,可通过该反射抑制心血管活动,使动脉血压回降至正常水平;反之,当动脉血压降低时,则通过相反作用使动脉血压回升,从而维持动脉血压的相对恒定。

图 1-2　反馈控制系统

2.正反馈　反馈信息作用的结果是加强控制部分的活动,使受控部分活动不断加强,这种形式称为正反馈。正反馈不如负反馈多见,其意义在于促使机体的某种生理过程尽快完成。例如,在排尿反射中,当排尿中枢发动排尿后,尿液进入尿道刺激尿道的感受器,后者发出反馈信息进一步加强排尿中枢的活动,使排尿反射加强,直至尿液排完为止。此外,血液凝固、分娩等生理过程也有正反馈机制的参与。

1-6　视频:
负反馈

(二)前馈控制系统

在受控部分的状态发生改变之前,机体通过监测装置得到信息,及时调整控制部分的活动,这种控制形式称为前馈。条件反射就是一种前馈控制系统的活动,如动物看到食物就引起唾液分泌,这种分泌活动比食物进入口腔后引起的唾液分泌来得更快,具有预见性,适应性意义更大。

1-7　视频:
正反馈

第五节　健康和疾病

一、健康和疾病的概念

(一)健康

世界卫生组织(World Health Organization,WHO)关于健康的定义是:健康不仅是指没有病痛和疾患,而且是躯体上、精神上和社会适应上的良好状态。因此,健康包括两个方面:一方面是躯体上没有病痛和疾患,另一方面是在精神上和社会适应上同样处于良好状态。

然而在很多情况下,人体主观感觉不适,但缺乏客观的症状和体征,这种特殊的状态被称为亚健康。此时机体处于健康与疾病之间的中间状态,生理功能低下,已有潜在的发病倾向,如处理不当就会导致疾病发生,但如及时处理也可恢复到健康状态。

1-8　知识
拓展:亚健
康

(二)疾病

疾病是指机体在一定的病因作用下,自稳调节发生紊乱而导致生命活动异常的过程。此时,机体存在各种功能、代谢和形态结构的异常改变,表现为出现各种症状(患者主观上的异常感觉,如头痛、恶心、畏寒等)、体征(疾病的客观表现,如肝脾肿大、心脏杂音、肺部湿啰音等)或心理行为异常(如烦躁不安、喜怒无常等)。

二、疾病概述

(一)疾病发生的原因和条件

1.疾病发生的原因　疾病发生的原因简称病因,是指能引起疾病发生并决定疾病特异性的因素。病因是疾病发生不可缺少的因素,没有病因就不可能发生相应的疾病,如结核病的病因是结核杆菌感染,未被感染则不可能患结核病。

引起疾病发生的病因有很多,主要包括生物性因素(如细菌、病毒、寄生虫)、化学性因素(如强酸、蛇毒、有机磷农药)、物理性因素(如骨折、冻伤、电击伤)、营养性因素(如营养过剩、营养不足)、遗传性因素(如基因突变、染色体畸变)、先天性因素(如胎儿发育异常)、免疫性因素(如免疫反应过强、免疫缺陷)及社会心理因素(如长期紧张工作、不良人际关系)。

2.疾病发生的条件　疾病发生的条件是指影响疾病发生发展的因素,包括年龄、性别等内在因素,气温、地理环境等自然因素,经济状况、教育水平等社会因素。这些因素本身不会直接引起疾病,但可以左右病因对机体的影响,起到促进、延缓或阻止疾病发生发展的作用。如结核杆菌进入人体并不是一定会引起结核病,如果在营养充足、生活状况良好又有适度体育锻炼的条件下,机体对结核杆菌的抵抗力增强,可以不发生结核病。

在疾病发生的条件中,能促进疾病发生发展的因素称为诱因。如高血压患者在情绪激动、受到寒冷刺激时血压可突然升高,其可能成为脑溢血的诱因。

(二)疾病的发展过程

疾病的发生发展一般可分为潜伏期、前驱期、症状明显期和转归期四个时期。

1.潜伏期　从致病因素作用于人体到最初症状出现的时期,称为潜伏期。此期患者没有临床症状,故疾病不易被发现。不同疾病的潜伏期长短不一,传染病均有一定的潜伏期。

2.前驱期　从人体出现最初症状到典型症状出现的时期,称为前驱期。此期患者可出现全身不适、乏力、食欲不振等症状,前驱期的及时发现有利于疾病的早期诊断和治疗。

3.症状明显期　人体相继出现疾病的典型症状和体征的时期,称为症状明显期。此期是临床上诊断、治疗疾病最重要的时期。

4.转归期　转归期是指疾病的终结时期,分为康复和死亡两种结局。

(1)康复　康复分为完全康复、不完全康复两种。完全康复是指致病因素消除,各种症状和体征消失,机体的细胞结构、功能代谢恢复正常。不完全康复是指致病因素所致的损伤得到控制,主要症状、体征已消失,但机体的细胞结构、功能代谢未能完全恢复。如外伤引起的肢体截除,属于不完全康复的范畴。

(2)死亡　死亡是指生命活动的终止,是疾病发生、发展的最不幸结局。死亡可分为生理性死亡和病理性死亡两种。生理性死亡是机体各器官的自然衰老所致,现实生活中很少见,绝大多数属于病理性死亡。

按照传统观念,死亡一般经历三个阶段:①濒死期:也称临终状态,表现为脑干以上神经中枢处于深度抑制,各种生理功能明显减弱,患者意识模糊或消失,反射迟钝,心跳减弱,血压降低,呼吸微弱;②临床死亡期:此期是可逆阶段,表现为延髓处于深度抑制,主要标志为心跳和呼吸完全停止,各种反射完全消失;③生物学死亡期:是死亡过程的最终不可逆阶段,中枢神经系统及全身各器官系统的新陈代谢和功能完全停止,整个机体已不可能复活。

在传统观念中,一直把心跳、呼吸的永久性停止作为死亡的标志,然而在临床死亡期,组织细胞仍有代谢活动,若恰当抢救尚有复苏的可能。近年来,随着复苏技术的提高、器官移植的开展,人们对死亡有了新的认识,并提出了脑死亡的概念。脑死亡是指全脑功能发生不可逆的永久性停止。

1-9 知识拓展:脑死亡与植物人

临床上判断脑死亡的标准为:①自主呼吸停止,即进行人工呼吸15min仍无自主呼吸,是判断脑死亡的首要指标;②不可逆的深昏迷,即对外界刺激完全没有反应;③脑干神经反射消失,如角膜反射、瞳孔对光反射、咳嗽反射、吞咽反射等均消失;④瞳孔散大或固定;⑤脑电波消失;⑥脑血液循环完全停止。

脑死亡的意义在于:①有利于准确判断个体死亡时间;②确定终止复苏抢救的界限,减少医疗资源的浪费;③为器官移植提供良好时机和合法依据。

 习题

一、名词解释

1.兴奋性 2.阈值 3.内环境 4.正反馈 5.负反馈

二、问答题

1.什么是内环境的稳态?它有何生理意义?

2.神经调节和体液调节各有何特征?其相互关系如何?

3.何谓负反馈?举例说明负反馈的调节过程及生理意义。

1-10 习题答案

(陈慧玲)

第二章

细胞的基本功能

细胞是人体的基本结构和功能单位。人体有 200 多种细胞,每种细胞分布于特定的部位,具有特定的功能。本章主要介绍各种细胞具有普遍性的基本功能,包括细胞膜的物质转运功能、信号转导功能,细胞的生物电现象及肌细胞的收缩功能。

第一节 细胞膜的基本功能

2-1 教学
PPT

 学习目标

1. 掌握细胞膜的物质转运方式,钠泵及其转运的意义。
2. 了解细胞膜的液态镶嵌模型,跨膜信号转导。

细胞膜主要由脂质、蛋白质和糖类组成,其结构可用液态镶嵌模型来解说:细胞膜以液态的脂质双分子层为基本骨架,其中镶嵌着具有不同生理功能的蛋白质,某些膜脂质或蛋白质结合着糖链(图 2-1)。

2-2 图片:
细胞膜的液
态镶嵌模型

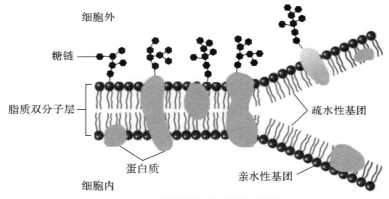

图 2-1 细胞膜的液态镶嵌模型

一、细胞膜的物质转运功能

细胞在新陈代谢过程中,需要不断与内环境进行选择性的物质交换。各种物质进出细胞必须通过细胞膜,细胞膜对物质的转运具有多种形式。

(一)被动转运

物质从浓度高的一侧向浓度低的一侧转运,无须消耗额外的能量,称为被动转运。被动转运有以下几种形式:

　　1.单纯扩散　　单纯扩散是指脂溶性小分子物质从细胞膜的高浓度一侧向低浓度一侧移动的过程。这是一种简单的物理扩散,物质可直接通过细胞膜的脂质分子间隙进出细胞。单纯扩散的方向和速度主要取决于两个因素:物质在细胞膜两侧的浓度差、细胞膜对该物质的通透性。一般情况下,脂溶性越大、相对分子质量越小的物质,越容易通过单纯扩散跨膜转运,如 O_2、CO_2、N_2、乙醇等(图 2-2)。

　　2.易化扩散　　易化扩散是指水溶性小分子或离子在特殊膜蛋白的帮助下,由细胞膜的高浓度一侧向低浓度一侧扩散的过程。根据参与的膜蛋白不同,可将易化扩散分为两类:

　　(1)载体介导的易化扩散　　此类易化扩散是指细胞膜上的载体蛋白在物质浓度高的一侧与被转运物质结合,引起载体蛋白的构象变化,从而将所结合的物质转运到浓度低的一侧(图 2-3)。葡萄糖、氨基酸等水溶性小分子物质通过细胞膜即属于这种方式。

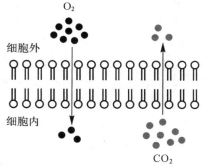

图 2-2　单纯扩散

2-3　视频:
单纯扩散

2-4　视频:
易化扩散

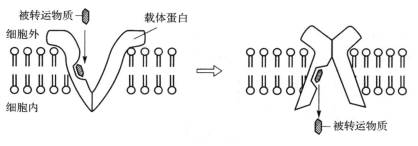

图 2-3　载体介导的易化扩散

2-5　图片:
载体介导的
易化扩散

　　载体介导的易化扩散具有以下特点:①特异性:某种载体只选择性地与某种物质结合;②饱和现象:载体蛋白的数目及载体与物质结合的位点是有限的,因而载体转运物质的能力是有限的;③竞争性抑制:结构相似的物质能竞争同一载体的结合位点。

2-6　图片:
通道介导的
易化扩散

　　(2)通道介导的易化扩散　　通道介导的易化扩散是指溶液中的 Na^+、K^+、Ca^{2+} 等带电离子,借助细胞膜上的通道蛋白,从浓度高的一侧向浓度低的一侧移动(图 2-4)。离子通道的开放

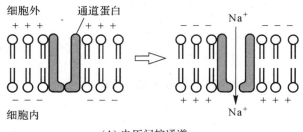

(A) 电压门控通道

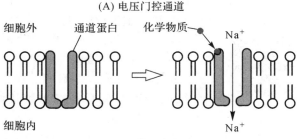

(B) 化学门控通道

图 2-4　通道介导的易化扩散

或关闭是受调控的,由膜两侧电位变化控制的称为电压门控通道,通过化学物质与通道蛋白结合与否来调控的称为化学门控通道。

(二)主动转运

主动转运是指细胞消耗能量,将物质由膜的低浓度一侧转运到高浓度一侧的过程。

2-7 视频:
原发性主动
转运

2-8 图片:
钠泵

2-9 视频:
继发性主动
转运

1.原发性主动转运 是指直接利用 ATP 分解提供的能量进行逆浓度差转运物质的过程。介导这一过程的膜蛋白称为离子泵,如转运 Na^+、K^+ 的钠–钾泵(简称钠泵),转运 Ca^{2+} 的钙泵,转运 H^+ 的质子泵等。原发性主动转运中,以对钠泵的研究最为充分。

钠泵的实质是镶嵌在细胞膜中具有 ATP 酶活性的特殊蛋白质,可分解 ATP,并利用 ATP 释放的能量主动转运 Na^+、K^+(图 2-5)。当细胞内 Na^+ 浓度升高或细胞外 K^+ 浓度升高时,钠泵可被激活,一般情况下,每分解 1 分子 ATP,可将 3 个 Na^+ 泵出胞外,同时将 2 个 K^+ 泵入胞内。由于钠泵的转运,保持了膜内高 K^+、膜外高 Na^+ 的不均衡离子分布状态。

钠泵活动的意义在于:①保持细胞内外 Na^+、K^+ 的分布不均状态,这是细胞具有兴奋性的基础;②造成细胞内高 K^+ 状态,这是许多代谢反应的必需条件;③及时泵出进入细胞的 Na^+,防止水向细胞内渗透,维持细胞的正常形态与功能;④细胞外高 Na^+ 状态是许多物质继发性主动转运的动力。

2.继发性主动转运 细胞膜蛋白利用钠泵转运产生的膜内外 Na^+ 浓度差,在 Na^+ 顺着浓度差转运的同时,引起其他物质的主动转运,这种方式被称为继发性主动转运。葡萄糖和氨基酸在小肠和肾小管上皮细胞的吸收,即属于继发性主动转运(图 2-6)。

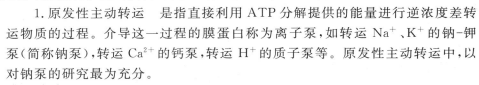

图 2-5 钠泵的主动转运

(三)入胞作用和出胞作用

一些大分子物质或固态、液态的物质团块进出细胞,要通过细胞膜的更为复杂的结构和功能的改变进行,这些过程均需要细胞提供能量。

2-10 视频:
入胞作用和
出胞作用

1.入胞作用 是指细胞外某些物质团块(如细菌、病毒、异物或大分子营养物质等)进入细胞的过程。入胞作用进行时,物质与细胞膜接触,引起细胞膜内陷,包裹物质团块,随后发生膜的融合和断离,物质团块便进入细胞内(图 2-7)。

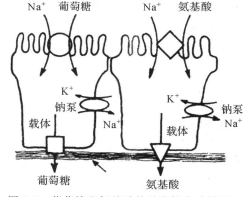

图 2-6 葡萄糖和氨基酸的继发性主动转运

2.出胞作用　是指大分子物质或某些物质团块由细胞排出的过程。出胞作用主要见于细胞的分泌活动,如神经末梢释放神经递质、内分泌细胞分泌激素、外分泌腺分泌酶原颗粒和黏液等。各种蛋白性分泌物在粗面内质网中被合成,然后在高尔基复合体中被加工,在输送过程中逐渐被膜性结构包被,形成分泌囊泡,分泌时囊泡移向细胞膜,随后囊泡膜和细胞膜相互接触继而融合,并在融合处破裂,将囊泡内容物排出细胞(图 2-7)。

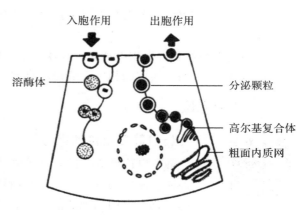

图 2-7　入胞作用和出胞作用

二、细胞膜的信号转导功能

细胞之间除了物质交换之外,还需进行信息传递,才能相互协调、相互配合完成工作。信息传递主要通过各种化学物质,如激素、神经递质和细胞因子等。细胞膜表面存在一类特殊的蛋白质——受体,它们能与胞外信号物质特异性结合,然后引起细胞的功能活动发生相应变化,这一过程称为跨膜信号转导。根据受体的结构和功能特性,信号转导可分为三类。

2-11　视频:
细胞膜的信
号转导

(一)离子通道受体介导的信号转导

离子通道受体同时具有受体和离子通道功能,属于化学门控通道。如运动神经末梢可释放乙酰胆碱,与骨骼肌细胞膜上的乙酰胆碱受体结合,引起离子通道开放,最后引起整个肌细胞的兴奋和收缩。

(二)G 蛋白耦联受体介导的信号转导

G 蛋白即鸟苷酸(GTP)结合蛋白,存在于细胞膜上。如肾上腺素,与细胞膜上的特异性受体结合后,可激活 G 蛋白,进而激活效应器酶——腺苷酸环化酶,产生第二信使——环腺苷酸(cAMP),从而引发肾上腺素的生物学效应,如肝糖原分解成葡萄糖。

(三)酶耦联受体介导的信号转导

一些细胞因子或激素如胰岛素,与细胞膜的酪氨酸激酶受体的膜外侧部分结合后,可直接激活膜内侧部分的蛋白激酶,催化自身蛋白或靶蛋白的磷酸化,由此激活细胞内信号转导通路,发挥其生理作用。

第二节　细胞的生物电

 学习目标

1.掌握静息电位及动作电位的概念和产生机制,阈电位的概念及其与细胞兴奋性的关系。

2.熟悉动作电位的特点,去极化、复极化、超极化、反极化的概念。

2-12　教学
PPT

3. 了解局部电位、动作电位在同一细胞上的传导特点。

一切活细胞都具有生物电现象。临床上常用的心电图、脑电图、肌电图等检查，就是利用了生物电现象，它们对人体的相关疾病诊断具有重要的参考价值。

一、静息电位

2-13 视频：
静息电位

（一）静息电位的概念

静息电位是指细胞未受刺激时，存在于细胞膜内外两侧的电位差（图 2-8）。安静时细胞膜内电位比膜外低，膜两侧通常呈膜内为负、膜外为正的状态，称为膜的极化。不同细胞的静息电位水平不同，但同种细胞的静息电位都相对恒定。如人类等哺乳动物的神经和骨骼肌细胞的静息电位为 $-90 \sim -70 \mathrm{mV}$，平滑肌为 $-55 \mathrm{mV}$。

（二）静息电位的产生机制

细胞处于稳态时，细胞内 K^+ 浓度高于细胞外，细胞外 Na^+ 浓度高于细胞内。在安静状态下，细胞膜对 K^+ 通透性最大，而对 Na^+ 通透性很小。因此，在细胞安静时主要是 K^+ 外流，而膜内带负电荷的蛋白质不能通过细胞膜，于是出现了膜内为负、膜外为正的膜电位。流出膜外的 K^+ 所产生的内负外正的电场力，将阻碍 K^+ 的继续外流。当促使 K^+ 外流的浓度差与阻止 K^+ 外流的电位差这两种力量平衡时，将不再有 K^+ 的净外流，此时膜两侧的电位差稳定在某一数值，即为静息电位。

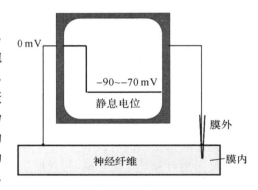

图 2-8 神经纤维的静息电位

由此可见，细胞内高 K^+ 浓度和安静时细胞膜主要对 K^+ 有通透性，是细胞产生静息电位的主要原因。细胞外 K^+ 浓度改变或钠泵活动均将影响细胞的静息电位。

二、动作电位

（一）动作电位的概念

2-14 视频：
动作电位

动作电位是指可兴奋细胞受到有效刺激时，在静息电位的基础上产生迅速的可扩布的膜电位变化。动作电位曲线呈尖锋状，称为锋电位，包括快速去极化的上升支和快速复极化的下降支（图 2-9）。以静息电位为基准，膜内电位水平升高称为去极化，膜内电位水平下降称为超极化。动作电位上升支中零电位以上的部分，称为超射，又称反极化。细胞膜去极化后，再向静息电位方向恢复，称为复极化。

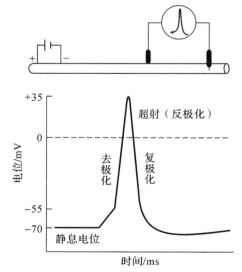

图 2-9 神经纤维的动作电位

（二）动作电位的产生机制

当细胞受到有效刺激时，膜上的 Na^+ 通道开放，引起大量 Na^+ 迅速内流，使膜去极化，膜内负电位消失，直至膜内正电位增大到足以阻止由浓度差所引起的 Na^+ 内流时为止。随后，Na^+ 通道迅速关闭而 K^+ 通道开放，膜内 K^+ 在浓度差和电位差的推动下又向膜外扩散，膜内电位由正值向负值发展，直到恢复至静息电位水平。

由上可知，动作电位的上升支主要由 Na^+ 内流引起，动作电位的下降支主要由 K^+ 外流形成。细胞每产生一次动作电位，细胞内 Na^+ 浓度、细胞外 K^+ 浓度均有轻微增加，此时细胞膜上的钠泵被激活，逆着浓度差将细胞内增加的 Na^+ 泵出细胞，将细胞外增加的 K^+ 泵入细胞，从而使细胞内外的 Na^+、K^+ 分布恢复到静息水平，以利于再次产生动作电位。

2-15　视频：兴奋的引起与传导

三、细胞的兴奋及其传导

动作电位是细胞兴奋的标志，兴奋性的概念可表述为：细胞受刺激时产生动作电位的能力或特性。

（一）细胞的兴奋

当细胞受刺激时，起初 Na^+ 通道开放数量不多，Na^+ 仅有少量内流，使膜发生轻度的去极化。当膜的去极化使膜电位到达某一临界值时，可引起膜上 Na^+ 通道大量开放，使 Na^+ 大量内流，从而爆发动作电位。这个能触发动作电位的临界膜电位数值，称为阈电位。阈电位一般比静息电位的绝对值小 $10\sim20mV$。细胞兴奋性的高低与细胞静息电位和阈电位的差值呈反比关系，即差值愈大，细胞的兴奋性愈低；反之，兴奋性愈高。

2-16　案例：低血钾

由此可见，动作电位的产生是膜电位达到阈电位之后进一步去极化的结果，表现为"全或无"的特点：即动作电位一旦产生就达到最大值，其变化幅度不会再因刺激强度的增大而增大。阈下刺激不能触发动作电位，但会引起少量的 Na^+ 内流，产生幅度较小的去极化，称为局部电位。局部电位不具有"全或无"特点，但多个阈下刺激引起的多个局部电位可发生总和，如达到阈电位水平，也可引发动作电位（图 2-10）。

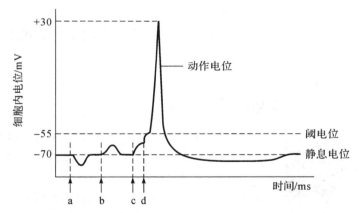

a：刺激引起膜超极化；b：阈下刺激引起的局部电位；c、d：均为阈下刺激，d 在 c 引起的局部电位基础上给予，发生总和效应，引发动作电位

图 2-10　刺激引起膜超极化、局部电位及其总和效应

（二）细胞兴奋的传导

细胞膜任何一处产生的动作电位，都可迅速沿着细胞膜向周围传播，直到传遍整个细胞。这种在同一细胞上动作电位的传播，称为传导。在神经纤维上传导的动作电位又称为神经冲动。

2-17　知识
拓展:河豚
毒素

当细胞受到有效刺激时,受刺激部位的膜电位出现内正外负的反极化,但邻近部位仍处于静息状态的内负外正,这样就会产生由正到负的电流,称为局部电流,其流动的方向是:在膜内侧,电流由兴奋点流向未兴奋点;在膜外侧,电流则由未兴奋点流向兴奋点(图2-11)。由于局部电流的刺激足以使膜去极化达到阈电位,从而产生动作电位,因此动作电位的传导具有不衰减性。

有髓鞘神经纤维外面包裹着不导电的髓鞘,动作电位只能在无髓鞘的郎飞结处进行跳跃式传导(图2-12)。因此,有髓鞘神经纤维的动作电位传导速度要比无髓鞘神经纤维快得多,如人类坐骨神经干的传导速度超过100m/s,而属于无髓鞘神经的内脏感觉神经传导速度还不到1m/s。

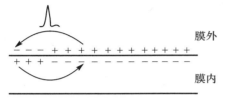

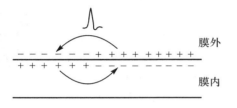

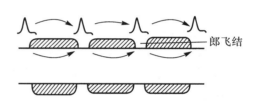

图 2-11　无髓鞘神经纤维的动作电位传导　　　图 2-12　有髓鞘神经纤维的动作电位传导

第三节　肌细胞的收缩功能

 学习目标

2-18　教学
PPT

1. 掌握神经-肌肉接头处的兴奋传递过程。

2. 熟悉骨骼肌细胞兴奋-收缩耦联的概念及基本过程,骨骼肌的收缩形式。

3. 了解神经-肌肉接头兴奋传递的特点,骨骼肌细胞及肌丝的结构,骨骼肌细胞的收缩过程,影响骨骼肌收缩的因素。

人体各种形式的运动都是通过肌细胞的收缩活动完成的。如躯体运动和呼吸运动由骨骼肌的收缩来完成,心脏的泵血由心肌的收缩来完成,胃肠道、膀胱、子宫等内脏的运动由平滑肌的收缩来完成。虽然不同肌细胞在结构和功能上各有特点,但其收缩机制基本相同。本节以骨骼肌为例说明肌细胞的收缩功能。

一、神经-肌肉接头处的兴奋传递

骨骼肌的收缩活动是在神经系统的控制下完成的。每个肌细胞都接受运动神经末梢的支配,只有当运动神经兴奋时,通过神经-肌肉接头的兴奋传递,才能引起肌细胞的兴奋和收缩。

（一）神经-肌肉接头的结构

运动神经末梢和它所接触的骨骼肌细胞膜所构成的特殊结构，称为神经-肌肉接头。神经末梢的细胞膜称为接头前膜，与之相对应的肌细胞膜称为接头后膜（又称终板膜），两者之间的间隙称为接头间隙（图 2-13）。在神经轴突末梢含有大量囊泡，内含乙酰胆碱（Ach）。终板膜上存在 Ach 受体，可与 Ach 结合并引起通道开放。在终板膜的表面还分布有胆碱酯酶，可使 Ach 分解而失去活性。

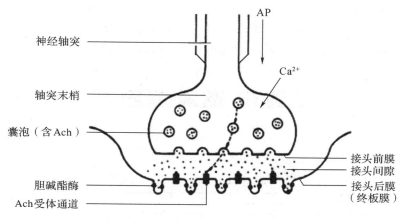

图 2-13　神经-肌肉接头的结构

（二）神经-肌肉接头处的兴奋传递过程

当动作电位到达神经末梢时，接头前膜去极化，引起膜上 Ca^{2+} 通道开放，Ca^{2+} 顺浓度差由胞外进入轴突末梢，促使囊泡向接头前膜移动，通过胞吐作用将其中的 Ach 释放入接头间隙。当 Ach 扩散到接头后膜时，与 Ach 受体结合并引起通道开放，主要引起 Na^+ 内流，使终板膜去极化而产生终板电位。终板电位属于局部电位，可引起邻近肌膜的 Na^+ 通道开放，导致 Na^+ 内流而发生去极化，当到达阈电位水平时，即爆发动作电位，引起肌细胞兴奋。

2-19　视频：神经-肌肉接头处的兴奋传递

（三）神经-肌肉接头兴奋传递的特点

1. 单向传递　兴奋在神经-肌肉接头处的传递是单向的，只能由神经末梢向肌细胞传递，这是由神经-肌肉接头的结构决定的。

2. 时间延搁　兴奋在神经-肌肉接头处传递，要通过递质的释放、扩散及其与受体结合而发挥作用，这一过程需要时间，兴奋通过一个神经-肌肉接头大约需要 $0.5\sim1.0$ ms。

3. 易受药物和环境变化的影响　由于神经-肌肉接头的兴奋传递是一个复杂的电化学过程，而且接头间隙与细胞外液相通，因此许多因素可影响其兴奋传递。如肉毒杆菌毒素能抑制神经末梢释放 Ach，引起肌肉麻痹；筒箭毒能与 Ach 竞争受体，使 Ach 不能引发终板电位，导致骨骼肌松弛。

2-20　知识拓展：重症肌无力

2-21　知识拓展：有机磷中毒

二、骨骼肌的收缩

（一）骨骼肌细胞的结构特征

2-22 图片：
肌小节

1.肌原纤维和肌小节　每个肌细胞内含有大量的肌原纤维,肌原纤维由规则排列的粗肌丝和细肌丝构成(图 2-14)。在光镜下,肌原纤维呈现规则的明、暗交替,分别称为明带和暗带。暗带主要由粗肌丝构成,其中央相对透明的区域只含有粗肌丝,称为 H 区,H 区中央有一条横线称为 M 线,其作用是固定成束的粗肌丝。明带由细肌丝组成,其中央也有一条横线称为 Z 线,相邻两条 Z 线之间的区域称为肌小节,是肌肉收缩和舒张的基本单位。

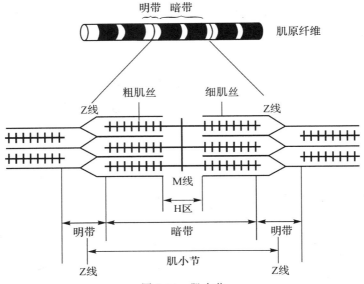

图 2-14　肌小节

2-23 图片：
肌管系统

2.肌管系统　在肌细胞内存在横管和纵管两种肌管系统。横管是与肌原纤维走行方向垂直的膜性管道,由肌细胞膜凹陷形成,能使动作电位迅速传导至肌细胞深部。与肌原纤维平行排列的膜性管道称为纵管,又名肌质网,纵管在接近横管处形成的膨大称为终池,肌质网和终池的作用是储存和释放 Ca^{2+},尤其终池内的 Ca^{2+} 浓度特别高。每个横管和两侧的纵管终池构成三联体结构,其作用是把从肌细胞膜上的电位变化和细胞内的收缩活动联系起来(图 2-15)。

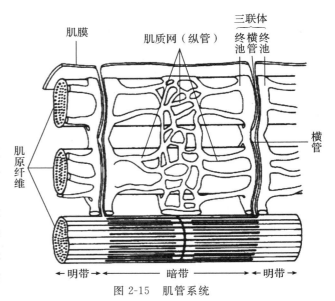

图 2-15　肌管系统

(二)骨骼肌的收缩机制

1.肌丝的分子结构

(1)粗肌丝 粗肌丝主要由肌球蛋白(也称为肌凝蛋白)组成,一个肌球蛋白分子包括头部和杆部两部分。在粗肌丝内,肌球蛋白分子的杆部朝向 M 线聚合成束,其头部向外伸出形成横桥(图 2-16)。横桥具有 ATP 酶活性,可通过分解 ATP 获得能量而引起横桥摆动,成为肌肉收缩的动力来源。

2-24 图片:
粗肌丝

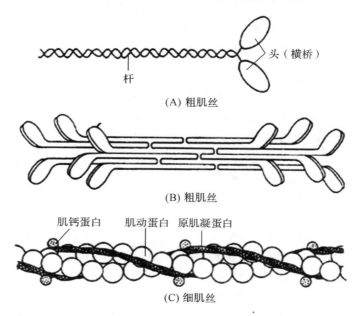

(A) 粗肌丝

(B) 粗肌丝

肌钙蛋白　肌动蛋白　原肌凝蛋白

(C) 细肌丝

图 2-16 肌丝分子结构

(2)细肌丝 细肌丝主要由肌动蛋白(也称肌纤蛋白)、原肌球蛋白(也称原肌凝蛋白)和肌钙蛋白构成(图 2-16)。肌动蛋白分子单体呈球形,在细肌丝中聚合成双螺旋结构,肌动蛋白上有与横桥结合的位点。原肌球蛋白也呈双螺旋状,缠绕在肌动蛋白上。肌肉安静时,原肌球蛋白位于肌动蛋白和横桥之间而阻止两者结合。肌钙蛋白是由三个亚单位构成的球形分子,结合在原肌球蛋白上,其作用是与 Ca^{2+} 结合而引发肌肉收缩。

2-25 图片:
细肌丝

2.骨骼肌细胞的收缩过程 当骨骼肌细胞兴奋时,储存于终池的 Ca^{2+} 大量释放进入细胞质,Ca^{2+} 可与肌钙蛋白结合,使原肌球蛋白分子的构象改变和位置移动,暴露肌动蛋白上的横桥结合位点,引发横桥与肌动蛋白结合,横桥分解 ATP 获得能量,拉动细肌丝向粗肌丝 M 线方向滑行,导致肌小节缩短,肌细胞收缩。

2-26 视频:
骨骼肌收缩
的机制

肌肉收缩完成后,细胞质中的 Ca^{2+} 通过钙泵回收至肌质网,引起 Ca^{2+} 浓度下降,肌钙蛋白与 Ca^{2+} 分离,原肌球蛋白复位,重新遮盖肌动蛋白上的横桥结合位点,使横桥与肌动蛋白脱离,细肌丝恢复到收缩前的位置,则肌小节变长,肌细胞舒张。

3.骨骼肌细胞的兴奋-收缩耦联 在所有的肌细胞中,都是首先在肌细胞膜出现动作电位,然后才发生肌丝滑行,出现肌细胞的收缩。这种将肌细胞膜上产生动作电位的兴奋过程和肌丝滑行的收缩过程联系起来的中介过程,称为兴奋-收缩耦联。

2-27 视频：骨骼肌细胞的兴奋-收缩耦联

兴奋-收缩耦联的基本过程包括：①兴奋通过横管传导到肌细胞深部：当肌细胞膜产生动作电位时，可沿着横管深入到三联体结构和肌小节附近；②三联体结构处的信息传递：横管膜上的动作电位可引起邻近的终池膜上 Ca^{2+} 通道开放，Ca^{2+} 顺浓度差从肌质网流入细胞质，触发肌丝滑行，引起肌细胞收缩；③肌质网回收 Ca^{2+}：肌质网膜上存在钙泵，可将 Ca^{2+} 逆浓度差泵入肌质网内储存，细胞质中 Ca^{2+} 浓度降低，引起肌细胞舒张。

由此可见，三联体结构是实现兴奋-收缩耦联的关键结构，Ca^{2+} 在耦联过程中起到了关键性作用。

（三）骨骼肌的收缩形式

2-28 视频：骨骼肌的收缩形式

1. 等长收缩与等张收缩　肌肉收缩时仅张力增加而长度不变的收缩形式，称为等长收缩；肌肉长度缩短而张力保持不变的收缩形式，称为等张收缩。如维持身体姿势的肌肉收缩，以张力变化为主，近于等长收缩；四肢肌肉的运动以长度变化为主，近于等张收缩。

2. 单收缩与强直收缩
骨骼肌受到一次刺激所产生的一次收缩和舒张，称为单收缩（图 2-17）。如给予肌肉连续刺激，当刺激频率较低时，每一个新刺激出现在前一次刺激引起的单收缩之后，则产生一连串独立的单收缩。当刺激频率增加到一定程度时，若每一个新刺激出现在前一次收缩的舒张期，则

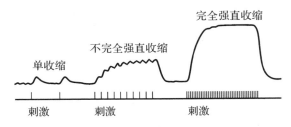

图 2-17　骨骼肌的不同收缩形式

肌肉在尚未完成舒张的基础上出现新的收缩，表现为锯齿形的收缩曲线，则称为不完全强直收缩（图 2-17）。如刺激频率继续增加，使肌肉在前一收缩的收缩期即开始新的收缩，曲线上的锯齿形消失，则称为完全强直收缩（图 2-17）。肌肉强直收缩时，肌细胞连续兴奋，使胞质内 Ca^{2+} 浓度持续升高，产生的收缩力大于单收缩的收缩力。

（四）骨骼肌收缩的影响因素

1. 前负荷　肌肉在收缩前所承受的负荷，称为前负荷。前负荷决定肌肉在收缩前的长度，即肌肉的初长度。若逐渐增加前负荷，使肌肉的初长度增加，并测定不同初长度的肌肉收缩时肌张力的变化，则结果表明当肌小节的初长度在 $2.0 \sim 2.2 \mu m$ 时，肌肉收缩产生的张力最大，这与粗、细肌丝处于最适重叠状态有关，这一肌肉的初长度则称为最适初长度。

2-29 视频：骨骼肌收缩的影响因素

2. 后负荷　肌肉在收缩过程中所承受的负荷，称为后负荷。肌肉在存在后负荷的条件下收缩时，先产生张力，而后出现缩短。后负荷越大，肌肉出现缩短的时间越晚，在缩短前产生的张力越大，缩短初速度和肌肉缩短的长度越小。

3. 肌肉收缩能力　肌肉收缩能力是指与负荷无关的、影响肌肉收缩效果的内在功能状态。肌肉收缩的内在特性受多种因素影响：胞质内 Ca^{2+} 浓度、肌肉内功能特性、神经体液因素、病理因素及药物等均能影响肌肉的收缩能力。如缺氧、酸中毒及能源物质缺乏等可降低肌肉收缩能力；而 Ca^{2+}、肾上腺素、咖啡因等可提高肌肉的收缩能力。

习题

一、名词解释

1.主动转运　2.静息电位　3.动作电位　4.阈电位　5.兴奋-收缩耦联

二、问答题

1.什么是钠泵？其生理意义主要有哪些？

2.简述神经-肌肉接头处兴奋传递的过程。

2-30　习题
答案

（陈慧玲）

第三章

人体的新陈代谢

新陈代谢是生物体共有的生命现象,是生命最基本的特征。人体必须从外界环境中摄取糖、脂肪、蛋白质等营养物质,用以合成自身需要的物质、为氧化分解提供能量,并将代谢产生的废物排出体外。

第一节　糖代谢

学习目标

3-1　教学 PPT

　　1.掌握糖的无氧氧化、有氧氧化、糖异生的概念及其生理意义,血糖的概念、来源与去路及其调节。
　　2.熟悉糖原合成与分解、磷酸戊糖途径的生理意义。
　　3.了解糖的无氧氧化、有氧氧化、磷酸戊糖途径、糖原合成与分解及糖异生的代谢过程。

糖是自然界最丰富的物质之一,是人类食物的主要成分。糖的主要生理功能是提供能量,人体所需能量的 $50\%\sim70\%$ 来自于糖。此外,糖也是细胞膜、结缔组织等人体结构的重要成分,还参与构成酶、激素、免疫球蛋白等生理活性物质。

一、糖的分解代谢

糖在小肠被吸收后,经门静脉入肝,随后经血液循环运送到各组织细胞。在氧充足时,葡萄糖被彻底氧化生成 CO_2 和 H_2O,释放大量能量;在缺氧时,葡萄糖则进行糖酵解提供部分急需的能量;葡萄糖还可进入磷酸戊糖途径生成磷酸核糖和 NADPH。

(一)糖的无氧氧化

在无氧或缺氧的情况下,葡萄糖或糖原分解生成乳酸,并产生少量能量的过程,称为糖的无氧氧化。全身各组织细胞均可进行糖的无氧氧化,所有反应均在胞质中进行。

1.无氧氧化的反应过程　整个无氧氧化的反应过程可分为两个阶段:第一阶段是糖酵解,即葡萄糖或糖原分解成丙酮酸;第二阶段为乳酸的生成,即丙酮酸转变为乳酸(图3-1)。

(1)葡萄糖分解成丙酮酸　1分子葡萄糖生成2分子丙酮酸,反应步骤如下:

①葡萄糖磷酸化生成 6-磷酸葡萄糖:葡萄糖在己糖激酶或肝内葡萄糖激酶的催化下,由 ATP 提供磷酸基团和能量,以 Mg^{2+} 作为激活剂,生成 6-磷酸葡萄糖。糖原可在磷酸化酶的作用下生成 1-磷酸葡萄糖,再在变位酶的催化下转变为 6-磷酸葡萄糖,不需消耗 ATP。

②6-磷酸葡萄糖转变为 6-磷酸果糖:6-磷酸葡萄糖在磷酸己糖异构酶的催化下,转变为

6-磷酸果糖。

③6-磷酸果糖磷酸化生成1,6-二磷酸果糖:6-磷酸果糖在6-磷酸果糖激酶-1的催化下,生成1,6-二磷酸果糖,此反应需ATP和Mg^{2+}参与。

④1,6-二磷酸果糖裂解为2分子磷酸丙糖:1,6-二磷酸果糖在醛缩酶的催化下裂解为3-磷酸甘油醛和磷酸二羟丙酮,两者可相互转变。由于3-磷酸甘油醛进入糖酵解的后续反应不断被消耗,故磷酸二羟丙酮不断转变为3-磷酸甘油醛。因此,1分子1,6-二磷酸果糖相当于生成2分子3-磷酸甘油醛。

⑤3-磷酸甘油醛氧化生成1,3-二磷酸甘油酸:3-磷酸甘油醛在3-磷酸甘油醛脱氢酶的催化下,生成含高能磷酸键的1,3-二磷酸甘油酸,同时脱下2个氢由递氢体NAD^+接受生成$NADH+H^+$。

3-2 视频:无氧氧化的反应过程

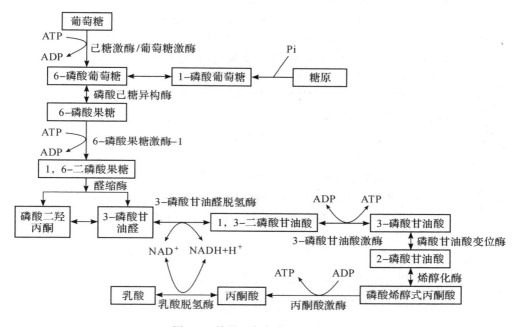

图 3-1　糖的无氧氧化的反应过程

⑥1,3-二磷酸甘油酸转变为3-磷酸甘油酸:1,3-二磷酸甘油酸在3-磷酸甘油酸激酶的催化下,将高能磷酸基团转移给ADP,生成ATP,其自身转变为3-磷酸甘油酸,此反应需Mg^{2+}参与。此种由底物分子直接将高能磷酸键转移给ADP生成ATP的反应称为底物水平磷酸化。

⑦3-磷酸甘油酸转变为2-磷酸甘油酸:3-磷酸甘油酸在磷酸甘油酸变位酶的催化下,生成2-磷酸甘油酸。

⑧2-磷酸甘油酸转变成磷酸烯醇式丙酮酸:2-磷酸甘油酸在烯醇化酶的催化下,脱水生成含有高能磷酸键的磷酸烯醇式丙酮酸。

⑨磷酸烯醇式丙酮酸转变为丙酮酸:磷酸烯醇式丙酮酸在丙酮酸激酶的催化下,将高能磷酸键转移给ADP生成ATP,其自身转变为丙酮酸,此反应需Mg^{2+}参与。

(2)丙酮酸还原为乳酸　无氧情况下,丙酮酸在乳酸脱氢酶的催化下还原成乳酸,反应所需的2个氢来自于上述反应中3-磷酸甘油醛脱氢生成的$NADH+H^+$。

2.无氧氧化的生理意义

(1)糖的无氧氧化是机体缺氧时获取能量的重要方式。当人体在处于剧烈运动、心肺疾患、大失血等情况时,通过糖的无氧氧化补充所需的能量。但若无氧氧化过度,乳酸产生过多,可发生酸中毒。

(2)成熟红细胞由于没有线粒体,不能进行有氧氧化,所以完全依靠糖的无氧氧化获得能量。

(3)某些组织细胞如神经组织、白细胞、骨髓、肿瘤细胞等的代谢极为活跃,即使在有氧条件下也常由糖的无氧氧化提供部分能量。

(二)糖的有氧氧化

3-3　视频:有氧氧化的反应过程

3-4　知识拓展:维生素与糖代谢

糖的有氧氧化是指在有氧条件下,葡萄糖或糖原彻底氧化分解生成 CO_2 和 H_2O,并释放大量能量的过程。有氧氧化是糖在体内氧化供能的主要方式,绝大多数组织细胞主要通过此方式获取能量。

1.有氧氧化的反应过程　糖的有氧氧化可分三个阶段:葡萄糖或糖原在胞液中转变为丙酮酸;丙酮酸在线粒体内氧化脱羧生成乙酰辅酶 A;乙酰辅酶 A 在线粒体内经三羧酸循环及氧化磷酸化彻底氧化分解为 CO_2、H_2O 并产生 ATP。

(1)葡萄糖转变为丙酮酸　此阶段的反应步骤与糖酵解途径基本相同。但在有氧条件下,由于丙酮酸可转运至线粒体内继续参加更为复杂的反应,因此 3-磷酸甘油醛脱下的 2 个氢并不用于丙酮酸还原成乳酸,而是进入线粒体内氧化生成 ATP。

(2)丙酮酸氧化脱羧生成乙酰辅酶 A　在有氧条件下,细胞液中生成的丙酮酸经线粒体内膜上特异载体转运到线粒体内,在丙酮酸脱氢酶复合体(又称丙酮酸脱氢酶系)的催化下进行氧化脱羧,并与辅酶 A 结合生成乙酰辅酶 A,总反应式如下:

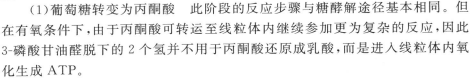

(3)三羧酸循环　三羧酸循环(tricarboxylic acid cycle,TAC)是由乙酰辅酶 A 与草酰乙酸缩合生成含有三个羧基的柠檬酸开始,经过一系列代谢反应,乙酰基被氧化分解,最后又生成草酰乙酸的循环反应过程(图 3-2)。三羧酸循环在线粒体内进行,反应过程如下:

①柠檬酸的生成:乙酰辅酶 A 在柠檬酸合成酶的催化下,与草酰乙酸缩合为柠檬酸。

②异柠檬酸的生成:在顺乌头酸酶的催化下,柠檬酸先脱水生成顺乌头酸,然后再加水异构生成异柠檬酸。

③α-酮戊二酸的生成:在异柠檬酸脱氢酶的催化下,异柠檬酸脱氢、脱羧生成 α-酮戊二酸,脱下的 2 个氢由 NAD^+ 接受生成 $NADH+H^+$。

④琥珀酰辅酶 A 的生成:在 α-酮戊二酸脱氢酶复合体的催化下,α-酮戊二酸氧化脱羧生成高能化合物——琥珀酰辅酶 A,脱下的氢由 NAD^+ 接受生成 $NADH+H^+$。

⑤琥珀酸的生成:琥珀酰辅酶 A 在琥珀酸硫激酶的作用下生成琥珀酸,同时将其能量转移给 GDP 生成 GTP,GTP 将高能磷酸键转移给 ADP 生成 ATP。这是三羧酸循环中唯一的底物水平磷酸化反应。

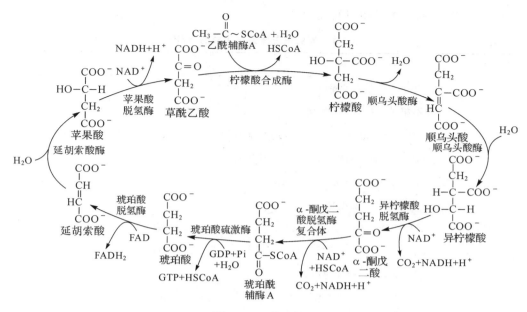

图 3-2　三羧酸循环

⑥延胡索酸的生成：在琥珀酸脱氢酶的催化下，琥珀酸脱氢生成延胡索酸，脱下的 2 个氢由递氢体 FAD 接受生成 $FADH_2$。

⑦苹果酸的生成：在延胡索酸酶的催化下，延胡索酸加水生成苹果酸。

⑧草酰乙酸的生成：在苹果酸脱氢酶的催化下，苹果酸脱氢生成草酰乙酸，脱下的氢由 NAD^+ 接受生成 $NADH+H^+$。草酰乙酸可再进入三羧酸循环。

（4）氧化磷酸化　在糖的有氧氧化过程中，代谢物脱下的氢经一系列酶和辅酶的传递，最终与氧结合生成水。这些酶或辅酶按一定顺序排列在线粒体内膜上，组成传递氢或电子的体系，称为电子传递链。该体系进行的一系列连锁反应与细胞摄取氧的呼吸过程有关，因此又称为呼吸链。线粒体内的呼吸链主要有两条，即 NADH 氧化呼吸链和 $FADH_2$ 氧化呼吸链。

代谢物脱下的氢在经呼吸链氧化生成水的过程中，所释放的能量使 ADP 磷酸化生成 ATP。这种氧化与磷酸化相耦联的过程称为氧化磷酸化，是体内生成 ATP 的主要方式。每 2 个氢经 NADH 氧化呼吸链氧化生成水时，以氧化磷酸化方式可生成 2.5 分子 ATP；而 2 个氢经 $FADH_2$ 氧化呼吸链氧化时，则生成 1.5 分子 ATP。

2.有氧氧化的生理意义

（1）糖的有氧氧化是机体供能的主要途径　1 分子葡萄糖经有氧氧化可净生成 30 或 32 分子 ATP（表 3-1），而 1 分子葡萄糖无氧分解仅生成 2 分子 ATP。

3-5　知识拓展：无氧运动和有氧运动

（2）三羧酸循环是糖、脂肪和蛋白质彻底氧化分解的共同途径　糖、脂肪、氨基酸在体内均可生成乙酰辅酶 A，然后进入三羧酸循环彻底氧化为 CO_2 和 H_2O，并产生 ATP。

（3）三羧酸循环是糖、脂肪和氨基酸代谢联系的枢纽　糖、脂肪和氨基酸能通过有氧氧化途径互相转变。如糖的中间代谢产物 α-酮戊二酸可生成谷氨酸、丙氨酸等氨基酸，乙酰辅酶 A 可转化为脂肪酸和胆固醇，脂肪代谢的中间产物甘油可转变为糖,氨基酸代谢的产物 α-酮酸也可转变为糖。

表 3-1　葡萄糖有氧氧化生成的 ATP

反应		辅酶	ATP
第一阶段	葡萄糖→6-磷酸葡萄糖		－1
	6-磷酸果糖→1,6-二磷酸果糖		－1
	2×3-磷酸甘油醛→2×1,3-二磷酸甘油酸	NAD$^+$	2.5(或 1.5)×2*
	2×1,3-二磷酸甘油酸→2×3-磷酸甘油酸		2×1
	2×磷酸烯醇式丙酮酸→2×丙酮酸		2×1
第二阶段	2×丙酮酸→2×乙酰辅酶 A	NAD$^+$	2×2.5
第三阶段	2×异柠檬酸→2×α-酮戊二酸	NAD$^+$	2×2.5
	2×α-酮戊二酸→2×琥珀酰 CoA	NAD$^+$	2×2.5
	2×琥珀酰 CoA→2×琥珀酸		2×1
	2×琥珀酸→2×延胡索酸	FAD	2×1.5
	2×苹果酸→2×草酰乙酸	NAD$^+$	2×2.5
	净生成 ATP		32(或 30)

* 有氧氧化第一阶段产生的 NADH＋H$^+$ 未用于丙酮酸还原成乳酸,而是进入线粒体生成 ATP,其进入线粒体的方式不同所产生的 ATP 数目不同(经苹果酸穿梭进入线粒体产生 2.5ATP;经磷酸甘油穿梭进入线粒体则产生 1.5ATP)

(三)磷酸戊糖途径

　　磷酸戊糖途径是葡萄糖分解代谢的另一条重要途径,由 6-磷酸葡萄糖开始,中间生成具有重要生理功能的 5-磷酸核糖和 NADPH＋H$^+$,最后生成 6-磷酸果糖和 3-磷酸甘油醛,进入糖酵解途径。此途径主要发生在肝脏、脂肪组织等部位。

　　1.磷酸戊糖途径的反应过程磷酸戊糖途径的反应过程可分为两个阶段:第一阶段是氧化反应,生成 5-磷酸核糖、NADPH＋H$^+$ 及 CO_2;第二阶段是非氧化反应,包括一系列基团转移反应(图 3-3)。

　　2.磷酸戊糖途径的生理意义

　　(1)为核酸的生物合成提供 5-磷酸核糖　5-磷酸核糖是机体合成核苷酸及核酸的原料,而磷酸戊糖途径是体内生成 5-磷酸核糖的唯一代谢途径。

　　(2)提供 NADPH 作为供氢体参与多种代谢反应　①参与多种物质的合成反应:如脂肪酸、胆固醇和类固醇激素等物质的生物合

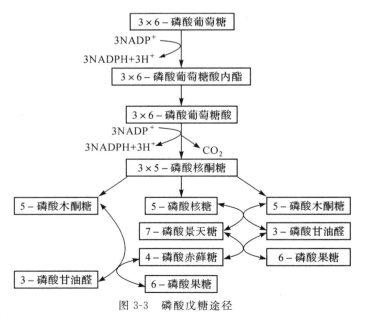

图 3-3　磷酸戊糖途径

成。②参与体内的羟化反应：如一些药物、毒物在肝脏中的生物转化作用。③维持谷胱甘肽的还原状态：NADPH 是谷胱甘肽还原酶的辅酶，对维持细胞内还原型谷胱甘肽（GSH）的正常含量起重要作用。GSH 能与氧化剂反应，从而保护含巯基的蛋白质或酶免受氧化损伤，故 GSH 对维持红细胞膜的完整性起重要作用。患有遗传性 6-磷酸葡萄糖脱氢酶缺乏症的患者，由于磷酸戊糖途径不能正常进行，NADPH 生成量减少，细胞 GSH 含量低下，在一些因素的诱发下，如食用蚕豆或服用某些药物（如伯氨喹等）后，红细胞易破裂而发生溶血，故称蚕豆病。

二、糖原的合成与分解

糖原是葡萄糖在体内的储存形式，是由葡萄糖聚合而成的具有许多分支结构的多糖，主要储存在肝脏和肌肉组织中。肝糖原和肌糖原的生理意义不同：肝糖原是血糖的重要来源；而肌糖原主要为肌肉收缩提供能量。

（一）糖原合成

由单糖（主要为葡萄糖）合成糖原的过程称为糖原合成，主要在细胞质中进行。糖原合成包括以下四步反应：

1.葡萄糖磷酸化生成 6-磷酸葡萄糖　葡萄糖在己糖激酶或葡萄糖激酶的作用下生成 6-磷酸葡萄糖。

3-6　视频：糖原合成的反应过程

$$\text{葡萄糖 + ATP} \xrightarrow[\text{葡萄糖激酶（肝脏）}]{\text{己糖激酶（肌肉等）}} \text{6-磷酸葡萄糖 + ADP}$$

2.6-磷酸葡萄糖异构生成 1-磷酸葡萄糖　6-磷酸葡萄糖在磷酸葡萄糖变位酶的作用下转变为 1-磷酸葡萄糖。

$$\text{6-磷酸葡萄糖} \underset{}{\overset{\text{磷酸葡萄糖变位酶}}{\rightleftharpoons}} \text{1-磷酸葡萄糖}$$

3.1-磷酸葡萄糖生成尿苷二磷酸葡萄糖（UDPG）　在 UDPG 焦磷酸化酶的催化下，1-磷酸葡萄糖与 UTP 反应，生成 UDPG 和 PPi（焦磷酸），PPi 随即被焦磷酸酶水解为 2 分子磷酸。UDPG 是葡萄糖合成糖原的活性形式。

4.UDPG 合成糖原　糖原合成时需要小分子糖原作为引物，在糖原合成酶的催化下，UDPG 中的葡萄糖基转移到糖原引物上，每反应一次，糖原引物上即增加一个葡萄糖单位。

上述反应反复进行，糖链逐渐延长。当糖链延长至超过 11 个葡萄糖基时，分支酶将其中长约 7 个葡萄糖基的糖链转移到另一糖链上形成分支。糖原的合成需消耗 ATP 和 UTP，每增加一个葡萄糖单位需消耗 2 个高能磷酸键。

（二）糖原分解

糖原分解习惯上是指肝糖原分解为葡萄糖的过程。糖原分解的反应过程如下：

3-7　视频：糖原分解的反应过程

1.糖原分解为 1-磷酸葡萄糖　从糖原的非还原端开始，磷酸化酶逐个分解葡萄糖残基生成 1-磷酸葡萄糖。当磷酸化酶分解糖链至距分支点约 4 个葡萄糖基时，在脱支酶的作用下，分支末端 3 个葡萄糖基转移到其他分支，剩余的 1 个葡萄糖基水解为游离的葡萄糖。

2.1-磷酸葡萄糖异构生成 6-磷酸葡萄糖　1-磷酸葡萄糖在变位酶的催化下转变为 6-磷酸葡萄糖。

3.6-磷酸葡萄糖水解为葡萄糖　6-磷酸葡萄糖在葡萄糖-6-磷酸酶的催化下水解为葡萄糖。葡萄糖-6-磷酸酶只存在于肝脏和肾脏中,不存在于肌肉组织中。因此肝糖原可以分解为葡萄糖,进入血液,补充血糖;而肌糖原在肌肉中不能分解为葡萄糖,所以肌糖原不能直接补充血糖,只能进行糖酵解或有氧氧化。

(三)糖原合成与分解的生理意义

肝糖原合成与分解对于维持血糖浓度的相对恒定具有重要意义。如进食后,多余的葡萄糖可转变为糖原储存起来,以免血糖浓度过度升高;空腹时,肝糖原分解可维持血糖的正常浓度,从而保证重要器官的能量供应。

三、糖异生

3-8 视频:
糖异生的反应过程

由非糖物质转变为葡萄糖或糖原的过程称为糖异生。糖异生的主要原料有乳酸、甘油、丙酮酸和生糖氨基酸等。肝脏是糖异生的主要器官,长期饥饿时,肾脏的糖异生能力可增强。

(一)糖异生的反应过程

糖异生途径基本上是糖酵解的逆过程,但两者不完全相同。糖酵解途径中由己糖激酶、磷酸果糖激酶和丙酮酸激酶所催化的三个反应是不可逆的,在糖异生过程中,这些反应必须通过另外的酶催化才能逆向生成葡萄糖或糖原。

1.丙酮酸转变为磷酸烯醇式丙酮酸　丙酮酸在丙酮酸羧化酶的催化下生成草酰乙酸,然后再由磷酸烯醇式丙酮酸羧激酶催化生成磷酸烯醇式丙酮酸,此过程称丙酮酸羧化支路。

$$丙酮酸 \xrightarrow{\text{丙酮酸羧化酶}} 草酰乙酸 \xrightarrow{\text{磷酸烯醇式丙酮酸羧激酶}} 磷酸烯醇式丙酮酸$$

2.1,6-二磷酸果糖转变为6-磷酸果糖　1,6-二磷酸果糖在果糖二磷酸酶的催化下转变为6-磷酸果糖。

$$1,6-二磷酸果糖 \xrightarrow{\text{果糖二磷酸酶}} 6-磷酸果糖$$

3.6-磷酸葡萄糖转变为葡萄糖　6-磷酸葡萄糖在葡萄糖-6-磷酸酶的催化下转变为葡萄糖。

$$6-磷酸葡萄糖 \xrightarrow{\text{葡萄糖-6-磷酸酶}} 葡萄糖$$

(二)糖异生的生理意义

1.维持血糖浓度的相对恒定　这是糖异生最重要的生理作用。空腹或饥饿状态下,肝糖原将在 12h 内被耗尽,此时机体主要依靠糖异生作用来维持血糖浓度的相对稳定。

2.有利于乳酸的利用　剧烈运动时,肌糖原酵解生成大量乳酸,经血液运送至肝脏,在肝脏中乳酸经糖异生转变为葡萄糖或糖原,葡萄糖可转运至肌肉组织再加以利用,这构成一个循环,称乳酸循环(Cori 循环)。乳酸循环有利于回收乳酸分子中的能量、补充肝糖原、防止乳酸堆积引起酸中毒。

3.有利于调节酸碱平衡　长期饥饿时,酮体等酸性物质生成量增加,体液 pH 下降,可促进肾小管上皮细胞中磷酸烯醇式丙酮酸羧激酶的合成,使糖异生作用增强。同时,肾脏中的 α-酮戊二酸因糖异生而减少,进而可加速谷氨酸和谷氨酰胺的脱氨反应,使肾小管分泌氨增加,从而增强了肾脏排酸的作用,有利于缓解酸中毒。

四、血糖及血糖浓度的调节

血糖是指血液中的葡萄糖。正常人空腹血糖浓度为 $3.9 \sim 6.1 mmol/L$(葡萄糖氧化酶法),餐后血糖浓度稍有升高,但一般在 2h 内恢复正常。血糖浓度的相对恒定依赖于血糖的来源和去路之间的动态平衡(图 3-4)。

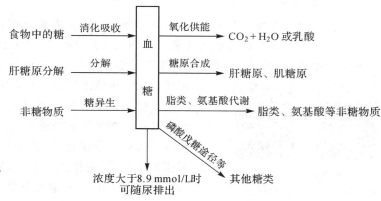

图 3-4　血糖的来源与去路

(一)血糖的来源与去路

1.血糖的来源　①食物中的糖的消化吸收:食物中的糖经消化吸收进入血液,这是血糖的主要来源。②肝糖原的分解:肝糖原分解为葡萄糖释放入血液,是空腹时血糖的主要来源。③糖异生作用:长时间的空腹或饥饿状态下,血糖浓度的相对稳定的维持依赖于糖异生作用。

2.血糖的去路　①氧化分解提供能量:葡萄糖在细胞内氧化分解提供能量,是血糖的主要去路。②合成糖原:在肝脏和肌肉等组织内葡萄糖合成糖原储存起来。③转变为其他糖类物质及其衍生物,如核糖、氨基糖等。④转变为非糖物质,如脂肪、非必需氨基酸等。⑤当血糖浓度大于 $8.88 \sim 9.99 mmol/L$(肾糖阈)时,超过了肾小管重吸收的能力,糖将随尿排出。

3-9　视频:
血糖的来源
和去路

(二)血糖浓度的调节

1.组织器官的调节　肝脏是调节血糖最重要的器官。进食后血糖浓度升高,肝脏和肌肉组织摄取血糖合成糖原,使血糖浓度不至于太高;空腹时血糖浓度降低,肝糖原可分解为葡萄糖以补充血糖;空腹或饥饿状态下,肝脏和肾脏可通过加强糖异生作用来维持血糖浓度的相对恒定。

2.激素的调节　调节血糖浓度的激素可分为降血糖激素和升血糖激素两大类,这两类激素相互拮抗、相互制约,共同调节血糖水平。体内降血糖激素是胰岛素,升血糖激素主要有胰高血糖素、肾上腺素、糖皮质激素、生长激素等。各种激素调节血糖的机制见表 3-2。

表 3-2　激素对血糖的调节机制

激素	调节机制
降血糖激素:胰岛素	促进葡萄糖进入肌肉、脂肪等组织细胞;促进糖的氧化分解;促进糖原合成,抑制糖原分解;抑制糖异生;促进糖转变成脂肪
升血糖激素:胰高血糖素	抑制糖原合成,促进肝糖原分解;促进糖异生;减少糖的利用
肾上腺素	促进肝糖原分解;促进糖异生
糖皮质激素	促进糖异生;抑制肝外组织摄取利用葡萄糖
生长素	促进糖异生;抑制肌肉和脂肪组织利用葡萄糖

3.神经系统的调节　　神经系统通过控制激素的分泌来调节血糖。交感神经兴奋时,肾上腺素分泌量增加,血糖水平升高;迷走神经兴奋时,胰岛素分泌量增加,血糖水平降低。

(三)血糖水平异常

1.高血糖　　空腹血糖浓度高于 7.0mmol/L 则称为高血糖。高血糖分为生理性和病理性两类。生理性的高血糖可由血糖来源增加而引起,如一次性进食或静脉输入大量葡萄糖时,血糖浓度急剧上升;情绪激动时,肾上腺素分泌增加,也可使血糖浓度升高。病理性高血糖主要见于糖尿病,是胰岛素缺乏或作用异常导致血糖浓度持续升高所致。

3-10　案例:
糖尿病

3-11　知识
拓展:糖尿病
的危害

2.低血糖　　空腹血糖浓度低于 2.8mmol/L 则称为低血糖。低血糖常见于饥饿或不能进食、胰岛 β 细胞增生或胰岛肿瘤导致胰岛素分泌过多、严重肝病引起肝糖原的合成和分解不能正常进行、垂体或肾上腺功能低下导致糖皮质激素分泌减少等患者。由于脑细胞所需能量主要来自于葡萄糖的氧化,因此低血糖时,可影响脑细胞的能量供应,进而影响脑细胞的正常功能。患者常表现出头晕、心悸、出冷汗、倦怠无力等症状,严重时可出现昏迷,发生低血糖休克。如不及时给患者静脉补充葡萄糖,可导致其死亡。

第二节　脂类代谢

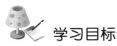 学习目标

3-12　教学
PPT

1.掌握脂肪酸氧化的生理意义,酮体的概念及酮体代谢的意义,胆固醇在体内的转变,血脂的概念,血浆脂蛋白的分类与功能。

2.熟悉必需脂肪酸、脂肪动员的概念,脂类代谢障碍。

3.了解脂肪动员、脂肪酸氧化、脂肪合成、酮体生成和利用、甘油磷脂代谢、胆固醇合成的反应过程。

脂类又称脂质,是脂肪和类脂的总称。脂肪由一分子甘油和三分子脂肪酸构成,又称三酰甘油或甘油三酯;类脂包括磷脂、糖脂、胆固醇及胆固醇酯等。脂肪的主要生理功能是氧化供能和储存能量,此外还具有维持体温、保护内脏等作用。磷脂是构成生物膜的重要成分,胆固醇还可转变为多种活性物质。食物中的脂类还能供给必需脂肪酸,即机体不能合成的如亚油酸、亚麻酸、花生四烯酸等不饱和脂肪酸,它们是合成前列腺素、血栓素和白三烯等重要物质的原料。

一、脂肪的代谢

(一)脂肪的分解代谢

1.脂肪动员　　储存于脂肪组织中的脂肪,在脂肪酶的催化下水解为甘油和游离脂肪酸(free fatty acid,FFA),并释放入血,通过血液循环运至其他组织,以供其他组织氧化利用的过程,称为脂肪动员。

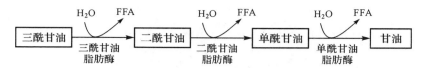

在脂肪动员过程中,三酰甘油脂肪酶是脂肪分解的限速酶,该酶活性受多种激素的调节,故又称激素敏感脂肪酶。胰高血糖素、肾上腺素、去甲肾上腺素、肾上腺皮质激素、甲状腺素等能激活三酰甘油脂肪酶,促进脂肪分解,称为脂解激素;胰岛素使三酰甘油脂肪酶活性降低,称为抗脂解激素。当机体处于禁食、饥饿状态或交感神经兴奋时,肾上腺素、去甲肾上腺素、胰高血糖素等分泌增加,脂肪分解作用加强;餐后胰岛素分泌增加,脂肪分解作用降低。

2.甘油的代谢　脂肪动员产生的甘油,主要被各种组织细胞用于氧化供能。甘油在甘油磷酸激酶的催化下,形成 α-磷酸甘油,然后氧化为磷酸二羟丙酮。磷酸二羟丙酮可进入糖酵解途径氧化供能或进行糖异生转变为葡萄糖或糖原。

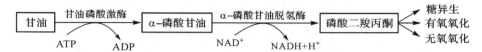

3.脂肪酸的氧化　除成熟的红细胞和脑组织之外,人体其他组织都能氧化利用脂肪酸,但以肝脏和肌肉组织最为活跃。在氧供给充足的情况下,脂肪酸可彻底氧化分解为 CO_2 和 H_2O 并释放出大量能量。脂肪酸氧化可分为 4 个阶段:

（1）脂肪酸的活化　脂肪酸在细胞质中由脂酰辅酶 A 合成酶催化,在 ATP、辅酶 A、Mg^{2+} 的参与下,获得能量转变为脂酰辅酶 A。此反应中 ATP 水解生成 AMP 和焦磷酸(PPi),因此 1 分子脂肪酸活化实际消耗了 2 个高能磷酸键,相当于消耗了 2 分子 ATP。

3-13　视频:脂肪酸氧化的反应过程

$$RCOOH + HSCoA + ATP \xrightarrow[Mg^{2+}]{脂酰辅酶A合成酶} RCO \sim SCoA + AMP + PPi$$
脂肪酸　　　　　　　　　　　　　　　　　　　脂酰辅酶A

（2）脂酰辅酶 A 进入线粒体　催化脂酰辅酶 A 氧化的酶分布在线粒体中,因此活化的脂酰辅酶 A 必须进入线粒体才能代谢。脂酰辅酶 A 不能自由通过线粒体内膜,需要依靠肉碱的转运才能进入线粒体。

（3）脂酰辅酶 A 的 β-氧化　进入线粒体的脂酰辅酶 A,在脂肪酸 β-氧化酶系的催化下进行氧化分解。由于氧化是从脂酰基的 β 碳原子上开始的,故称 β-氧化。反应过程如下:

①脱氢:脂酰辅酶 A 在脂酰辅酶 A 脱氢酶的催化下,α 和 β 碳原子上各脱下 1 个氢原子,生成 α,β-烯脂酰辅酶 A。脱下的 2 个氢原子由 FAD 接受生成 $FADH_2$。

②加水:α,β-烯脂酰辅酶 A 在水化酶的催化下,加 1 分子水生成 β-羟脂酰辅酶 A。

③再脱氢:β-羟脂酰辅酶 A 在 β-羟脂酰辅酶 A 脱氢酶的催化下,其 β 碳原子上脱下 2 个氢原子,生成 β-酮脂酰辅酶 A。脱下的 2 个氢原子由 NAD^+ 接受生成 $NADH+H^+$。

④硫解:β-酮脂酰辅酶 A 在 β-酮脂酰辅酶 A 硫解酶的催化下,与 1 分子 HSCoA 反应,生成 1 分子乙酰辅酶 A 和 1 分子比原来少 2 个碳原子的脂酰辅酶 A。

生成的比原来少 2 个碳原子的脂酰辅酶 A,可重复上述反应,直至脂酰辅酶 A 完全分解为乙酰辅酶 A(图 3-5)。

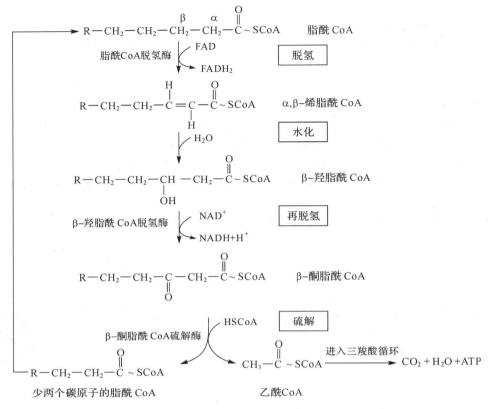

图 3-5　脂酰 CoA 的 β-氧化

（4）乙酰 CoA 的彻底氧化　　脂肪酸 β-氧化产生的乙酰 CoA 进入三羧酸循环彻底氧化分解为 CO_2 和 H_2O，并释放能量。脂肪酸氧化过程中释放的能量，一部分以热能的形式散发，一部分以化学能的形式储存在 ATP 中，以供机体生理活动的需要。

以 16 碳饱和脂肪酸软脂酸为例，计算 1 分子软脂酸彻底氧化生成的 ATP。16 碳的软脂酸需经 7 次 β-氧化，生成 7 分子 $FADH_2$、7 分子 $NADH+H^+$ 和 8 分子乙酰 CoA。每分子 $FADH_2$ 经呼吸链氧化生成 1.5 分子 ATP；每分子 $NADH+H^+$ 经呼吸链氧化可生成 2.5 分子 ATP，每分子乙酰 CoA 进入三羧酸循环可产生 10 分子 ATP，因此 1 分子软脂酸完全氧化分解生成 $(1.5+2.5)\times7+10\times8=108$ 分子 ATP，再减去脂肪酸活化时消耗的 2 分子 ATP，净生成 106 分子 ATP。

3-14　视频：
酮体的生成
和利用

4.酮体的生成和利用　　在肝脏中，脂肪酸 β-氧化产生的乙酰 CoA 除了彻底氧化生成 ATP 外，还可在线粒体内转化为酮体。酮体是脂肪酸在肝脏内氧化分解时产生的特有的中间产物，包括乙酰乙酸、β-羟丁酸和丙酮。

（1）酮体的生成　　酮体合成的部位是肝细胞线粒体，合成的原料是乙酰 CoA。酮体合成的基本过程如下：

①2 分子乙酰 CoA 在乙酰乙酰 CoA 硫解酶的催化下，缩合生成乙酰乙酰 CoA。

②在羟甲基戊二酸单酰 CoA 合成酶的作用下，乙酰乙酰 CoA 与 1 分子乙酰 CoA 缩合生成羟甲基戊二酸单酰 CoA（HMG-CoA）。

③在 HMG-CoA 裂解酶的催化下，HMG-CoA 生成乙酰乙酸和乙酰 CoA。乙酰乙酸在 β-羟丁酸脱氢酶的催化下，还原为 β-羟丁酸，少量乙酰乙酸脱羧生成丙酮（图 3-6）。

（2）酮体的利用 酮体代谢的特点是"肝内生酮，肝外用"。肝内缺乏利用酮体的酶，所以生成的酮体不能在肝内氧化利用。酮体呈水溶性，易进入血液，可随血液循环被运送到其他组织中利用。肝外组织如心、脑、肾、肌肉组织等含有利用酮体的酶，在这些组织中，乙酰乙酸在琥珀酰 CoA 转硫酶或乙酰乙酸硫激酶的催化下，转变为乙酰乙酰 CoA，然后在硫解酶的催化下分解为 2 分子乙酰 CoA，乙酰 CoA 可进入三羧酸循环彻底氧化。β-羟丁酸可在 β-羟丁酸脱氢酶的催化下脱氢生成乙酰乙酸，再经上述途径代谢。正常情况下，丙酮含量极少，可随尿液排出也可经肺呼出（图 3-7）。

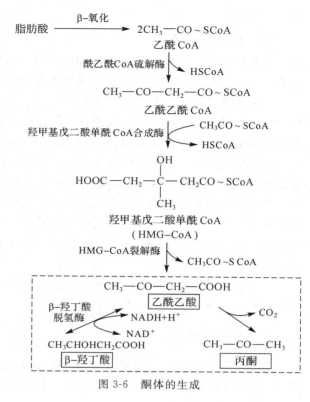

图 3-6 酮体的生成

（3）酮体生成的生理意义 酮体是脂肪酸在肝脏代谢过程中的正常中间产物，是肝输出能量的一种形式。酮体相对分子质量小，易溶于水，能通过毛细血管壁和血-脑屏障，是肌肉和大脑等组织的重要能量来源。由于脑组织不能氧化脂肪酸但能利用酮体，因此长期饥饿或糖代谢障碍时，酮体可代替葡萄糖作为脑组织的主要能源。

正常情况下，血中酮体含量甚少，浓度为 $0.03 \sim 0.50\text{mmol/L}$。在饥饿、高脂低糖膳食及糖尿病时，脂肪动员加强，肝中酮体生成增多，超过肝外组织利用酮体的能力，导致血中酮体含量升高，可导致酮血症。如果尿中出现酮体，称为酮尿症。酮体主要是乙酰乙酸、β-羟丁酸，两者皆为酸性物质。酮体在血液中含量增加可导致血液 pH 值下降，引起酮症酸中毒。丙酮易挥发，可从肺呼出，所以长期饥饿者和糖尿病患者，体内丙酮含量过高，呼吸

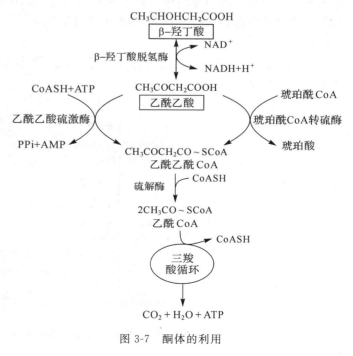

图 3-7 酮体的利用

时会有丙酮味(烂苹果味)。

(二)脂肪的合成

人体许多组织中都能合成脂肪,但以肝脏、脂肪组织最为活跃。体内脂肪合成的原料是α-磷酸甘油、脂酰 CoA 等,合成部位是细胞质,合成的过程如下:

1.α-磷酸甘油的合成　体内合成脂肪的 α-磷酸甘油的来源有两条途径。①糖代谢:糖酵解中间产物磷酸二羟丙酮在 α-磷酸甘油脱氢酶的催化下还原为 α-磷酸甘油,此为 α-磷酸甘油的主要来源。②甘油的再利用:甘油在甘油激酶的催化下形成 α-磷酸甘油。

2.脂肪酸的合成　人体内的脂肪酸可来源于食物。除必需脂肪酸必须从外界摄取外,非必需脂肪酸可在体内合成。脂肪酸合成的直接原料是乙酰 CoA,以糖代谢产生的乙酰 CoA 为主。脂肪酸合成在细胞质中进行,肝、肾、脑、乳腺、脂肪组织等均可合成脂肪酸,其中肝脏是合成脂肪酸的主要场所。脂肪酸合成的途径如下:首先乙酰 CoA 在乙酰 CoA 羧化酶的催化下生成丙二酰 CoA,然后在脂肪酸合成酶系的催化下,丙二酰 CoA 与乙酰 CoA 缩合形成软脂酸,软脂酸合成后再加工合成其他脂肪酸。

3.三酰甘油的合成　在内质网中,在脂酰转移酶和磷脂酸磷酸酶的催化下,以脂酰 CoA 和 α-磷酸甘油为原料合成三酰甘油(脂肪)。

二、磷脂的代谢

磷脂是指含有磷酸的脂类,分为甘油磷脂和鞘磷脂两类。甘油磷脂是人体内含量最多的磷脂,常见的如磷脂酰胆碱(卵磷脂)和磷脂酰乙醇胺(脑磷脂)。

(一)甘油磷脂的合成

人体内的磷脂可来源于食物,也可在各组织细胞内合成,其中以肝、肾、小肠组织合成磷脂最为活跃。合成甘油磷脂的原料有二酰甘油、乙醇胺、胆碱等,此外还需要 ATP 和 CTP。乙醇胺和胆碱可由食物供给,也可在体内由丝氨酸生成(图 3-8)。

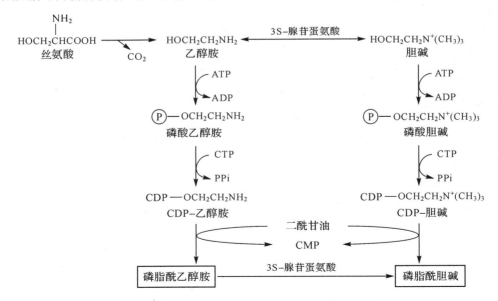

图 3-8　磷脂酰乙醇胺和磷脂酰胆碱的合成过程

当合成磷脂的原料不足(如胆碱缺乏或合成不足)时,肝中磷脂酰胆碱合成量将会减少,导致极低密度脂蛋白合成障碍,使肝中合成的脂肪不能顺利运出而存积,同时二酰甘油因磷脂酰胆碱合成减少转而生成三酰甘油,使肝细胞内脂肪合成增加,运出量减少,引起脂肪在肝细胞内堆积,形成脂肪肝。胆碱、蛋氨酸、维生素 B_{12} 和叶酸等可促进肝中磷脂的合成,因而可作为抗脂肪肝的药物。

(二)甘油磷脂的分解

生物体内存在多种磷脂酶,包括磷脂酶 A_1 和 A_2、磷脂酶 B_1、磷脂酶 C 及磷脂酶 D,可使甘油磷脂分子中不同的酯键水解,产生甘油、脂肪酸、磷酸、胆胺、胆碱等物质。磷脂酶 A_2 大量存在于蛇毒、蝎毒、蜂毒中,也常以酶原形式存在于动物胰脏内,能水解甘油磷脂第 2 位碳上的酯键,生成溶血磷脂。溶血磷脂是一种表面活性极强的物质,能使红细胞细胞膜及其他细胞膜结构破裂,引起溶血或细胞坏死。

三、胆固醇的代谢

胆固醇广泛分布于全身各组织中,其中脑及神经组织中含量最高,其次是肝、肾、肠等内脏,皮肤、脂肪组织、肌肉组织中含量较低。在肾上腺、卵巢等合成类固醇激素的内分泌腺中,也含有丰富的胆固醇。

(一)胆固醇的合成

人体内胆固醇主要由机体合成,少量来自动物性食物如肝、脑、肉类、蛋黄及奶油等。几乎全身各组织均可合成胆固醇,其中肝脏合成胆固醇的能力最强,其次是小肠。胆固醇的合成在细胞质和内质网中进行,合成原料主要是乙酰 CoA,同时还需要 ATP、NADPH＋H^+ 参加。胆固醇的合成过程较为复杂,大致可分为三个阶段(图 3-9):

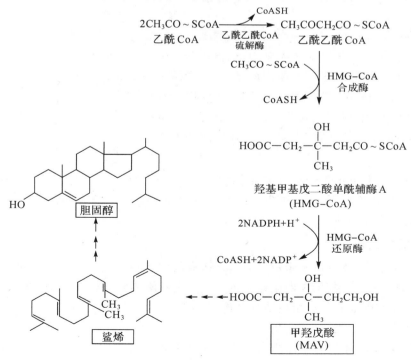

图 3-9　胆固醇的合成过程

1.甲羟戊酸的生成　首先在乙酰乙酰 CoA 硫解酶的催化下,2 分子乙酰 CoA 缩合形成乙酰乙酰 CoA,然后再在羟甲基戊二酸单酰 CoA(HMG-CoA)合成酶的催化下,与另一分子乙酰 CoA 缩合,生成 HMG-CoA。HMG-CoA 再在 HMG-CoA 还原酶的催化下,生成甲羟戊酸(MVA)。

2.鲨烯的生成　MVA 在一系列酶的催化下,由 ATP 提供能量和磷酸基,经磷酸化反应和脱羧基、脱羟基后,生成活性很强的 5 碳焦磷酸化合物,后者再经多次缩合形成 30 碳的鲨烯。

3.胆固醇的合成　鲨烯在多种酶的催化下,经环化、氧化、脱羧、还原等一系列反应,脱去 3 个甲基,生成 27 碳的胆固醇。

(二)胆固醇在体内的转化与排泄

3-15　视频:胆固醇在体内的转化与排泄

胆固醇在体内通过代谢可转变为具有重要生理功能的活性物质。

1.转变成胆汁酸　胆固醇在肝中转变为胆汁酸,这是胆固醇在体内最主要的代谢去路,是肝清除胆固醇的主要方式。

2.转变成维生素 D_3　体内胆固醇在肝脏、小肠黏膜和皮肤等处可脱氢生成 7-脱氢胆固醇,后者在紫外线照射条件下可转变为维生素 D_3,参与钙磷代谢的调节。

3.转变成类固醇激素　胆固醇是类固醇激素合成的原料。在肾上腺皮质、卵巢、睾丸等组织细胞内可转变成肾上腺皮质激素、性激素等。

4.胆固醇的排泄　胆固醇在肝内转变为胆汁酸随胆汁排出,这是胆固醇排泄的主要途径。部分胆固醇可直接随胆汁进入肠道,除少量被重吸收外,大部分在肠道细菌的作用下转变为粪固醇,随粪便排出。

四、血脂与血浆脂蛋白

(一)血脂

血浆中所含的脂类物质统称为血脂,包括三酰甘油(TG)、磷脂(PL)、胆固醇(Ch)及胆固醇酯(CE)和游离脂肪酸(FFA)等。血脂含量受膳食、年龄、性别以及代谢变化等多种因素的影响,波动范围较大。空腹血脂的含量相对恒定,正常成人空腹 12～14h 血脂的组成及正常参考值见表 3-3。

表 3-3　正常成人空腹血脂的组成及含量

脂　类	含量/(mmol・L^{-1})
三酰甘油	0.11～1.69
总磷脂	48.44～80.73
游离胆固醇	1.03～1.81
胆固醇酯	1.81～5.17
总胆固醇	2.59～6.47
游离脂肪酸	0.20～0.78

血脂含量的相对恒定主要是由于血脂的来源和去路处于动态平衡。血脂可来源于食物的消化吸收,也可由体内肝脏、脂肪组织等合成;血脂的去路是氧化供能和储存能量,或构成生物膜及转化为其他活性物质。

(二)血浆脂蛋白

脂类不溶于水,主要以血浆脂蛋白的形式在血液中运输。血浆脂蛋白是由载脂蛋白和脂类组成的可溶性颗粒,载脂蛋白即血浆脂蛋白中的蛋白质部分,至今已发现 20 余种载脂蛋白。血浆中的游离脂肪酸通常与白蛋白结合运输。

1.血浆脂蛋白的分类

(1)超速离心法　不同血浆脂蛋白中脂类和蛋白质的组成比例不同,因而密度也不同,脂类物质比例高则密度低,蛋白质比例高则密度高。据此将血浆脂蛋白置于一定密度的盐溶液中进行超速离心,按照密度由高到低,血浆脂蛋白可分为以下四类:高密度脂蛋白(high density lipoprotein,HDL)、低密度脂蛋白(low density lipoprotein,LDL)、极低密度脂蛋白(very low density lipoprotein,VLDL)、乳糜微粒(chylomicron,CM)(图3-10)。

　　(2)电泳法　不同血浆脂蛋白的表面电荷和颗粒大小不同,因而在同一电场中的迁移率不同。根据血浆脂蛋白在电场中迁移的快慢,可将其分为以下四类:α-脂蛋白(α-lipoprotein,α-LP)、前 β-脂蛋白(preβ-lipoproptein,preβ-LP)、β-脂蛋白(β-lipoprotein,β-LP)和乳糜微粒(CM)(图3-11),分别相当于超速离心法分类中的 HDL、VLDL、LDL 和 CM。

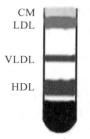

图 3-10　超速离心法分离血浆脂蛋白

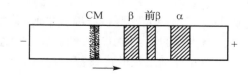

图 3-11　电泳法分离血浆脂蛋白

两种分类法命名的各类脂蛋白的组成、合成部位及生理功能见表3-4。

表 3-4　血浆脂蛋白的组成、合成部位及生理功能

分类	CM	VLDL 前 β-脂蛋白	LDL β-脂蛋白	HDL α-脂蛋白
蛋白质	0.5%～2%	5%～10%	20%～25%	50%
三酰甘油	80%～95%	50%～70%	10%	5%
磷脂	5%～7%	15%	20%	25%
胆固醇及其酯	4%～5%	15%～19%	48%～50%	20%～22%
合成部位	小肠黏膜	肝	血浆	肝、肠
生理功能	将外源性三酰甘油运至全身	将内源性三酰甘油运至全身	将胆固醇从肝内运至全身各组织	将胆固醇从肝外运至肝内代谢

2. 血浆脂蛋白的代谢及功能

　　(1)乳糜微粒(CM)　CM 在小肠黏膜上皮细胞中合成,其主要功能是将外源性三酰甘油转运到体内各组织。食物中的脂肪在肠道被消化吸收后,在小肠黏膜上皮细胞重新合成脂肪,与磷脂、胆固醇、载脂蛋白等组装形成 CM。CM 经淋巴管进入血液循环,在血管内皮细胞表面的脂蛋白脂肪酶(LPL)的作用下,其中的三酰甘油水解为甘油和脂肪酸,供组织细胞利用,CM 颗粒逐步变小,最后被肝细胞摄取后彻底降解。正常人血液中的 CM 代谢速度很快,半衰期为 5～15min,因此正常人空腹血浆中不含 CM。

3-16　视频:血浆脂蛋白的代谢及功能

　　(2)极低密度脂蛋白(VLDL)　VLDL 主要由肝细胞合成,其主要功能是将内源性三酰甘油从肝脏转运到全身各组织。肝细胞能利用自身合成的三酰甘油与磷脂、胆固醇及载脂蛋白等组装成 VLDL,然后释放入血液。VLDL 在血浆中的半衰期为 6～12h,其分解代谢与 CM 相似,其中的三酰甘油逐步被水解,组成成分不断发生变化,形成中间密度脂蛋白(IDL),最后

转变成富含胆固醇的 LDL。

（3）低密度脂蛋白（LDL）　LDL 由 VLDL 在血浆中转变而来，其主要功能是将肝脏合成的胆固醇转运到肝外组织。LDL 在血浆中的半衰期为 2～4d，组织细胞膜上的 LDL 受体能特异性地识别 LDL，LDL 进入细胞后，在溶酶体内分解为胆固醇供细胞利用，游离的胆固醇也可转变为胆固醇酯储存于细胞内。LDL 是正常人空腹血浆中主要的脂蛋白，约占血浆脂蛋白总量的2/3。血中胆固醇升高大多是由 LDL 增高所引起的，血浆 LDL 增高者易患动脉粥样硬化。

（4）高密度脂蛋白（HDL）　HDL 主要由肝细胞合成，小肠黏膜上皮细胞也可少量合成，其主要功能是将肝外组织的胆固醇转运到肝内进行代谢。新生的 HDL 进入血液后，接受由其他脂蛋白转移而来的载脂蛋白、磷脂、胆固醇等，形成成熟的 HDL。成熟的 HDL 与肝细胞膜表面的 HDL 受体结合后，被肝细胞摄取，其中的胆固醇可转变为胆汁酸或直接通过胆汁排出体外。正常人空腹血浆中 HDL 约占脂蛋白总量的1/3，由于 HDL 能逆向转运胆固醇，所以避免了胆固醇在外周组织的过量蓄积，有利于防止动脉粥样硬化。

（三）高脂血症

血脂水平异常升高，超过正常参考值上限，称为高脂血症。目前，临床实践中高脂血症是指血浆胆固醇和（或）三酰甘油超过正常范围上限，一般以成人空腹血浆胆固醇超过 6.21mmol/L，三酰甘油超过 2.26mmol/L，儿童空腹血浆胆固醇超过 4.14mmol/L 作为高脂血症的诊断标准。

3-17　案例：
高脂血症

3-18　知识
拓展：高血脂
的危害

高脂血症分为原发性与继发性两大类。原发性高脂血症是指原因不明或者由于基因缺陷导致脂蛋白代谢的酶、受体或载脂蛋白异常而引起的血脂异常升高，如 LDL 受体缺陷导致家族性高胆固醇血症。继发性高脂血症可继发于糖尿病、甲状腺功能减退症及肾病综合征等，或与肥胖、酗酒、饮食等因素有关。

第三节　蛋白质代谢

学习目标

3-19　教学
PPT

1. 掌握体内氨的来源和去路。

2. 熟悉氮平衡的概念及意义，必需氨基酸的概念及种类，氨基酸的脱氨基方式及转氨酶的临床意义。

3. 了解蛋白质互补作用，氨基酸的脱羧基作用，一碳单位的概念、载体及生理功能，含硫氨基酸、芳香族氨基酸的代谢。

蛋白质的基本组成单位是氨基酸，体内蛋白质的代谢是以氨基酸为基础进行的。本节主要介绍氨基酸的分解代谢。

一、蛋白质的营养作用

蛋白质是生命的物质基础,其主要功能是维持机体的生长发育及组织细胞的更新修复,此外,蛋白质还参与体内多种重要的生理活动,具有催化、运输、防御、代谢调节等作用。因此,摄取足够的蛋白质,对于机体正常功能的维持十分重要。

(一)氮平衡

人体内蛋白质的代谢概况可根据氮平衡实验来反映。氮平衡是指人体每日氮的摄入量和排出量之间的关系。摄入的氮主要来源于食物中的蛋白质,蛋白质的含氮量平均约为 16%,故测定食物的含氮量即可估算蛋白质的摄入量。而蛋白质在体内分解代谢产生的含氮物质主要由粪尿排出。因此,测定摄入食物的含氮量及粪尿中的含氮量,可间接了解体内蛋白质的代谢状况。人体氮平衡有以下三种情况:

1.总氮平衡　摄入氮量等于排出氮量,称为总氮平衡。表示体内蛋白质的合成与分解处于动态平衡,见于正常成人。

2.氮的正平衡　摄入氮量大于排出氮量,称为氮的正平衡。表示体内蛋白质的合成量大于分解量,生长发育期儿童、孕妇与恢复期患者处于此状态。

3.氮的负平衡　摄入氮量小于排出氮量,称为氮的负平衡。表示体内蛋白质的合成量小于分解量,饥饿、营养不良或患有慢性消耗性疾病者处于此状态。

根据氮平衡实验的计算,正常成人每日蛋白质的最低需要量为 30～50g。为了长期保持总氮平衡,我国营养学会推荐正常成人每日摄入蛋白质 80g,儿童、孕妇及恢复期患者等还需适当增加蛋白质的摄入量。

(二)蛋白质的营养价值

1.必需氨基酸　人体必需而不能自身合成,必须由食物供给的氨基酸,称为必需氨基酸。组成人体蛋白质的 20 种氨基酸中,有 8 种属于必需氨基酸:苯丙氨酸、蛋氨酸、赖氨酸、苏氨酸、色氨酸、亮氨酸、异亮氨酸和缬氨酸。其余 12 种氨基酸均可在体内合成,不一定需要食物供给,称为非必需氨基酸。

2.蛋白质的营养价值　食物蛋白质营养价值的高低主要取决于蛋白质中必需氨基酸的种类、含量和比例。一般来说,含有必需氨基酸种类多、含量高、比例接近人体需要的蛋白质,其营养价值就高;反之,营养价值低。由于动物蛋白质所含必需氨基酸的种类和比例与人体相近,其营养价值较高。

3.蛋白质的互补作用　将营养价值较低的蛋白质混合食用,各种蛋白质所含的必需氨基酸可以互相补充,从提高蛋白质的营养价值,这种作用称为蛋白质的互补作用。例如,谷类蛋白质含赖氨酸较少而含色氨酸较多,豆类蛋白质含赖氨酸较多而含色氨酸较少,两者混合食用可提高蛋白质的营养价值。

二、氨基酸的一般代谢

体内氨基酸的来源包括食物蛋白质的消化吸收、组织蛋白质的分解以及体内合成氨基酸;体内氨基酸的主要代谢去路是合成组织蛋白质,也可转变为其他含氮物质,此外氨基酸可经脱氨基作用分解为氨和 α-酮酸,另有一小部分氨基酸可经脱羧基作用生成胺和 CO_2。以下主要讨论氨基酸的脱氨基作用及氨的代谢。

(一)氨基酸的脱氨基作用

体内氨基酸分解代谢的主要途径是脱氨基作用,即氨基酸在酶的作用下脱去氨基生成相应的 α-酮酸和氨。脱氨基作用在体内大多数组织中均可进行,主要有氧化脱氨基作用、转氨基作用、联合脱氨基作用和嘌呤核苷酸循环等方式,其中以联合脱氨基作用为主。

1.氧化脱氨基作用　在酶的催化下,氨基酸经氧化脱去氨基生成 α-酮酸的过程,称为氧化脱氨基作用。体内最重要的催化氧化脱氨基反应的酶是 L-谷氨酸脱氢酶,其分布广、活性强,能催化 L-谷氨酸氧化脱氨,生成 α-酮戊二酸和氨。

$$
\begin{array}{ccccc}
(CH_2)_2COOH & & (CH_2)_2COOH & & (CH_2)_2COOH \\
| & \text{L-谷氨酸脱氢酶} & | & +H_2O & | \\
CH-NH_2 & \rightleftharpoons & CH=NH & \rightleftharpoons & CH=O \quad + NH_3 \\
| & & | & -H_2O & | \\
COOH & & COOH & & COOH
\end{array}
$$

$$NAD^+ \quad NADH+H^+$$

L-谷氨酸　　　　　　　亚谷氨酸　　　　　　α-酮戊二酸　　氨

2.转氨基作用　在转氨酶的催化下,氨基酸的 α-氨基转移到 α-酮酸的酮基上,生成相应的 α-氨基酸,原来的氨基酸则转变为相应的 α-酮酸,此过程称为转氨基作用。

$$
\begin{array}{ccccccc}
R_1 & & R_2 & & R_1 & & R_2 \\
| & & | & \text{转氨酶} & | & & | \\
CH-NH_2 & + & C=O & \rightleftharpoons & C=O & + & CH-NH_2 \\
| & & | & & | & & | \\
COOH & & COOH & & COOH & & COOH
\end{array}
$$

转氨酶广泛存在于体内各组织细胞中。体内有两种重要的转氨酶:一种是丙氨酸转氨酶(alanine transaminase,ALT),又称谷氨酸丙酮酸转氨酶(简称谷丙转氨酶,GPT);另一种是天冬氨酸转氨酶(aspartate transaminase,AST),又称谷氨酸草酰乙酸转氨酶(简称谷草转氨酶,GOT)。

$$
\begin{array}{ccccccc}
CH_3 & & COOH & & CH_3 & & COOH \\
| & & | & \text{ALT} & | & & | \\
CH-NH_2 & + & C=O & \rightleftharpoons & C=O & + & CH-NH_2 \\
| & & | & & | & & | \\
COOH & & (CH_2)_2 & & COOH & & (CH_2)_2 \\
& & | & & & & | \\
& & COOH & & & & COOH
\end{array}
$$

丙氨酸　　　α-酮戊二酸　　　　　丙酮酸　　　谷氨酸

$$
\begin{array}{ccccccc}
COOH & & COOH & & COOH & & COOH \\
| & & | & \text{AST} & | & & | \\
CH-NH_2 & + & C=O & \rightleftharpoons & C=O & + & CH-NH_2 \\
| & & | & & | & & | \\
CH_2 & & (CH_2)_2 & & CH_2 & & (CH_2)_2 \\
| & & | & & | & & | \\
COOH & & COOH & & COOH & & COOH
\end{array}
$$

天冬氨酸　　　α-酮戊二酸　　　草酰乙酸　　　谷氨酸

正常情况下,转氨酶主要分布在细胞内,在血清中活性很低,且不同组织中转氨酶活性不同,其中 ALT 在肝细胞活性中最高,AST 在心肌细胞中活性最高。当某些原因使细胞损伤时,转氨酶大量释放入血液,血清中转氨酶活性将显著升高。例如,急性肝炎患者血清中 ALT 活性明显升高,心肌梗死患者血清中 AST 活性明显升高。临床上可以此作为疾病诊断和预后的参考指标之一。

3.联合脱氨基作用　转氨基作用与氧化脱氨基作用联合进行,使氨基酸脱去氨基的作用称为联合脱氨基作用。这是体内主要的脱氨基方式,其过程为:氨基酸先与 α-酮戊二酸在转氨酶的作用下,生成相应的 α-酮酸和谷氨酸;然后再在谷氨酸脱氢酶的作用下,谷氨酸脱去氨基生成 α-酮戊二酸(图 3-12)。

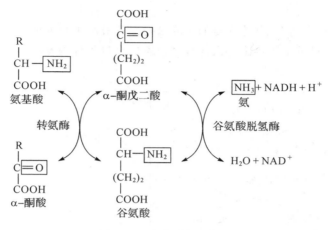

图 3-12　联合脱氨基作用

4. 嘌呤核苷酸循环　在骨骼肌和心肌组织中 L-谷氨酸脱氢酶活性很低,氨基酸很难通过联合脱氨基方式脱去氨基。因此,氨基酸在这些组织中通过嘌呤核苷酸循环脱去氨基(图 3-13)。

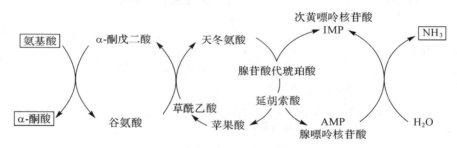

图 3-13　嘌呤核苷酸循环

(二)氨的代谢

机体代谢产生的氨及消化道吸收的氨进入血液形成血氨。正常人的血氨浓度一般很低,不超过 $60\mu mol/L$,这与体内氨的来源和去路保持着动态平衡密切相关。当血氨浓度过高时,氨能透过细胞膜与血-脑屏障,对细胞尤其是中枢神经系统的细胞产生毒性作用。

1. 氨的来源

(1)氨基酸脱氨基作用　这是体内代谢产生氨的主要途径。

(2)肠道吸收　蛋白质和氨基酸在肠道细菌的作用下可产生氨,此外由血液扩散入肠道的尿素也可经细菌作用产生氨。肠道每日产氨约 4g,是血氨的重要来源之一。当肠道 pH 较低时,NH_3 可与 H^+ 结合生成不易被肠道吸收的 NH_4^+,因而氨的吸收量减少。临床上对高血氨患者应采用弱酸性透析液做结肠透析以减少氨的吸收,禁止用碱性液灌肠。

(3)肾小管上皮细胞分泌　肾小管上皮细胞中的谷氨酰胺在谷氨酰胺酶的作用下水解为谷氨酸和氨。这部分氨的去向与原尿 pH 有关。若原尿 pH

3-20　视频:
氨的来源和
去路

偏酸性,氨易于分泌到肾小管管腔中与 H^+ 结合成 NH_4^+,以铵盐的形式随尿排出体外;相反,如原尿偏碱性,则妨碍肾小管细胞分泌 NH_3,此时氨易被吸收入血,成为血氨的另一来源。因此,临床上对于因肝硬化而产生腹水的患者,不宜使用碱性利尿药,以防引起血氨升高。

2.氨的去路

(1)合成尿素　正常情况下,体内氨的主要去路是在肝脏中合成尿素。尿素是氨代谢的终产物,水溶性强,可经肾脏由尿排出。人体合成尿素的全过程称鸟氨酸循环,也称尿素循环,其过程如下(图 3-14):

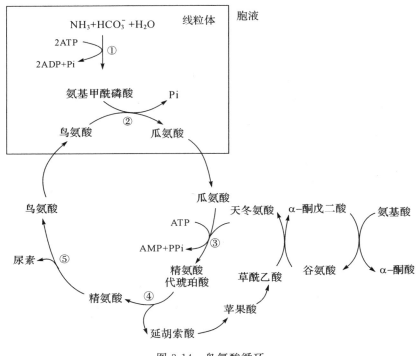

图 3-14　鸟氨酸循环

①合成氨基甲酰磷酸:在肝细胞的线粒体内,NH_3 和 CO_2 经氨基甲酰磷酸合成酶的催化生成氨基甲酰磷酸。

②合成瓜氨酸:鸟氨酸氨基甲酰转移酶催化氨基甲酰磷酸与鸟氨酸缩合生成瓜氨酸。

③合成精氨酸代琥珀酸:瓜氨酸在线粒体内合成后,被转运到细胞质中。在胞液中精氨酸代琥珀酸合成酶的催化下,瓜氨酸与天冬氨酸反应生成精氨酸代琥珀酸。

④合成精氨酸:在精氨酸代琥珀酸裂解酶的催化下,精氨酸代琥珀酸裂解为精氨酸和延胡索酸。

⑤生成尿素:在细胞液中精氨酸酶的催化下,精氨酸水解生成尿素和鸟氨酸。鸟氨酸经线粒体内膜上载体的转运进入线粒体,参与瓜氨酸的合成。

如此反复,完成鸟氨酸循环。

(2)合成谷氨酰胺　在脑、肌肉等组织中,在谷氨酰胺合成酶的催化下,氨和谷氨酸可合成谷氨酰胺。谷氨酰胺没有毒性,可参与蛋白质的合成,也可经血液循环运送到肾脏后释放出氨,与 H^+ 结合生成铵盐随尿排出。因此,谷氨酰胺既是氨的解毒产物,也是氨的运输形式。临床上通过给氨中毒患者补充谷氨酸盐以降低血氨浓度。

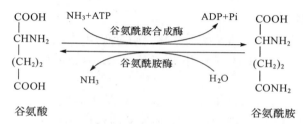

谷氨酸　　　　　　　　　　　　　　　谷氨酰胺

（3）合成非必需氨基酸　氨与 α-酮酸可通过联合脱氨基的逆过程合成相应的非必需氨基酸，也可参加嘌呤、嘧啶等含氮物质的合成。

3-21　案例：　　3-22　知识
肝性脑病　　　　拓展：高氨
　　　　　　　　血症

（三）α-酮酸的代谢

1.合成非必需氨基酸　体内部分非必需氨基酸可由 α-酮酸氨基化生成，这是机体合成非必需氨基酸的重要途径。

2.转变为糖或脂肪　体内大多数氨基酸脱氨基后生成的 α-酮酸能转变成糖，称为生糖氨基酸。亮氨酸和赖氨酸在体内只能转变成酮体，称为生酮氨基酸。既能生成糖又能生成酮体的氨基酸则称为生糖兼生酮氨基酸，有苏氨酸、色氨酸、酪氨酸、异亮氨酸和苯丙氨酸。

3.氧化供能　α-酮酸可转变为三羧酸循环的中间产物进行彻底氧化，并释放能量。

三、个别氨基酸的特殊代谢

（一）氨基酸的脱羧基作用

体内某些氨基酸可脱去羧基产生相应的胺类，催化此类反应的酶是氨基酸脱羧酶，辅酶为磷酸吡哆醛。现列举几种由氨基酸脱羧基生成的具有重要生理作用的胺类。

1. γ-氨基丁酸　谷氨酸在谷氨酸脱羧酶的催化下，脱去羧基生成 γ-氨基丁酸（GABA）。脑组织中 GABA 含量较高，对中枢神经系统具有抑制作用。临床上应用维生素 B_6 来治疗妊娠呕吐及小孩惊厥，就是由于维生素 B_6 能与磷酸生成磷酸吡哆醛，促进 GABA 生成，从而抑制中枢过度兴奋。

2.组胺　组氨酸在组氨酸脱羧酶的催化下脱去羧基生成组胺。在机体变态反应、创伤及烧伤等情况下，肥大细胞及嗜碱性粒细胞可释放大量组胺。组胺是一种强效的血管扩张剂，能增加毛细血管通透性，使血压下降；组胺可使平滑肌收缩，引起支气管痉挛导致哮喘；组胺还能促进胃蛋白酶原及胃酸的分泌。

3. 5-羟色胺　色氨酸先在色氨酸羟化酶的作用下生成 5-羟色氨酸，再在 5-羟色氨酸脱羧酶的作用下生成 5-羟色胺（5-HT）。脑组织中 5-羟色胺含量较高，这是一种抑制性神经递质，与睡眠、镇痛等有关。在外周组织中，5-羟色胺具有强烈的血管收缩作用，但对骨骼肌血管主要起扩张作用。

4.多胺　某些氨基酸经脱羧基作用后可产生多胺类物质。如鸟氨酸经脱羧基作用生成腐胺，腐胺又可转变成精脒和精胺。精脒和精胺是调节细胞生长的重要物质。凡生长旺盛的组织如胚胎、肿瘤组织等，鸟氨酸脱羧酶活性较高，多胺含量也较高。体内的多胺大部分与乙酰基结合随尿排出。目前，临床上将测定血或尿中多胺含量作为癌症的辅助诊断及病情观察的指标之一。

(二)一碳单位的代谢

1.概念　一碳单位是指某些氨基酸在分解代谢过程中产生的具有一个碳原子的基团,包括甲基(—CH$_3$)、甲烯基(—CH$_2$—)、甲炔基(—CH=)、甲酰基(—CHO)和亚氨甲基(—CH=NH)等。

2.载体　一碳单位不能游离存在,常与四氢叶酸(FH$_4$)结合而转运及参加代谢。FH$_4$是一碳单位的载体,可由叶酸在二氢叶酸(FH$_2$)还原酶的催化下生成。

3.来源及互变　一碳单位主要来自丝氨酸、甘氨酸、色氨酸和组氨酸的分解代谢。各种不同形式的一碳单位,在适当条件下可通过氧化还原反应而互相转变。

4.生理功能　一碳单位可作为嘌呤和嘧啶的合成原料,参与核酸的生物合成。一碳单位代谢障碍或FH$_4$不足,可引起巨幼红细胞性贫血等疾病。磺胺类药物可抑制细菌合成叶酸,进而抑制细菌生长,但对人体影响不大。叶酸类似物如氨甲蝶呤可抑制FH$_4$的生成,从而抑制核酸的合成,起到抗癌作用。

(三)含硫氨基酸的代谢

1.蛋氨酸的代谢　蛋氨酸在ATP的参与下生成S-腺苷蛋氨酸。S-腺苷蛋氨酸可在转甲基酶的催化下直接转移甲基,合成多种重要的生理活性物质,如肾上腺素、肌酸、胆碱等。S-腺苷蛋氨酸是体内最重要的甲基供体。

2.半胱氨酸与胱氨酸的代谢　半胱氨酸与胱氨酸可以相互转变。半胱氨酸代谢可产生多种重要的生理活性物质,如半胱氨酸可转变为牛磺酸,牛磺酸是结合胆汁酸的组成成分之一;半胱氨酸可生成活性硫酸根,是体内硫酸根的主要来源。

(四)芳香族氨基酸的代谢

1.苯丙氨酸的代谢　正常情况下,苯丙氨酸主要是在苯丙氨酸羟化酶的作用下生成酪氨酸,少量可经转氨基作用生成苯丙酮酸。如苯丙氨酸羟化酶先天性缺乏,则苯丙氨酸不能转变为酪氨酸,只能经转氨基作用生成大量苯丙酮酸。大量苯丙酮酸及其部分代谢产物由尿排出,此时尿中出现大量苯丙酮酸,称为苯丙酮酸尿症。苯丙酮酸的堆积对中枢神经系统有毒性,会使脑发育障碍,可造成患儿智力低下。该病的治疗原则是及早发现,并适当控制膳食中苯丙氨酸的含量。

2.酪氨酸的代谢　酪氨酸可通过羟化、脱羧等反应转变为多巴、多巴胺、去甲肾上腺素和肾上腺素等儿茶酚胺类物质。在黑色素细胞中,酪氨酸经酪氨酸酶的作用羟化生成多巴,后者经氧化、脱羧生成黑色素。先天性酪氨酸酶缺乏的患者,因黑色素合成障碍,患者皮肤白色、毛发色浅、虹膜及瞳孔呈浅红色,称为白化病。患者对阳光敏感,易患皮肤癌。

此外,酪氨酸还可转氨基生成对羟苯丙酮酸,再转变成尿黑酸,尿黑酸在尿黑酸氧化酶的催化下分解生成延胡索酸和乙酰乙酸,两者分别进入糖和脂肪酸代谢。如体内尿黑酸氧化酶缺乏,则引起尿黑酸堆积,使尿排出后迅速变黑,称为尿黑酸尿症。

苯丙氨酸和酪氨酸的代谢过程见图3-15。

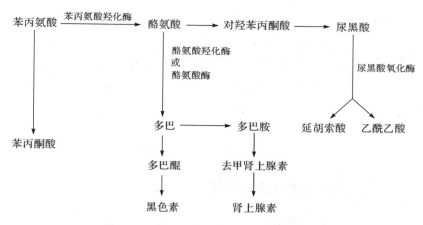

图 3-15　苯丙氨酸和酪氨酸的部分代谢途径

第四节　能量代谢

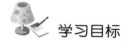 学习目标

1. 掌握影响能量代谢的因素。
2. 熟悉机体能量的来源及利用,基础代谢率的概念及临床意义。
3. 了解基础代谢率的测算。

3-23　教学 PPT

人体的各种生理活动离不开能量的供给,而能量来源于人体的物质代谢。人体在物质代谢过程中伴随着能量的释放、转移、储存和利用,称为能量代谢。

一、机体能量的来源和利用

(一)能量的来源

人体所需的能量来源于食物中的三大营养物质,即糖、脂肪和蛋白质。一般情况下,机体所需能量的 70% 左右由糖提供,其余由脂肪提供。通常成人储备的肝糖原在饥饿 1d 后已被消耗,而体内储存的脂肪所提供的能量可用 30d 左右。如果禁食 1~3d,人体所需能量的 85% 来自脂肪。蛋白质只有在糖和脂肪供能不足的特殊情况下,如长期不能进食或能量消耗极大时,才被分解供能,以维持必要的生命活动。

(二)能量的利用

各种能源物质在体内氧化所释放的能量中,50% 以上直接转化为热能,用于平衡散热、维持体温。其余能量以化学能的形式储存于三磷腺苷(ATP)等高能化合物的高能磷酸键中。当人体各种生命活动需要时,由 ATP 水解直接提供能量(图 3-16)。

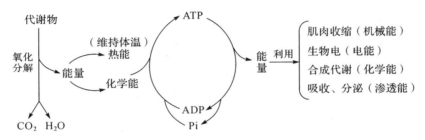

图 3-16　体内能量的释放、转移、储存和利用

3-24　视频：
影响能量代
谢的因素

二、影响能量代谢的因素

(一)骨骼肌活动

骨骼肌活动对能量代谢的影响最为显著。机体任何轻微的肌肉活动都会引起能量代谢率升高。运动或劳动时能量代谢率比安静时要高出 10～20 倍（表 3-5）。

(二)精神活动

精神紧张，如激动、发怒、恐惧和焦虑时，能量代谢率可显著升高。这与精神紧张引起肌紧张增强、产热量增加有关。另外，交感神经兴奋释放肾上腺素、甲状腺激素等也使机体能量代谢率升高。

(三)食物的特殊动力效应

人在进食后一段时间，即使处于安静状态，机体的产热量也较进食前有所增加。一般从进食后 1h 左右开始增加，2～3h 达

表 3-5　机体不同运动状态时的能量代谢率

肌肉活动方式	平均产热量/$(kJ \cdot m^{-2} \cdot min^{-1})$
静卧休息	2.72
出席会议	3.40
擦窗	8.30
洗衣	9.98
扫地	11.36
打排球	17.05
踢足球	24.98

最大，然后逐渐下降，可一直延续 7～8h。这种由食物引起人体额外产生热量的现象，称为食物的特殊动力效应。不同营养物质的特殊动力效应不同，蛋白质的特殊动力效应最大，额外产热量约为 30%；糖和脂肪约为 4%～6%；混合性食物约为 10% 左右。

(四)环境温度

一般在 20～30℃ 的环境中，人体代谢率比较稳定。寒冷情况下，由于冷刺激反射性引起寒战及肌肉紧张性增加，产热量可显著增加。当环境温度超过 30℃ 时，体内生化反应加快，代谢活动加强。此外，发汗、循环、呼吸等功能的增强，也会使机体能量代谢率增加。

三、基础代谢

(一)基础代谢与基础代谢率的概念

人体处于基础状态下的能量代谢，称为基础代谢。单位时间内的基础代谢，称为基础代谢率(basal metabolism rate，BMR)。所谓基础状态，是指排除各种影响能量代谢的主要因素后机体的状态，一般指人在室温 20～25℃、空腹 12h 以上、清醒静卧、肌肉放松、无精神紧张的状态。这时人体能量的消耗主要用于维持基本的生命活动，能量代谢率比较稳定，比一般安静时

的代谢率低,但并非最低,人在熟睡无梦时的代谢率更低。

（二）基础代谢率的测算

研究表明,BMR 的高低与体表面积基本上成正比。因此,BMR 通常以每小时每平方米体表面积的产热量为衡量单位,用 $kJ/(m^2 \cdot h)$ 来表示。只要测出受试者 1h 的产热量和体表面积,即可计算出基础代谢率。

产热量(kJ/h)＝耗氧量(L/h)×氧热价(混合膳食 20.20kJ/L)

人的体表面积可通过图 3-17 直接求出,也可根据下列公式推算:

体表面积(m^2)＝0.0061×身高(cm)＋0.0128×体重(kg)－0.1529

基础代谢率$[kJ/(m^2 \cdot h)]$＝产热量(kJ/h)/体表面积(m^2)

（三）基础代谢率的临床意义

基础代谢率受年龄、性别、生长、妊娠、哺乳、疾病等因素影响。我国正常人基础代谢率的平均值如表 3-6 所示。

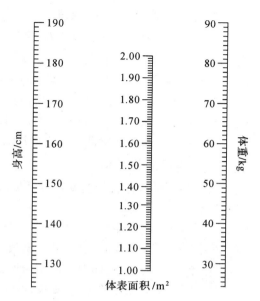

图 3-17　人体表面积测算

表 3-6　我国正常人 BMR 平均值　　　　　　单位:$kJ/(m^2 \cdot h)$

年龄（岁）	11～16	16～18	18～20	20～31	31～41	41～51	＞51
男性	195.5	193.4	166.2	157.8	158.6	154.0	149.0
女性	172.5	181.7	154.0	146.5	146.9	142.4	138.6

临床上对基础代谢率的评价常用实测值和正常平均值相差的百分率来表示。即基础代谢率＝(实测值－正常平均值)/正常平均值×100％。如实测值在正常平均值±15％的范围以内,可认为属于正常范围;如在正常平均值±20％以外,则表示可能是病理情况。许多疾病都会引起基础代谢率改变,其中发生甲状腺疾病时基础代谢率可发生显著变化。甲状腺功能减退时,基础代谢率可比正常值低 20％～40％;甲状腺功能亢进时,基础代谢率可比正常值高 25％～80％。此外,人体发热时,基础代谢率将升高。一般体温每升高 1℃,基础代谢率可升高 13％。

第五节　体温及其调节

 学习目标

1. 掌握体温的概念及其正常变动,皮肤的散热方式。
2. 熟悉人体产热的主要器官,散热的调节,体温调节的基本中枢。
3. 了解产热的方式及调节,体温调节的调定点学说。

3-25　教学
PPT

一、人体体温及其正常变动

(一)体表温度和体核温度

人体可分为核心与表层两大部分。人体各部位的温度并不完全相同。机体核心部分的温度称为核心温度,机体表层部分的温度称为表层温度。核心温度相对较高、较稳定,各部位之间差异较小;表层温度易受环境温度的影响,各部位之间差异较大。通常所说的体温是指人体核心部分的平均温度。核心温度虽较稳定,但由于代谢水平差异,体内核心部分各器官的温度也略有差异。安静状态下,肝脏代谢活动最强,温度较高,约为 38℃;脑的产热量也较大,温度也接近 38℃;直肠温度较低。由于血液的循环流动,可使机体深部各器官的温度较为接近。

(二)体温的正常值

机体核心部分器官的温度不容易被测定,在临床工作中常通过测定直肠、口腔或腋窝等部位的温度来代表体温。

3-26 视频:
体温的正常
变动

测直肠温度时,应将温度计插入直肠内 6cm 以上,所测得的温度较接近机体的核心温度,其正常值为 36.9～37.9℃。测量口腔温度时,应将温度计含于舌下,并闭口。测量口腔温度较方便,故临床常用此方法测量。但是,对于不能配合的患者,如哭闹小儿及精神病患者,则不宜测口腔温度。口腔温度的正常值为 36.7～37.7℃。测量腋窝温度时,应将上臂紧贴胸廓,使腋窝形成人工体腔,机体内部的热量传导至腋窝,使腋窝温度逐渐升高,接近机体核心温度水平,测量时间需 5～10min。此方法操作简单易行,是临床上常用的测温方法。腋窝温度的正常值为 36.0～37.4℃。另外,对人群进行快速体温筛查时,现常用非接触性红外测温仪测量人体的体温,临床上也开始用鼓膜温度作为体温的指标。

(三)体温的正常变动

生理情况下,体温可受昼夜节律、年龄、性别等因素的影响而波动,但波动幅度一般不超过 1℃。

1. 昼夜周期性变化　人的体温在一昼夜之间常呈周期性波动:清晨 2～6 时最低,午后 1～6 时最高。这种昼夜周期性波动称为昼夜节律,是一种内在的生物节律。

2. 性别的影响　相同状态下,成年女性的体温平均比男性高约 0.3℃。成年女性的基础体温随月经周期呈现周期性变动,在月经周期和月经后的卵泡期体温较低,排卵日最低,排卵后升高(图 3-18)。因此,连续监测基础体温有助于判断有无排卵和推测排卵日期。排卵后的体温升高可能与孕激素有关。

3. 年龄的影响　新生儿特别是早产儿,体温调节中枢发育还不完善,体温易受环境因素的影响。例如,给婴儿洗澡时,如果不注意保温,婴儿的体温可变化 2～4℃。因此,对婴幼儿应加强保温护理。儿童和青少年的体温较高,老年人基础代谢率低,体温较低。

4. 其他因素的影响　肌肉活动、精神紧张、情绪激动、进食等都对体温有影响,在测定体温时应予以考虑。麻醉药通常可降低体温,所以对于麻醉手术的患者,应注意保温护理。

二、人体的产热与散热

人体体温之所以能维持相对恒定,是因为在体温调节机制的控制下,产热和散热两个生理过程达到动态平衡。

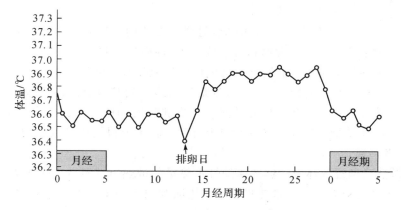

图 3-18　成年女性的基础体温曲线

（一）产热

1.产热的器官　人体所有的组织器官均处于合成和分解代谢过程中,因而都产生热量,但不同器官的产热量有所不同。安静时,内脏器官产热量较多,其中以肝脏最多。劳动或运动时,骨骼肌产热量增加,成为主要的产热器官,剧烈运动时骨骼肌产热量可占总产热量的90%左右(表 3-7)。

2.产热的方式　人体可通过多种方式产热,如基础代谢产热、食物特殊动力效应产热、骨骼肌运动产热以及寒战与非寒战产热等。安静时,人体的产热量大部分来自各组织器官的基础代谢,在寒冷环境中由于散热量增加,人体可通过寒战产热和非寒战产热来增加产热量,以维持体温。

表 3-7　几种组织、器官的产热量百分比

器官、组织	占体重百分比/%	产热量/%	
		安静状态	劳动或运动
脑	2.5	16	1
内脏	34.0	56	8
骨骼肌	56.0	18	90
其他	7.5	10	1

寒战是指受到寒冷刺激时,骨骼肌发生不随意的节律性收缩,其特点是屈肌和伸肌同时收缩,此时的肌肉收缩基本不做外功,但产热量很高。非寒战产热是指机体通过提高组织代谢率而使产热量增加,又称代谢产热。代谢产热作用最强的是分布于肩胛下区、颈部大血管周围及腹股沟等处的褐色脂肪组织,占非寒战产热量的70%。新生儿体内的褐色脂肪组织较多,对维持新生儿的体温具有重要意义。

3.产热的调节　参与产热调节的既有体液因素也有神经因素。甲状腺激素是调节产热活动最重要的体液因素,人体在寒冷环境中,甲状腺激素大量分泌,可使代谢率增加20%～30%。寒冷刺激还可引起交感神经兴奋,促使肾上腺髓质释放肾上腺素和去甲肾上腺素增多,使产热增加。

（二）散热

1.散热的器官　人体散热的主要部位是皮肤,小部分热量可随呼吸、尿、粪等散发到外界。当环境温度低于人的体表温度时,大部分体热通过皮肤的辐射、传导和对流等方式向外界发散;当环境温度高于体表温度时,蒸发便成为人体散热的唯一方式。

3-27　视频：
散热的方式

2.散热的方式

(1)辐射散热　人体以热射线的形式向周围较冷物体散热的方式称为辐射散热。人体在常温和安静状态下,辐射散热量约占总散热量的60%。辐射散热量取决于皮肤与环境之间的温度差和有效散热面积。

(2)传导散热　人体的热量直接传导到其接触的温度较低物体的散热方式称为传导散热。传导散热量与皮肤温度和所接触物体之间的温度差、接触面积及接触物体的导热性能等有关。临床上根据传导散热的原理,常用冰帽、冰袋给高热患者降温。

(3)对流散热　通过气体或液体的流动带走热量的散热方式称为对流散热。对流散热是传导散热的一种特殊方式。对流散热量除了与皮肤和周围环境的温度差有关外,还受风速的影响。风速越大,散热量越多。风扇可加速对流,有利于散热;衣服中棉毛纤维间的空气不易流动,因而增加衣着有利于保温。

(4)蒸发散热　蒸发散热是利用水分从体表汽化时吸收热量这一原理的散热方式。一般情况下,1g水蒸发可吸收并散发2.43kJ热量。临床上对高热患者用酒精擦浴,可增加蒸发散热,起到降温作用。蒸发散热可分为不感蒸发和发汗两种形式。

①不感蒸发:不感蒸发是指体内水分直接透出皮肤和黏膜表面而被汽化的过程。这种蒸发不易被人们察觉,而且与汗腺的活动无关,也不受体温调节机制的调控。人体24h的不感蒸发量一般为1000mL左右,其中经皮肤蒸发的量约600～800mL,经呼吸道蒸发的量约200～400mL。

②发汗:汗腺分泌汗液的活动称为发汗。发汗由于可被人体感觉到,故也称可感蒸发。发汗的主要意义在于散热。在夏季或高温环境中,或体育运动及劳动时,汗腺分泌量增加,可有效发散体热,不至于导致体温骤升。

汗液中的水分约占99%,固体成分不到1%,其中大部分为NaCl,也有少量KCl、尿素和乳酸等。因此机体大量出汗时,补水的同时应注意补盐。但汗液中的NaCl浓度低于血浆,所以汗液是低渗液,如大量出汗可引起高渗性脱水。

3.散热的调节

(1)皮肤血流量的调节　人体通过辐射、传导和对流等散热方式所散失热量的多少,主要取决于皮肤与环境之间的温度差,而皮肤温度与皮肤的血流量相关。人体可通过交感神经调节皮肤血管的口径,从而调节皮肤的血流量。在炎热环境中,交感神经兴奋性降低,皮肤小动脉舒张,动-静脉吻合支开放,皮肤血流量增加,大量热量从机体深部被血流带到体表,使皮肤温度升高,散热量增加。而在寒冷环境中,交感神经活动增强,皮肤血管收缩,血流量减少,散热量减少。

(2)发汗的调节　发汗是一种反射性活动。由温热刺激引起的发汗称为温热性发汗,主要参与体温调节。温热性发汗中枢位于下丘脑,当体温升高刺激下丘脑发汗中枢时,该中枢的活动最终由交感神经传至全身的汗腺,引起温热性发汗。此外,精神紧张或情绪激动也可引起发汗,称为精神性发汗,主要见于手掌、足底及前额等处,与体温调节关系不大。但两种形式的发汗经常同时出现,不能截然分开。

三、体温调节

人体体温的相对恒定,是通过自主性体温调节和行为性体温调节来维持的。自主性体温调节是在下丘脑体温调节中枢的控制下,通过改变皮肤血流量、发汗或寒战、改变代谢水平等调节,以维持机体产热和散热的动态平衡。行为性体温调节是指有意识地改变行为活动来调节体热平衡,如增减衣服、使用电扇等人为措施。以下主要讨论自主性体温调节。

3-28　视频:体温调节

(一)温度感受器

1.外周温度感受器　外周温度感受器是游离神经末梢,主要分布于皮肤、黏膜和内脏中,包括冷感受器和热感受器。当局部温度升高时,热感受器兴奋;反之,冷感受器兴奋。外周温度感受器的活动经传入神经到达中枢后,除产生温度感觉外,还能引起温度调节反应。

2.中枢温度感受器　中枢温度感受器是存在于中枢神经系统内对温度变化敏感的神经元,分布于脊髓、脑干网状结构以及下丘脑等处,包括热敏神经元和冷敏神经元。在局部组织温度升高时,热敏神经元的冲动发放频率增加;温度降低时,冷敏神经元的冲动发放频率则增加。在脑干网状结构和下丘脑的弓状核中,冷敏神经元较多,而在视前区-下丘脑前部(preopticanterior hypothalamus area,PO/AH),热敏神经元较多。

(二)体温调节中枢

中枢神经系统各级水平都有参与体温调节的结构,但基本中枢在下丘脑。下丘脑PO/AH是机体最重要的体温调节中枢,PO/AH的温度敏感神经元不仅对局部温度变化非常敏感,而且对下丘脑以外的部位如中脑、延髓、脊髓以及皮肤、内脏等处的温度变化也能作出反应。此外,PO/AH的温度敏感神经元还能接受致热原、去甲肾上腺素、5-羟色胺等化学物质的刺激,诱发体温调节反应。

(三)体温调节的调定点学说

体温调节中枢维持体温恒定的确切机制目前尚不清楚,很多学者用调定点学说来解释。该学说认为,体温的调节类似于恒温器的工作原理,机体根据设定的温度,对产热和散热进行调节,使体温相对稳定。体内设定的温度值称为体温调节的调定点。下丘脑的PO/AH起着调定点的作用,调定点的高低决定着体温的水平。

一般认为,人的正常体温调定点为37℃。当体温与调定点水平一致时,机体的产热与散热处于平衡;当体温高于调定点水平时,中枢通过调节使散热量增加、产热量减少,体温回降至调定点;当体温低于调定点水平时,中枢通过调节使产热量增加、散热量减少,体温则回升至调定点。

第六节　发　热

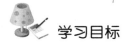

学习目标

1.掌握发热的概念,发热机制的基本环节。

2.熟悉发热的原因,发热的分期、热代谢特点及临床表现,发热时机体代谢和功能变化。

3.了解过热的概念,发热的热型,发热处理原则。

3-29　教学PPT

机体在致热原作用下,体温调定点上移,引起调节性体温升高,一般超过正常值 0.5℃时,称为发热。发热的特点是体温升高,但体温升高并不等同于发热。如剧烈运动、女性月经前期或妊娠期等,可出现生理性体温升高。某些病理情况如体温调节障碍(颅脑损伤、脑血管意外)、散热障碍(中暑、先天性汗腺缺乏、皮肤广泛鱼鳞病)、产热过度(甲状腺功能亢进)等因素引起的非调节性体温升高,称为过热。

一、发热的原因和机制

(一)发热的原因

1.感染性发热　由细菌、病毒、支原体、真菌、立克次体、螺旋体与寄生虫等病原微生物及其产物引起的发热,称为感染性发热。此类发热在临床上较常见,占发热的 50%～60%,其中细菌感染引起的发热约占 43%。

3-30　视频:
发热的机制

2.非感染性发热　由病原微生物以外的原因引起的发热,称为非感染性发热。如严重创伤、大手术、内脏梗死等造成组织细胞坏死,超敏反应形成抗原-抗体复合物,某些类固醇产物(睾酮的中间代谢产物本胆烷醇酮)等对人体都具有致热作用。

(二)发热的机制

1.发热激活物　发热激活物是指能够导致机体发热的物质,包括外致热原和某些体内产物。外致热原是指来自体外能引起感染性发热的各种病原体;体内产物有抗原-抗体复合物、本胆烷醇酮(睾酮的中间代谢产物)、尿酸结晶等。

2.内生致热原　在发热激活物作用下,产内生致热原细胞产生和释放的能引起发热的物质,称为内生致热原(endogenous pyrogen,EP)。能产生和释放内生致热原的细胞称产内生致热原细胞,如单核-巨噬细胞、淋巴细胞、内皮细胞及某些肿瘤细胞等。

内生致热原相对分子质量小,易透过血-脑屏障而直接作用于体温调节中枢,使体温调定点上移,引起体温升高。目前已经证实的内生致热原有白细胞介素-1、白细胞介素-6、干扰素和肿瘤坏死因子等。

3.发热机制的基本环节

(1)内生致热原的信号传递　在发热激活物作用下,机体的产内生致热原细胞产生和释放内生致热原,经血液循环透过血-脑屏障,传递到下丘脑体温调节中枢。

(2)体温调节中枢调定点上移　内生致热原作用于下丘脑体温调节中枢,通过环腺苷酸、前列腺素 E、一氧化氮等发热介质的介导,引起体温调定点上移。

(3)调节性体温升高　体温调定点上移后,正常体温变为冷刺激,冷敏神经元兴奋,体温调节中枢发出指令,使产热量增加、散热量减少,结果导致体温升高,与新的调定点相适应。

二、发热的分期和热型

(一)发热的分期

1.体温上升期　体温上升期是指在发热早期,体温调定点上移后,引起产热量增加、散热量减少,体温开始上升的一段时间。

临床表现:①皮肤苍白:因皮肤血管收缩,皮肤血流量减少出现皮肤苍白。②畏寒:因皮肤血流量减少,皮肤温度下降并刺激冷感受器,信息传入中枢产生冷感。③"鸡皮"现象:此时交感神经兴奋,皮肤竖毛肌收缩,出现"鸡皮疙瘩"。④寒战:运动神经兴奋,引起骨骼肌不随意的节律性收缩。

热代谢特点:产热量增加,散热量减少,产热量大于散热量,体温升高。

3-31 视频:
发热的分期

2.高热持续期 当体温升高到调定点的新水平时,体温不再继续上升,而在新的调定点相适应的高水平上波动,此期称高热持续期,又称高峰期或稽留期。

临床表现:患者自觉酷热,皮肤发红、干燥。因体温已达到或略高于体温调定点的新水平,寒战及"鸡皮"现象消失,皮肤血管舒张使血流量增加,皮肤发红,散热也因此增加。由于皮温升高刺激热感受器,患者产生酷热感。高热还可使皮肤水分蒸发较多,故皮肤和口唇比较干燥。

热代谢特点:产热与散热在较高水平保持相对平衡。

3.体温下降期 由于发热激活物、内生致热原及中枢发热介质的清除,体温调定点降到正常水平,机体出现明显的散热反应,称为体温下降期,又称退热期。

临床表现:体温下降,皮肤潮红、出汗或大汗,严重者可出现脱水、休克。此期因体温调定点已下降,体温高于调定点,皮肤血管进一步扩张,汗腺分泌量增加,可引起大量出汗,严重者出现脱水,甚至循环衰竭,应注意监护及补充水和电解质,尤其是心肌劳损患者,更应密切关注。退热期持续时间有几小时或一昼夜甚至几天不等。

热代谢特点:散热量增强,产热量减少,体温开始下降,逐渐恢复到与正常调定点相适应的水平。

(二)发热的热型

将患者体温变化按一定时间记录并绘制成的曲线,称为热型。不同的热型与病原微生物的种类及机体的反应有关,可作为疾病诊断、分析病情及预后判断的依据。以下为临床上常见的典型热型(图 3-19)。

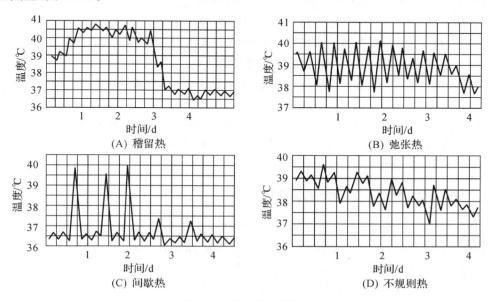

图 3-19 临床常见的热型

1. 稽留热　体温 39～40℃,24h 内波动小于 1℃。常见于伤寒、大叶性肺炎等。
2. 弛张热　体温 39℃以上,24h 内波动超℃过 2℃。常见于败血症、脓毒血症等。
3. 间歇热　发热与体温正常交替出现,高热期体温可超过 39℃,数小时后降至正常,间隔数小时或数日后又出现高热。常见于疟疾。
4. 不规则热　体温波动不规则,持续时间也不一定。常见于结核、风湿热、恶性肿瘤等。

三、发热时人体代谢和功能变化

(一)代谢变化

发热时,物质代谢快,基础代谢率增高,一般认为,体温每升高 1℃,基础代谢率提高 13%,产热量和耗氧量都增加。

1. 糖代谢　发热时,糖代谢增强,糖的分解代谢增强,糖原储备减少。代谢增强使氧供应量相对不足,糖酵解增强,产生大量乳酸。
2. 脂肪代谢　发热时因能量大量消耗,脂肪分解明显增强,长期发热患者常消瘦。由于脂肪大量分解,导致酮体生成量增多,可引起酮血症和酮尿症。
3. 蛋白质代谢　发热患者的蛋白分解加强,尿氮含量增加,如未能及时补充足够蛋白质,将出现负氮平衡。
4. 维生素代谢　发热患者食欲减退,维生素摄取和吸收减少,消耗增多,易出现维生素缺乏,故须及时补充适量的维生素。
5. 水、电解质代谢　在体温上升期,尿量常明显减少,水、钠在体内潴留。在体温下降期,大量出汗,导致水分大量丢失,如补水不足,可引起脱水。

(二)功能变化

1. 循环系统　发热时,血温升高刺激窦房结,交感-肾上腺髓质系统活动增强,使心率增加,体温每上升 1℃,心率约增加 18 次/min,儿童可增加更多。心率在一定范围内加快可增加心输出量,但心率过快会增加心脏负担,患有心脏疾病者易诱发心力衰竭。
2. 呼吸系统　发热时,血温升高刺激呼吸中枢并提高呼吸中枢对 CO_2 的敏感性,加上代谢加强、CO_2 生成增多,使呼吸加深加快,有助于散热。
3. 消化系统　发热时,由于交感神经兴奋,消化液分泌减少,胃肠蠕动减弱,因而易出现消化不良、食欲不振、厌食、腹胀、便秘等症状。
4. 中枢神经系统　发热时神经系统兴奋性增高,特别是高热时,患者可出现头痛、头晕甚至烦躁不安、谵语和幻觉,持续高热可引起昏迷。小儿中枢神经系统尚未发育成熟,高热时易出现全身或局部肌肉抽搐,称高热惊厥。

四、发热的生物学意义及处理原则

3-32　案例:发热

一般认为,适度发热可提高机体的防御能力,但高热或长期发热对机体有损害作用。对发热的处理应遵循以下原则:①针对原发病进行积极治疗。②对于体温不太高的发热(体温低于 40℃)又不伴有其他严重疾病者,可不急于退热,如过早退热可抑制机体的防御反应,还可能掩盖病情,延误诊断和治疗。③不滥用抗菌药,尽管多数发热是由细菌感染引起的,但也有不少发热是由病毒或其他因素引起的。④对于发热会加重病情或威胁生命的病例应及时解热,如高热(如体温＞40℃)病例、恶性肿瘤或心肌疾病患者、婴幼儿、妊娠妇女等。⑤加强对高热或持久发热患者的监护,如注意补充水、电解质和维生素等。

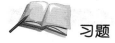 习题

一、名词解释

1.糖无氧氧化　2.糖有氧氧化　3.糖异生　4.血糖　5.酮体　6.血脂
7.必需氨基酸　8.基础代谢率　9.体温　10.不感蒸发　11.发热

3-33　习题答案

二、问答题

1.简述血糖的来源和去路。

2.酮体的生成有何意义?糖尿病患者为何易出现酮血症、酮尿症或酮症酸中毒?

3.试述血浆脂蛋白的分类(超速离心法)及其功能。

4.简述血氨的来源与去路。

5.简述影响能量代谢的因素。

6.人体的散热方式主要有哪几种?根据散热原理,如何降低高热患者的体温?

7.发热时,体温上升期有哪些主要的临床表现?为什么会出现这些表现?

(龙香娥　陈慧玲)

第四章

血　液

血液是在心血管系统内循环流动的液体组织。血液具有运输营养物质、维持稳态、保护机体、传递信息及参与神经体液调节等生理功能。许多疾病可导致血液成分及性质发生变化,故对血液的检测及分析有助于疾病诊断、病情观察和疗效评判。

第一节　概　述

学习目标

1. 掌握血细胞比容的概念,血浆渗透压的分类及生理意义。
2. 熟悉血液的基本组成,正常血量。
3. 了解血液的功能,血浆的成分,血液的理化特性。

4-1　教学
PPT

一、血液的组成

血液由血浆和悬浮于其中的血细胞组成。正常成人的血液总量约占体重的 $7\%\sim8\%$,即每公斤体重约有 $70\sim80mL$ 血量。

(一)血细胞

4-2　视频:
血液的组成

血细胞包括红细胞(red blood cells,RBC)、白细胞(white blood cells,WBC)和血小板(platelets,PLT)三类。从体内抽取全血样本,加入适量的抗凝剂(如枸橼酸钠)后,快速离心使血细胞下沉压紧,可测出血细胞占全血容积的百分比值,称为血细胞比容(hematocrit value,HCT)。因血细胞中绝大多数是红细胞,故血细胞比容又称红细胞比容,男性正常值约为 $40\%\sim50\%$,女性约为 $37\%\sim48\%$,新生儿可高达 55%。临床上测定血细胞比容有助于了解血液的浓缩和稀释情况,也有助于诊断贫血、红细胞增多和脱水等情况。

(二)血浆

4-3　知识
拓展:血量
与失血

血浆的含水量约为 93%,其中溶解有多种电解质、小分子有机物、血浆蛋白和 O_2、CO_2 等气体。

1. 水和电解质　水是良好的溶剂,对于实现血液的运输功能、调节功能具有重要作用。电解质包括 Na^+、K^+、Ca^{2+}、Mg^{2+}、Cl^-、HCO_3^-、HPO_4^{2-} 等,其中阳离子主要是 Na^+,阴离子主要是 Cl^-、HCO_3^-。血浆电解质在维持组织细胞兴奋性、形成血浆晶体渗透压、调节酸碱平衡等方面具有重要作用。

2.血浆蛋白 血浆蛋白是血浆中多种蛋白的总称。盐析法可将血浆蛋白分为白蛋白、球蛋白和纤维蛋白原三大类,用电泳法可将球蛋白再区分为 α_1、α_2、β、γ 球蛋白等。正常成人的血浆蛋白浓度为 $65 \sim 85 g/L$,其中白蛋白(A)为 $40 \sim 48 g/L$、球蛋白(G)为 $15 \sim 30 g/L$,白蛋白与球蛋白的浓度比值(A/G)比值为 $1.5 \sim 2.5$。由于白蛋白在肝脏合成,当肝功能异常时,A/G 比值下降。血浆蛋白的功能主要有:形成血浆胶体渗透压;运输激素、脂质、代谢产物等小分子物质;参与免疫反应;参与血液凝固和纤维蛋白溶解;营养作用;调节酸碱平衡等。

4-4 视频:
血浆的成分

3.非蛋白有机物 血浆非蛋白有机化合物包括不含氮化合物和含氮化合物两大类。其中不含氮的有机化合物主要是葡萄糖、脂类、酮体、乳酸等,非蛋白含氮化合物主要有尿素、尿酸、肌酸、肌酐、氨基酸等。非蛋白含氮化合物中的氮简称非蛋白氮(non-protein nitrogen,NPN),正常人血液中 NPN 浓度约为 $14 \sim 25 mmol/L$。尿素、尿酸、肌酸、肌酐等是蛋白质和核酸的代谢产物,主要经肾排泄,因此测定血浆 NPN 可以了解肾功能和体内蛋白质代谢的情况。

二、血液的理化性质

1.血液的相对密度 正常人全血的相对密度为 $1.050 \sim 1.060$,这主要取决于红细胞的数量,红细胞数量越多,全血的相对密度就越大。血浆的相对密度为 $1.025 \sim 1.030$,主要取决于血浆蛋白的含量,血浆蛋白含量越多,血浆的相对密度就越大。

2.血液的黏度 血液的黏度是由液体内分子的摩擦所形成的。以水的黏度为 1,则全血的黏度为 $4 \sim 5$,血浆为 $1.6 \sim 2.4$。全血的黏度主要由所含的红细胞数决定,血浆的黏度主要由血浆蛋白含量决定。

3.血浆的 pH 正常人血浆 pH 维持在 $7.35 \sim 7.45$。血浆 pH 主要取决于血浆中主要的缓冲对,即 $NaHCO_3/H_2CO_3$ 的比值,通常这一比值为 $20:1$。pH 低于 7.35 时为酸中毒,pH 高于 7.45 时为碱中毒。

4.血浆渗透压 当不同浓度的溶液被半透膜分隔时,水分从低浓度一侧通过半透膜向高浓度一侧扩散,此现象称为渗透。渗透现象的动力即为溶液的渗透压,即溶液中溶质分子对水分子的吸引力。渗透压的高低与溶液所含溶质的颗粒数目成正比,而与溶质的性质和大小无关。高浓度溶液中含有较多的溶质数目,故渗透压较高,吸引和保留水分子的能力也较强。血浆渗透压的正常值约为 $280 \sim 310 mmol/L$。

4-5 视频:
血浆渗透压

(1)血浆晶体渗透压 由晶体物质所形成的渗透压称晶体渗透压。血浆晶体渗透压由 NaCl、尿素、葡萄糖等晶体物质形成,占血浆渗透压的 99% 以上。由于晶体物质的相对分子质量小,可自由通过毛细血管壁,所以血浆与组织液中的晶体渗透压基本相等。但大多数晶体物质不易透过细胞膜,因此晶体渗透压可影响细胞内外的水分交换。当血浆晶体渗透压升高时,可吸引红细胞内水分透过细胞膜进入血浆,导致红细胞皱缩;反之,当血浆晶体渗透压降低时,进入红细胞内的水分增加,导致红细胞膨胀,甚至红细胞膜破裂而引起溶血。由此可见,血浆晶体渗透压对于维持红细胞的正常形态和功能具有重要作用。

(2)血浆胶体渗透压 由蛋白质所形成的渗透压称为胶体渗透压。在血浆蛋白中,白蛋白含量最多,故血浆胶体渗透压主要来自白蛋白。血浆胶体渗透压仅约 $1.5 mmol/L$。由于血浆蛋白分子较大,难以透过毛细血管壁,所以血浆胶体渗透压明显高于组织液胶体渗透压。当某些原因使血浆蛋白浓度下降,导致血浆胶体渗透压降低时,进入毛细血管的水分减少,组织间液增加,易引起水肿。由此可见,血浆胶体渗透压能调节血管内外的水分交换,对于维持血容量具有重要作用。

（3）等渗溶液和等张溶液　　在临床上,将与血浆渗透压相等的溶液称为等渗溶液,如0.9%的氯化钠溶液、5%葡萄糖溶液。渗透压高于或低于血浆渗透压的溶液,分别称为高渗溶液或低渗溶液。等张溶液是指能够使悬浮于其中的红细胞保持正常形态和大小的溶液,它是由不能自由通过细胞膜的溶质所形成的等渗溶液。0.9%的氯化钠溶液、5%的葡萄糖溶液既是等渗溶液,也是等张溶液,红细胞悬浮于其中能保持正常的形态和大小。但1.9%的尿素溶液虽是等渗溶液,却并非等张溶液,将红细胞置于其中会发生溶血。这是因为尿素分子可自由进入红细胞,导致红细胞内渗透压增高,水进入细胞,使红细胞肿胀破裂,发生溶血。

第二节　血细胞生理

4-6　教学PPT

学习目标

1. 掌握红细胞、血红蛋白的正常值,红细胞的功能,红细胞的生成和破坏。
2. 熟悉红细胞的生理特性,血小板的生理功能。
3. 了解白细胞的分类及正常值,各类白细胞的功能,血小板的生理特性。

一、红细胞

（一）红细胞的数量和功能

1. 红细胞的数量　　红细胞是血液中数量最多的细胞,我国成年男性的正常值为$(4.0 \sim 5.5) \times 10^{12}/L$,女性为$(3.5 \sim 5.0) \times 10^{12}/L$,新生儿可达$(6.0 \sim 7.0) \times 10^{12}/L$。红细胞内的主要成分是血红蛋白（hemoglobin, Hb）,成年男性的正常值为$120 \sim 160g/L$,女性为$110 \sim 150g/L$,新生儿可达$170 \sim 200g/L$。临床上,将外周血中红细胞数量或血红蛋白浓度低于正常的现象称为贫血。

2. 红细胞的功能　　红细胞的主要功能是运输O_2和CO_2,主要由红细胞内的血红蛋白来完成。如严重贫血,则极易引起机体缺氧;红细胞破裂,血红蛋白逸出,将丧失运输气体的功能。此外,红细胞还参与酸碱平衡的调节,红细胞内的缓冲系统对维持血浆 pH 具有一定作用。

（二）红细胞的生理特性

4-7　视频:红细胞的生理特性

正常的成熟红细胞无细胞核,呈双凹圆碟形,直径为$7 \sim 8\mu m$,周边最厚处为$2.5\mu m$,中央最薄处仅为$1\mu m$。这一形态特征大大增加了红细胞的表面积与容积之比,有利于红细胞实现功能。红细胞具有以下生理特性。

1. 红细胞膜的通透性　　红细胞膜对物质的通透有严格的选择:水、O_2、CO_2及尿素可自由通过;负离子（Cl^-、HCO_3^-）较易通过,而正离子（Ca^{2+}）却很难通过,Na^+、K^+则需要钠泵的运转。低温储存较久的血液,由于钠泵活性的抑制,

血浆中的 K^+ 浓度较高,如大量输入可引起高血钾。

2.可塑变形性　红细胞具有很大的变形能力,称为可塑变形性,这与其双凹圆碟形的特点有关。因此,红细胞能通过口径小于其直径的毛细血管或血窦孔隙。衰老与受损的红细胞的变形能力常降低,遗传性球形红细胞增多症患者的红细胞变形能力也会减弱。

3.悬浮稳定性　红细胞能相对稳定地悬浮于血浆中而不易下沉的特性,称为悬浮稳定性。红细胞的悬浮稳定性通常用红细胞沉降率(erythrocyte sedimentation rate,ESR)来反映,即红细胞在第 1h 末下沉的距离,简称血沉。魏氏法检测的正常值,男性为 0~15mm/h,女性为 0~20mm/h。风湿热、结核病、恶性肿瘤患者的血沉常加快,这是由于血浆中球蛋白和纤维蛋白原增多,红细胞易发生叠连,使红细胞的表面积减小而使摩擦阻力减小,由此血沉加快。

4.渗透脆性　红细胞在低渗溶液中发生膨胀甚至破裂的特性,称为渗透脆性。红细胞的脆性越大,抵抗低渗溶液的能力就越小,细胞越容易破裂发生溶血;反之,脆性越小,则抗低渗溶液的能力就越大。正常情况下,在 0.40%~0.45%NaCl 溶液中,有部分红细胞破裂,发生部分溶血;在 0.30%~0.35%NaCl 溶液中,红细胞全部破裂,出现完全溶血。生理情况下,衰老红细胞脆性较大,抗低渗溶液的能力较弱,而初成熟的红细胞脆性较小。某些化学物质(如氯仿、苯、胆盐)、疾病(如遗传性球形红细胞增多症)和细菌等,也可使红细胞渗透脆性增大,不同程度地引起溶血。

(三)红细胞的生成和破坏

1.红细胞的生成

(1)生成部位　正常成年人每天大约生成 $2×10^{11}$ 个红细胞,红骨髓是成年人生成红细胞的唯一场所。红细胞生长过程需依次经历:造血干细胞→红系祖细胞→早幼红细胞→晚幼红细胞→幼红细胞→网织红细胞→成熟红细胞(图 4-1)。在红细胞的生成和成熟过程中,细胞体积逐渐减小,细胞核逐渐消失,血红蛋白逐渐增加。若骨髓造血功能受到物理(X 射线、放射性同位素等)或化学(苯、有机砷、抗肿瘤药等)因素影响而被抑制时,可导致红细胞生成减少,引起再生障碍性贫血。

4-8　视频:红细胞的生成与破坏

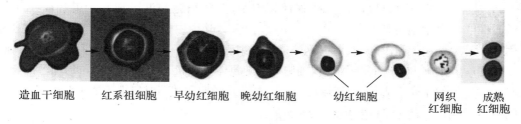

| 造血干细胞 | 红系祖细胞 | 早幼红细胞 | 晚幼红细胞 | 幼红细胞 | 网织红细胞 | 成熟红细胞 |

图 4-1　红细胞的生成过程

(2)生成原料　红细胞合成血红蛋白所需的原料主要是铁和蛋白质。成人每天约需 20~30mg 铁用于血红蛋白合成,其中约 5% 来自外源性食物,其余均来自内源性铁的再生利用。再生利用的铁主要来自衰老被破坏了的红细胞。食物中长期缺铁或肠道吸收障碍,以及长期慢性失血等均可导致体内缺铁,使血红蛋白的合成减少,引起低色素小细胞性贫血,即缺铁性贫血。

(3)成熟因子　叶酸和维生素 B_{12} 是 DNA 合成所必需的辅酶,缺乏叶酸或维生素 B_{12} 会使 DNA 合成和细胞核分裂出现障碍,影响幼红细胞的增殖成熟,导致巨幼红细胞性贫血,其特征是红细胞体积增大。正常情况下,来自食物的叶酸和维生素 B_{12} 含量能满足红细胞生成的需要,但维生素 B_{12} 的吸收需要胃黏膜壁细胞分泌的内因子参与。当胃大部切除或胃黏膜萎缩时,机体缺乏内因子,造成维生素 B_{12} 吸收减少,可导致巨幼红细胞性贫血。

(4)红细胞生成的调节　体液调节是红细胞生成的主要调节方式。

①促红细胞生成素:促红细胞生成素(erythropoietin,EPO)是机体红细胞生成的主要调节物。在胚胎期,肝脏是合成 EPO 的主要部位;出生后,肾脏是产生 EPO 的主要部位。各种原因导致的慢性缺氧可使肾脏产生 EPO,促进晚期红系祖细胞的增殖和分化,并加速幼红细胞的增殖分化和血红蛋白的合成,促进网织红细胞的成熟与释放。晚期肾功能不全患者,由于肾实质被破坏,EPO 生成减少,可出现肾性贫血。

②性激素:雄激素可通过刺激 EPO 的产生而促进红细胞的生成,也可直接刺激骨髓造血。雌激素可降低红系祖细胞对 EPO 的反应,抑制红细胞生成。雄激素和雌激素对红细胞生成的不同效应,可能是成年男性红细胞数多于女性的原因之一。临床上,雄激素可用于治疗骨髓造血功能降低所引起的贫血。

此外,生长激素、甲状腺激素、糖皮质激素等也可使红细胞生成增多。

4-9　知识拓展:造血干细胞

2.红细胞的破坏　正常人红细胞在血液中的平均寿命约为 120d。90% 的衰老或受损红细胞被巨噬细胞吞噬,主要在脾和骨髓的巨噬细胞中被破坏,属于血管外破坏。当脾功能亢进时,破坏红细胞的作用增强,可导致脾性贫血。此外,还有 10% 的衰老红细胞受湍急血流的冲击而破损,属于血管内破坏,所释放的血红蛋白立即与血浆中的触珠蛋白结合,运至肝脏代谢。当血管内红细胞被大量破坏时,血浆中的血红蛋白浓度过高,超出触珠蛋白的结合能力,游离的血红蛋白将经肾排出,形成血红蛋白尿。

二、白细胞

(一)白细胞的分类和数量

4-10　视频:白细胞

白细胞为无色、有核的细胞,在血液中一般呈球形。白细胞可分为中性粒细胞、嗜酸性粒细胞、嗜碱性粒细胞、单核细胞和淋巴细胞。正常成人外周血白细胞总数约为 $(4.0\sim10.0)\times10^9$/L,其中中性粒细胞约占 $50\%\sim70\%$,嗜酸性粒细胞占 $0.5\%\sim5\%$,嗜碱性粒细胞占 $0\%\sim1\%$,单核细胞占 $3\%\sim8\%$、淋巴细胞占 $20\%\sim40\%$。白细胞数量随机体生理状态而发生变化,如下午高于早晨,幼年高于成年,剧烈运动、进食、女性月经期和孕期时白细胞数量有所增加。

(二)白细胞的生理功能

1.中性粒细胞　中性粒细胞具较强的变形运动能力,主要功能是吞噬和杀灭病原微生物。在急性化脓性炎症时,中性粒细胞数量常明显增加。当炎症发生时,中性粒细胞受细菌或细菌毒素等趋化性物质的吸引,游走到炎症部位,吞噬细菌,并利用细胞内含有的大量溶酶体酶杀死细菌。当体内中性粒细胞低于 0.5×10^9/L 时,称为中性粒细胞缺乏症,机体的抵抗力明显下降,极易引发感染。此外,中性粒细胞还可吞噬衰老受损的红细胞和抗原-抗体复合物。

2.嗜碱性粒细胞　嗜碱性粒细胞能合成并释放肝素、组胺、过敏性慢反应物质、嗜酸性粒细胞趋化因子等。肝素具有抗凝血作用,有利于保持血管通畅,使吞噬细胞能够游走。组胺和过敏性慢反应物质可增加毛细血管壁的通透性,并使支气管平滑肌收缩,引起荨麻疹、哮喘等过敏反应的症状。嗜酸性粒细胞趋化因子能吸引嗜酸性粒细胞,使之聚集于局部,以限制嗜碱性粒细胞在过敏反应中的作用。

3.嗜酸性粒细胞　嗜酸性粒细胞的吞噬能力较弱,缺乏溶菌酶,故基本上无杀菌作用,其功能与过敏反应有关。嗜酸性粒细胞可抑制嗜碱性粒细胞和肥大细胞在速发型过敏反应中的作用,还参与寄生虫感染时的免疫反应。因此,当机体发生寄生虫感染、过敏反应等情况时,其数量常增加。

4.单核细胞　单核细胞在血液中停留 2~3d 后,迁移到周围组织中,细胞体积增大、溶酶体数量增多,成熟为巨噬细胞,主要存在于肝、脾和淋巴结等器官组织中。单核细胞与组织内的巨噬细胞共同构成单核-巨噬细胞系统,能合成、释放多种细胞因子,识别和杀伤肿瘤细胞,激活淋巴细胞的特异性免疫功能,也能够吞噬在细胞内繁殖的病原微生物和衰老受损的血细胞。在某些慢性炎症时,其数量常常增加。

5.淋巴细胞　淋巴细胞在免疫应答反应过程中起核心作用,可分为 T 淋巴细胞、B 淋巴细胞和自然杀伤细胞(nature killer,NK)。T 淋巴细胞在胸腺发育成熟,通过产生多种淋巴因子完成细胞免疫;B 淋巴细胞在骨髓发育成熟,通过产生免疫球蛋白(抗体)完成体液免疫;NK 细胞具有抗肿瘤、抗感染和免疫调节等作用。

4-11　知识拓展:白血病

三、血小板

(一)血小板的数量

血小板是从骨髓成熟的巨核细胞胞质脱落下来的具有生物活性的小块胞质,正常成人血小板的数量约为$(100\sim300)\times10^9/L$。正常人血小板的数量可随季节、昼夜和部位等而发生变化,如冬季高于春季、午后高于清晨、静脉高于毛细血管。血小板数量超过$1000\times10^9/L$,称为血小板过多,易发生血栓;血小板数量低于$50\times10^9/L$,称为血小板减少,可引起出血倾向。

4-12　视频:血小板

(二)血小板的生理特性

1.黏附　当血管受损后,血管壁下的胶原纤维暴露出来,流经破损处的血小板立即黏附于胶原纤维上。血小板黏附这一特性是其参与生理止血过程的重要机制之一。

2.聚集　血小板彼此黏着的现象称为血小板聚集,引起血小板聚集的因素统称为致聚剂,如 ADP、肾上腺素、5-羟色胺、组胺、胶原、凝血酶及血栓素 $A_2(TXA_2)$等。临床上口服小剂量阿司匹林预防冠心病,是因为阿司匹林可抑制 TXA_2 的生成,从而抑制血小板的聚集。

3.释放　血小板受刺激后,其颗粒内的活性物质(如 ADP、5-羟色胺、儿茶酚胺等)向外排出的现象,称为血小板的释放。其中,ADP 可加强血小板的聚集;5-羟色胺、儿茶酚胺可促使小血管收缩,有利于止血。

4.收缩　当血凝块形成后,血凝块中的血小板通过其收缩蛋白可使血凝块回缩,挤出血清,并使血凝块缩小变硬,牢固地封住血管破口。

5.吸附　血小板表面可吸附多种凝血因子,如血管破损,随着大量血小板黏附和聚集于血管破损处,局部凝血因子浓度升高,有利于血液凝固和生理止血。

(三)血小板的生理功能

1.维持血管内皮的完整性　血小板可以融入血管内皮,成为血管壁的一个组成部分,从而维持毛细血管壁的正常通透性。当血小板数量减少至 $50 \times 10^9 / L$ 以下时,血管内皮的完整性常受破坏,微小创伤或血管内压力稍升高,便可使皮肤、黏膜下出现淤血点,甚至出现大片的紫癜或淤斑。

2. 促进生理性止血　　正常情况下,小血管破损后血液流出,数分钟后出血自然停止的现象称为生理性止血。临床上常用小针刺破指尖或耳垂使血液自然流出,出血延续的时间称为出血时间,正常约为 1～3min。血小板在生理性止血过程中发挥了重要的作用,当血小板数量减少或功能有缺陷时,出血时间常延长。

3. 参与血液凝固　　血小板表面可吸附一些凝血因子,为凝血因子反应提供磷脂表面(PF_3)。此外,血小板收缩蛋白参与血凝块的收缩过程。

第三节　血液凝固和纤维蛋白溶解

4-13　教学 PPT

学习目标

1. 掌握血液凝固的基本过程。
2. 熟悉血清与血浆的区别,内源性凝血与外源性凝血的区别,主要的抗凝因素。
3. 了解凝血因子,纤维蛋白溶解。

一、血液凝固

血液由流动的液体转变为不能流动的凝胶状半固体的过程称为血液凝固,其实质是血浆中可溶性的纤维蛋白原转变为不可溶性的纤维蛋白。血液凝固 1～2h 后血凝块回缩,析出淡黄色透明的液体,称为血清。血清与血浆的区别在于血清中缺乏凝血因子。

(一)凝血因子

血液和组织中参与血液凝固的物质,统称为凝血因子。凝血因子以罗马数字 Ⅰ～Ⅷ 编号,共有 12 个(表 4-1),其中Ⅵ为血清中活化的因子 V_a,现已不视为独立的凝血因子。凝血因子有以下特征:①除因子Ⅲ为组织细胞释放外,其余均存在于新鲜血浆中。②除因子Ⅳ和磷脂外,其余均为蛋白质。③因子Ⅱ、Ⅶ、Ⅸ、Ⅹ、Ⅺ、Ⅻ

表 4-1　凝血因子

编号	同义名	编号	同义名
Ⅰ	纤维蛋白原	Ⅷ	抗血友病因子
Ⅱ	凝血酶原	Ⅸ	血浆凝血激酶
Ⅲ	组织因子(TF)	Ⅹ	斯图亚特因子
Ⅳ	钙离子(Ca^{2+})	Ⅺ	血浆凝血激酶前质
Ⅴ	前加速素	Ⅻ	接触因子
Ⅶ	前转变素	Ⅷ	纤维蛋白稳定因子

4-14　视频: 血液凝固过 程

等均以无活性的酶原形式存在于血浆中,必须通过水解才具有活性。习惯上,激活后的凝血因子以在其代号的右下方加"a"表示。④凝血因子多数在肝内合成,其中因子Ⅱ、Ⅶ、Ⅸ、Ⅹ的合成需维生素 K 参与。

(二)血液凝固过程

血液凝固过程可分为三个阶段:第一阶段生成凝血酶原激活物;第二阶段凝血酶原在凝血酶原激活物作用下生成凝血酶;第三阶段纤维蛋白原在凝血

酶作用下生成纤维蛋白(图 4-2)。根据启动方式不同,血液凝固途径分为内源性凝血和外源性凝血两种。

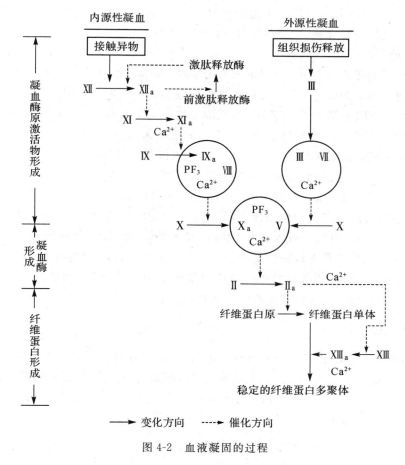

图 4-2　血液凝固的过程

1.内源性凝血途径　内源性凝血途径的启动因子为因子XII,参与内源性凝血的凝血因子全部都存在于血浆中。当血管内皮受损后,血液与内皮下暴露的带负电荷的胶原相接触,血浆中的因子XII被激活形成因子XII_a,因子XII_a可激活因子XI,因子XI_a可激活因子IX,因子IX_a与因子VIII、PF_3 和 Ca^{2+} 结合成复合物,即可激活因子X,因子 X_a 和因子V、Ca^{2+}、PF_3 共同形成凝血酶原激活物,随后完成血液凝固过程(图 4-2)。先天性因子VIII或因子IX缺陷可引起血友病,表现为凝血功能障碍。

2.外源性凝血途径　外源性凝血途径的启动因子为组织细胞释放的因子III,因子III并非来自血浆。当血管、组织受损时,因子III得以与血浆接触,与因子VII、Ca^{2+}结合形成复合物,激活因子X成为因子X_a,从而形成凝血酶原激活物,完成血液凝固(图 4-2)。

外源性凝血过程较简单,速度较快;内源性凝血过程相对较复杂,速度较慢。但实际上,机体发生的凝血过程,多是两种凝血途径相互促进、同时进行的。

(三)机体的抗凝因素

人体内存在一些抗凝因素,使血液始终能够保持流体状态。机体的抗凝因素主要有细胞抗凝系统和体液抗凝系统,其中以体液抗凝系统更为重要。

4-15　知识拓展:血友病

1. 细胞抗凝系统　　正常的血管内皮作为屏障,可防止凝血因子、血小板与内皮下成分接触,以避免凝血系统激活和血小板活化。血管内皮细胞能合成和释放前列腺素,从而抑制血小板聚集,还可灭活凝血因子、促进纤维蛋白溶解,从而保证血管通畅。单核-巨噬细胞系统能吞噬凝血因子、凝血酶原复合物、可溶性纤维蛋白单体等。

2. 体液抗凝系统

(1)组织因子途径抑制物(tissue factor pathway inhibitor,TFPI)　　TFPI 主要来自小血管内皮细胞,目前认为 TFPI 是体内主要的生理性抗凝物质。其主要作用是与因子 X_a 结合并抑制其活性,此外,TFPI 还能灭活因子 VII_a-组织因子复合物而抑制外源性凝血途径。

(2)蛋白质 C 系统　　该系统是由肝细胞合成的维生素 K 依赖因子。其主要作用是灭活因子 V 和 VIII,并能阻碍 X_a 对凝血酶原的激活作用,同时还促进纤维蛋白的溶解。

4-16　知识拓展:抗凝和促凝因素的临床应用

(3)抗凝血酶 III　　抗凝血酶 III 主要由肝细胞和血管内皮细胞所分泌,通过与 IX、X、XI、XII 等分子活性部位的丝氨酸残基结合而抑制其活性。抗凝血酶 III 的直接抗凝作用慢而弱,但它与肝素结合后,抗凝作用可增强 2000 倍。

(4)肝素　　肝素是一种酸性黏多糖,主要由肥大细胞和嗜碱性粒细胞产生。肝素具有较强的抗凝作用,可明显加强抗凝血酶 III 的活性,从而发挥间接抗凝作用,还可刺激血管内皮细胞释放大量抗凝物质而抑制凝血过程。临床上,肝素已广泛应用于体内、体外抗凝。

二、纤维蛋白溶解

纤维蛋白被分解、液化的过程,称为纤维蛋白溶解,简称纤溶。纤溶的作用在于溶解血凝块,维持血管畅通。纤溶可分为两个基本过程,即纤溶酶原的激活和纤维蛋白的降解(图 4-3)。

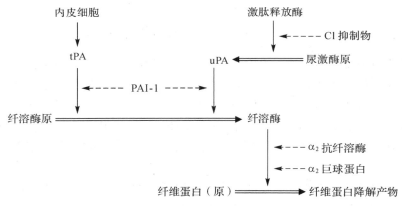

→催化方向　⇒变化方向　⊣抑制作用

tPA:组织型纤溶酶原激活物;uPA:尿激酶;PAI-1:纤溶酶原激活物抑制物-1

图 4-3　纤维蛋白的溶解

(一)纤溶酶原的激活

纤溶酶原是一种单链糖蛋白,主要在肝、骨髓、嗜酸性粒细胞和肾内合成,可被内源血浆激活物(因子 XII_a、激肽释放酶等)或外源组织激活物(如尿激酶、组织纤溶酶原激活物等)激活成纤溶酶。女性的月经血之所以不凝固而呈液态,就是由于子宫组织释放出组织激活物;进行甲状腺手术时易出血,也是因为甲状腺释放出组织激活物。

(二)纤维蛋白和纤维蛋白原的降解

纤溶酶原被激活成纤溶酶后,可使纤维蛋白或纤维蛋白原水解为大小不等的可溶性片段,统称为纤维蛋白降解产物(FDP),该产物一般不再发生凝固,其中一部分还具有抗凝作用。临床可通过检测 FDP 了解纤溶发生的情况。

(三)纤溶抑制物及其作用

人体中的纤溶抑制物主要有血小板或内皮细胞所分泌的纤溶酶原激活物抑制物-1(PAI-1),能抑制组织纤溶酶原激活物、尿激酶的活性;C1 抑制物主要灭活 XII_a、激肽释放酶;α_2 抗纤溶酶、α_2 巨球蛋白能抑制纤溶酶的活性。妊娠中晚期,由胎盘分泌的纤溶酶原激活物抑制物-2(PAI-2)增加,可能与妊娠高凝状态有关。

纤溶抑制物的特异性不高,除可抑制纤溶酶外,还可抑制凝血酶、激肽释放酶等凝血系统的成分。因此,纤溶抑制物既可抑制纤溶,又可抑制凝血,对于保持体内凝血系统和纤溶系统活动的动态平衡具有重要的意义。

第四节 血型与输血

学习目标

1. 掌握 ABO 血型的分型依据及各型的抗原、抗体组成。
2. 熟悉 Rh 血型的分型及临床意义,交叉配血试验方法及其意义。
3. 了解 ABO 血型的亚型,输血原则。

4-17 教学
PPT

一、血型

血型是指血细胞膜表面特异抗原的类型,包括红细胞血型、白细胞血型和血小板血型,是机体免疫系统识别"自我"的标志。依据红细胞表面的抗原特异性不同,人类红细胞血型又可划分为许多系统和类型,与临床关系最为密切的是 ABO 血型系统和 Rh 血型系统。

(一)ABO 血型系统

1. ABO 血型的分型

(1)ABO 血型的抗原 根据红细胞膜表面是否存在 A 抗原和 B 抗原,ABO 血型可分为四种:红细胞膜上只有 A 抗原的为 A 型;只有 B 抗原的为 B 型;A、B 抗原均有的为 AB 型;A、B 抗原均无的为 O 型。

(2)ABO 血型的抗体 不同血型的个体其血浆中含有不同的抗体,但不含与自身红细胞抗原相对应的抗体。A 型血的血浆中只含抗 B 抗体;B 型血的血浆中只含抗 A 抗体;AB 型血血浆中既无抗 A 抗体也无 B 抗体;O 型血的血浆中既有抗 A 抗体又有抗 B 抗体。

(3)ABO 血型的亚型 ABO 血型系统还存在几种亚型,其中最重要的是 A 型血的 A_1、A_2 亚型。A_1 型:红细胞膜上有 A 抗原和 A_1 抗原,血浆中只含抗 B 抗体;A_2 型:红细胞膜上仅有

4-18 视频:
ABO 血型
系统

A 抗原,血浆中则含抗 B 抗体和抗 A_1 抗体。同样 AB 型血也可分为 A_1B 型和 A_2B 型(表 4-2)。虽然我国汉族人群中 A_2、A_2B 型在 A 型血和 AB 型血中占比不超过 1%,但临床输血时仍需注意。

表 4-2　ABO 血型系统中的抗原和抗体

血　型		红细胞上的抗原	血浆中的抗体
A 型	A_1	$A+A_1$	抗 B
	A_2	A	抗 B+抗 A_1
B 型		B	抗 A
AB 型	A_1B	$A+A_1+B$	无
	A_2B	$A+B$	抗 A_1
O 型		无 A,无 B	抗 A+抗 B

2. ABO 血型的鉴定　血型鉴定是安全输血的基础。某一血型的红细胞抗原与对应的抗体相遇时,红细胞可聚集成簇而发生凝集反应,最终会发生溶血。如 A 抗原与抗 A 抗体相遇时,红细胞即发生凝集。因此,用已知的抗 A 抗体和抗 B 抗体,分别与被测者的血液相混合,根据其发生凝集反应的结果,就可判断被测者的血型(表 4-3)。

表 4-3　加入抗体后各种血型的凝集现象

结果	抗 A 抗体	抗 B 抗体	血型
仅抗 A 中凝集			A
仅抗 B 中凝集			B
两者均凝集			AB
无凝集现象			O

(二)Rh 血型系统

1. Rh 血型系统的分型　Rh 血型系统主要有 C、c、D、E、e 五种抗

4-19　视频:
Rh 血型系统

4-20　视频:
输血原则

原,其中 D 抗原的抗原性最强。红细胞膜上含有 D 抗原者为 Rh 阳性,没有 D 抗原者称 Rh 阴性。Rh 血型的血浆中不存在天然的抗 Rh 抗体,只有当 Rh 阴性者接受 Rh 阳性者红细胞后,才能产生抗 Rh 抗体。我国汉族和大部分少数民族人群中,Rh 阳性约占 99%,但在某些少数民族中,Rh 阴性的人较多,最高可达 15%。

2. Rh 血型系统的临床意义

(1)Rh 血型在输血方面的意义　当 Rh 阴性受血者首次接受 Rh 阳性供血者的红细胞后,由于 Rh 阴性者体内无天然抗 Rh 抗体,一般不会发生因 Rh 血型不合而引起的凝集反应。但供血者的 Rh 阳性红细胞进入受血者体内后,可刺激机体产生抗 Rh 抗体。当 Rh 阴性受血者再次接受 Rh 阳性供血者的红细胞时,其体内的抗 Rh 抗体可与供血者红细胞产生凝集反应,而发生溶血。

(2)Rh 血型在妊娠方面的意义　当 Rh 阴性的母亲孕育了 Rh 阳性的胎儿(第一胎),在分娩过程中由于胎盘与子宫的剥离,胎儿的 Rh 阳性红细胞

可进入母体,刺激母体产生抗 Rh 抗体。当母亲再次孕育 Rh 阳性的胎儿(第二胎)时,由于抗 Rh 抗体分子较小,可通过胎盘,因此母体的抗 Rh 抗体进入胎儿体内,引起胎儿发生溶血,严重时可导致胎儿死亡。若 Rh 阴性母亲在生育第一胎后,及时注射特异性抗 D 免疫球蛋白,即可防止胎儿 Rh 阳性红细胞致敏母体。

二、输血原则

临床上输血的基本原则是同型输血。为了避免 ABO 血型系统中的亚型和其他因素引起的凝集反应,在输血前应进行严格的血型鉴定和交叉配血试验。

4-21　知识拓展:成分输血

1. 血型鉴定　在准备输血时,首先必须进行血型鉴定,选择相同的血型,保证供血者与受血者的血型相合,以免因血型不相容而发生严重的输血反应。

2. 交叉配血试验　交叉配血试验是将供血者的红细胞与受血者的血清相混合(主侧),同时将受血者的红细胞与供血者的血清相混合(次侧)(图 4-4)。如果主侧和次侧配血均无凝集反应,即为配血相合,可以进行输血;主侧发生凝集反应,绝对禁止输血;主侧不凝集、次侧凝集的一般禁止输入,只有在万不得已的特殊情况下才可少量输入,且速度不宜太快,并应严密观察受血者情况,一旦发生不良反应,立即停输。

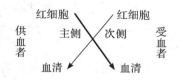

粗线代表主侧;细线代表次侧

图 4-4　交叉配血试验

第五节　弥散性血管内凝血

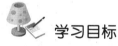

学习目标

1. 掌握弥散性血管内凝血的概念及主要临床表现,弥散性血管内凝血时出血的机制。

2. 熟悉弥散性血管内凝血的原因、诱因、发病机制。

3. 了解弥散性血管内凝血的分期和防治原则。

弥散性血管内凝血(disseminated or diffuse intravascular coagulation,DIC)是指在某些致病因子的作用下,凝血因子或血小板被激活,引起以凝血功能障碍为主要特征的病理过程。目前认为,DIC 的始动环节是大量促凝物质入血所引起的凝血系统激活。此时微循环中形成广泛的微血栓,一方面使凝血因子和血小板被大量消耗,另一方面引起继发性纤溶功能亢进,临床上主要表现为出血、休克、多器官功能障碍及溶血性贫血。

4-22　教学PPT

4-23　视频:DIC 的发生机制

一、DIC 的原因和发生机制

DIC 并非独立的疾病,是在某些原发疾病的基础上,经一定诱发因素作用而发生的一种病理过程。DIC 的病因众多,其中最常见的是严重感染性疾病,其次为恶性肿瘤、产科意外、大手术及创伤等。引起 DIC 的机制较为复杂,但以血管内皮细胞损伤和组织损伤最为重要。

（一）血管内皮细胞损伤，启动内源性凝血系统

细菌及其内毒素、病毒、抗原抗体复合物、持续缺血缺氧和酸中毒等，均可引起血管内皮细胞的广泛损伤，导致内皮下胶原纤维暴露。暴露的胶原纤维可激活凝血因子Ⅻ，从而启动内源性凝血系统；暴露的胶原纤维可吸引血小板，促使血小板黏附和聚集，促进凝血；损伤的内皮细胞可释放组织因子，启动外源性凝血系统。此外，Ⅻ。还可激活纤溶、激肽和补体系统，从而进一步促进 DIC 的发展。

（二）大量组织因子入血，启动外源性凝血系统

在严重创伤、烧伤、产科意外（如胎盘早期剥离、宫内死胎等）、外科大手术、恶性肿瘤或实质性脏器坏死等情况下，患者体内有严重的组织损伤或坏死，大量组织因子入血，通过启动外源性凝血系统而引起凝血。

（三）血细胞大量破坏，血小板被激活

1. 红细胞破坏　异型输血、疟疾等情况，引起急性溶血，破坏的红细胞释放 ADP，引起血小板聚集而促进凝血。同时，红细胞膜内大量的磷脂既有直接促凝作用，又能通过促进血小板的释放而促进凝血。

2. 白细胞破坏　细菌内毒素可诱导中性粒细胞和单核细胞合成并释放组织因子；急性早幼粒细胞性白血病患者经放疗、化疗，白细胞被大量破坏，释放组织因子样物质，启动外源性凝血系统。

3. 血小板激活　内毒素、免疫复合物、颗粒物质、凝血酶等均可激活血小板，促进血小板的黏附、聚集，并释放多种血小板因子，从而加速凝血过程，促使 DIC 发生发展。

（四）其他促凝物质进入血液

羊水成分、转移的癌细胞或其他异物颗粒（如细菌、抗原抗体复合物等）进入血液，可通过表面接触使因子Ⅻ激活，启动内源性凝血系统；发生急性坏死性胰腺炎时，胰蛋白酶入血，能促使凝血酶原变成凝血酶；某些蛇毒如蝰蛇的蛇毒含有蛋白酶，可直接水解凝血酶原形成凝血酶，促进血液凝固。

二、DIC 的诱因

（一）单核-巨噬细胞系统功能受损

单核-巨噬细胞系统能吞噬和清除血液中的凝血酶、纤维蛋白及内毒素等促凝物质。当单核-巨噬细胞在大量吞噬其他物质，如坏死组织、细菌、内毒素等，其功能受"封闭"时，容易发生 DIC。

（二）肝功能严重障碍

肝脏既能合成部分凝血因子，又能合成一些抗凝物质（如蛋白质 C 系统），此外还能灭活激活的凝血因子Ⅸ、Ⅹ、Ⅺ等。因此，肝功能严重受损时，患者体内的凝血、抗凝血和纤溶系统的平衡发生紊乱，从而促发 DIC。

（三）血液高凝状态

妊娠中后期，孕妇血液中血小板及凝血因子增多，同时来自胎盘的纤溶抑制物增多，血液逐渐趋向高凝状态，因此发生产科意外（如宫内死胎、胎盘早期剥离、羊水栓塞等）时，DIC 的发生率较高。此外，严重酸中毒、血液浓缩及恶性肿瘤患者的血液常处于高凝状态，是 DIC 发生

发展的重要诱因。

（四）微循环障碍

休克时发生严重的微循环障碍,常有血流淤滞,由此导致的酸中毒及内皮细胞损伤,均有利于 DIC 的发生。此外,血容量减少时,由于肝、肾等脏器处于低灌流状态,无法及时清除某些凝血因子或纤溶产物,也促进了 DIC 发生发展。

此外,不恰当地应用纤溶抑制剂(如 6-氨基己酸、对羧基苄胺等)造成纤溶系统过度抑制,也会促进 DIC 形成。

三、DIC 的分期

根据 DIC 的病理生理特点及发展过程,典型者一般可经过高凝期、消耗性低凝期和继发性纤溶亢进期三个时期。

（一）高凝期

由于凝血系统被激活,血液凝固性升高,微循环内形成微血栓,严重者形成广泛微血栓,出现脏器功能障碍。

（二）消耗性低凝期

继高凝期之后,由于凝血因子、血小板被大量消耗,血液转入低凝状态,此时又常伴有继发性纤溶激活,所以有出血现象。

（三）继发性纤溶亢进期

在凝血酶和凝血因子的作用下,纤溶酶原激活物形成,使大量纤溶酶原变成纤溶酶,产生大量的 FDP。由于 FDP 具有很强的抗凝作用,所以此期出血十分明显。

DIC 的各期的特点及实验室检查情况见表 4-4。

表 4-4　DIC 的分期和实验室检查

	高凝期	消耗性低凝期	继发性纤溶亢进期
发生机制	凝血系统被激活	凝血因子、血小板被大量消耗,纤溶系统激活	激活纤溶酶原,生成大量 FDP
临床特点	血液处于高凝状态,微循环内微血栓形成	血液处于低凝状态,有出血现象	出血十分明显,出现休克和器官功能衰竭
实验室检查	血小板黏附性增强,凝血时间缩短	血小板、纤维蛋白原减少,出血时间、凝血时间延长	血小板、纤维蛋白原减少,凝血酶时间、凝血酶原时间延长,3P 试验阳性、D-二聚体增多

四、DIC 的临床表现

DIC 的临床表现复杂,形式多种多样,但以出血、休克、脏器功能障碍和微血管病性溶血性贫血最为常见。

4-24　知识拓展：DIC 的实验室检查指标

（一）出血

出血常为 DIC 患者最初的临床表现,表现为多个部位的出血,如皮肤淤斑、牙龈和鼻出血、呕血和黑便、咯血、血尿和阴道出血等。DIC 引起出血的机制为：①消耗凝血物质：微血栓形成后,消耗大量凝血因子、血小板,使血液呈低凝状态。②激活纤溶系统：激活的纤溶酶可降解纤维蛋白，血液进一步呈低凝状态。③形成 FDP：FDP 可与纤维蛋白形成可溶性复合物，具有很强的抗凝作用，并抑制血小板黏附、聚集，加重出血。④损伤微血管：内毒素、休克、缺氧和酸中毒可直接损伤微血管，引起出血。

（二）休克

4-25 视频：DIC 的临床表现

　　DIC 和休克可互为因果，形成恶性循环。急性 DIC 常伴发休克的机制是：①回心血量减少：广泛微血栓形成，堵塞了微循环通路，使回心血量明显减少。②血容量减少：广泛出血导致血容量显著减少，可引起低血容量性休克。③心输出量减少：微血栓的形成引起心肌缺血、缺氧，收缩力降低，导致心输出量减少。④微血管舒张及通透性增大：FDP 的形成，补体和激肽系统激活等因素，均可引起微血管舒张、微血管通透性增大，使血浆外渗，进一步减少循环血量，加重休克。

（三）脏器功能障碍

　　由于微血管中形成大量微血栓，受累脏器可发生缺血缺氧，严重时造成组织细胞坏死，甚至出现脏器功能衰竭。如肾脏有微血栓形成，患者可出现少尿、无尿、氮质血症等急性肾功能衰竭；若累及肺脏，可引起肺淤血、水肿、出血等，导致呼吸困难、呼吸衰竭；若心肌有广泛微血栓形成，可出现心律失常、传导阻滞，甚至心力衰竭；若脑内有广泛微血栓形成及出血，可导致神志模糊、嗜睡、昏迷、惊厥等；累及胃肠道时，可引起恶心、呕吐、腹泻和消化道出血；肾上腺皮质出血性坏死时，将出现急性肾上腺皮质功能衰竭，称华-佛综合征；垂体坏死可导致席汉综合征。

（四）微血管病性溶血性贫血

　　DIC 有时可伴发一种特殊类型的贫血，称微血管病性溶血性贫血。外周血涂片中可检出较多的盔甲形、星形、新月形等异常形态的红细胞及细胞碎片，称为"裂体细胞"。这是由于微血管中有纤维蛋白性微血栓形成时，纤维蛋白丝在微血管内交织成网，当红细胞流经时，常会黏着、滞留或悬挂在纤维蛋白丝上，在血流的冲击下引起红细胞机械受损，出现异型红细胞和溶血。

五、DIC 的防治原则

　　1. 防治原发病　　及时去除病因是防治 DIC 的首要环节，如有效控制感染、切除肿瘤等。

　　2. 改善微循环　　通过扩充血容量、解除血管痉挛、溶栓等方法疏通微循环，改善重要器官和脏器的供血。

4-26 案例：DIC

　　3. 重建凝血和纤溶之间的动态平衡　　早期可用肝素进行抗凝治疗，还可酌情补充凝血因子和血小板。如进入继发纤溶亢进期，可合理应用纤溶抑制剂。

　　4. 密切观察患者的病情变化　　DIC 是临床的危重症，应在 ICU 监测患者的生命体征。明显的器官功能障碍者应使用恰当的人工辅助装置，如血液透析仪等。随时通过实验检查监控病情，同时保持水、电解质平衡，及时纠正酸碱平衡紊乱。

习题

一、名词解释

1. 红细胞比容 2. 等渗溶液 3. 等张溶液 4. 生理性止血 5. 血清
6. 弥散性血管内凝血（DIC）

4-27 习题
答案

二、问答题

1. 试述血浆渗透压的组成及其生理意义。

2. 从红细胞的生成与破坏各环节分析贫血的可能原因及类型。

3. 简述血液凝固的基本过程,并分析常用的促凝和抗凝的方法。

4. 试述 ABO 血型系统的分型依据及各型的抗原、抗体组成。

5. DIC 的主要临床表现有哪些？试分析 DIC 引起出血的机制。

（龙香娥 李 娜）

第五章

循环系统

　　血液在循环系统中按一定顺序循环流动着,血液循环的主要功能是进行物质运输,保证人体组织细胞新陈代谢的正常进行。因此,血液循环一旦发生障碍,人体的各种生命活动将受到影响,严重时可危及生命。

第一节　心脏功能

学习目标

5-1　教学PPT

　　1.掌握心率、心动周期、每搏输出量、每分输出量、心指数、射血分数的概念,心输出量的影响因素,窦性心律的概念。

　　2.熟悉心脏的射血和充盈过程,心肌兴奋性的特点及意义,期前收缩和代偿间歇的概念,房-室延搁的概念及意义,心肌收缩的特点。

　　3.了解心音的产生及特点,心力贮备,心肌细胞的生物电现象及其产生机制,正常心电图的波形及其形成原理。

一、心脏的泵血功能

　　心脏作为血液循环的动力器官,其主要功能是泵血。它始终不停地、有节律地收缩和舒张,收缩时将血液射入动脉血管内,舒张时将静脉血管内的血液抽吸入心腔。在这一过程中,心脏瓣膜有规律地开启和关闭,使血液只能单向流动。

(一)心率和心动周期

5-2　视频:心率和心动周期

　　1.心率　每分钟的心跳次数称为心率。正常成人在安静时的心率为60～100次/分,平均约75次/分。心率因年龄、性别及生理状态不同而有差异。新生儿的心率可达130次/分,其随着年龄增长逐渐减慢,至青春期接近成人;成年女性的心率略快于男性;经常进行体育锻炼者心率较慢;同一个体在安静或睡眠时心率较慢,情绪激动、紧张或运动时心率较快。

　　2.心动周期　心脏每一次收缩和舒张所构成的活动周期称为心动周期。如心率以75次/分计,则每个心动周期历时0.8s。一个心动周期中,两心房先收缩,持续0.1s,继而心房舒张,持续0.7s。当心房收缩时,心室处于舒张期,心房进入舒张期后,心室开始收缩,持续0.3s,随后心室进入舒张期,历时0.5s。在心室舒张的前0.4s,心房也处于舒张期,这一时期称为全心舒张期(图5-1)。

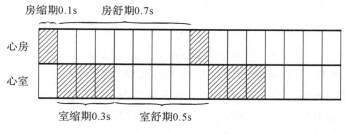

图 5-1　心动周期

　　由上可知,一个心动周期中,无论是心房还是心室,舒张期均长于收缩期,这样的机制保证了心脏有足够的血液充盈时间和休息时间,有利于心脏的持久工作。当心率加快时,心动周期缩短,收缩期和舒张期均缩短,但舒张期缩短更为明显,这不仅缩短了心肌的休息时间,而且使心室的充盈量减少,将影响泵血功能。

（二）心脏的泵血过程

5-3　视频:心脏的泵血过程

　　在心脏的泵血活动中,心室起着主要作用。左右心室的活动几乎是同步的,射血量也几乎相等。

　　1.心室的收缩与射血

　　(1)等容收缩期　心房进入舒张期时,心室肌开始收缩,心室内压急剧升高,当心室内压高于心房内压时,心室内血液推动房室瓣关闭房室口,使血液不会返流入心房。此时,心室内压仍低于动脉压,动脉瓣处于关闭状态,心室成为一个密闭腔,容积不发生变化,故称为等容收缩期。

　　(2)快速射血期　心室肌继续收缩,当心室内压升高超过动脉压时,血液冲开动脉瓣,由心室射入动脉内。此时,射入动脉的血量大、速度快,故称快速射血期。此期心室内压升高达到顶峰,射出的血量占总射血量的 70% 左右。

　　(3)减慢射血期　快速射血期后,心室内血量减少,同时心室肌的收缩强度开始减弱,心室内压逐步降低,因而射血速度和射血量下降,称为减慢射血期。此期的心室内压虽已低于动脉压,但心室内血液由于惯性继续流入动脉,本期射出的血量占总射血量的 30% 左右。

　　2.心室的舒张与充盈

　　(1)等容舒张期　心室肌开始舒张,心室内压急剧下降,低于动脉压时,动脉内血液反流冲击动脉瓣使之关闭。但此时心室内压仍高于心房内压,房室瓣依然关闭,心室又成为密闭腔,容积不发生变化,称为等容舒张期。

　　(2)快速充盈期　心室肌继续舒张,当心室内压下降到低于心房内压时,房室瓣被血液冲开,心房和静脉内的血液顺房室压力差被快速抽吸入心室,心室容积迅速增大,这一时期称为快速充盈期。此期充盈心室的血液量大约占总充盈量的 70%。

5-4　知识拓展:心脏瓣膜疾病

　　(3)减慢充盈期　快速充盈期后,心室内已有相当的血量充盈,心室与心房、大静脉之间的压力差减小,血液流入心室的速度减慢,称为减慢充盈期。

　　3.心房的收缩　在心室舒张的最后时期,心房肌开始收缩,房内压升高,使心房内血液被挤入已充盈血液但仍处于舒张状态的心室。心房收缩期充盈心室的血量占心室总充盈量的 10%～30%。因此,心房收缩对心室充盈并非起主要作用,心室的充盈主要依靠心室肌舒张时心室内压下降对血液的抽吸作用。

(三)心音

在心动周期中,由于心肌收缩、瓣膜开闭、血液撞击心血管壁等因素引起的机械振动,可通过周围组织传递到胸壁,如将听诊器置于胸壁某些部位,就可听到声音,称为心音。用换能器将这些机械振动转换成电信号并用记录仪记录下来的图形,即为心音图。

1.第一心音 音调低,持续时间较长,在心尖部听得最清楚。第一心音标志着心室开始收缩,主要是由房室瓣关闭的振动引起的,也与心室射出的血液冲击动脉壁引起的振动有关。第一心音可反映心室肌收缩力的强弱。

2.第二心音 音调高,持续时间较短,在心底部听得最清楚。第二心音标志着心室开始舒张,主要是由动脉瓣关闭的振动所致,也与血液反流冲击大动脉根部及心室壁的振动有关。第二心音可反映主动脉和肺动脉压力的高低。

3.第三心音 音调低,持续时间短,发生在快速充盈期末,也称舒张早期音。第三心音可能是由心室充盈减慢引起的心室壁和瓣膜振动产生的。

5-5 知识拓展:心脏杂音

4.第四心音 又称心房音,是心房收缩使血液进入心室引起振动产生的。

大多数情况只能听到第一心音和第二心音,在某些健康儿童和青年人身上还可听到第三心音,部分老年人可能出现第四心音。心音听诊在临床上判断心脏收缩力和瓣膜功能方面具有重要价值,此外也可用于判断心率和心律是否正常。如瓣膜关闭不全或狭窄时,血液可产生涡流,从而产生杂音。

(四)心脏泵血功能的评价

心脏的主要功能是泵出血液,心脏泵出血量的多少是衡量心脏功能的基本指标。

1.每搏输出量 一侧心室一次收缩所射出的血量,称为每搏输出量,简称搏出量。正常成人在安静状态下左心室的搏出量是 60~80mL,相当于心室舒张末期容积和收缩末期容积之差。

2.射血分数 搏出量占心室舒张末期容积的百分比,称为射血分数。正常成人在安静状态下左心室舒张末期的容积为 125~145mL,射血分数为 55%~65%。在心室功能减退、心室异常扩大的情况下,搏出量可能与正常人无明显区别,但射血分数却明显下降。因此,射血分数是评价心泵功能的较为客观的指标。

3.每分输出量 一侧心室每分钟射出的血量称为每分输出量,简称心输出量,等于搏出量与心率的乘积。如健康成年男性在安静状态下,心率为 75 次/分,搏出量为 70mL,心输出量则为 4.5~6.0L/min,平均约 5.0L/min。心输出量有生理变动,女性比男性约低 10%,青年人高于老年人,剧烈运动时心输出量可高达 25.0~35.0L/min,麻醉情况下则可降低至 2.5L/min。

4.心指数 以每平方米体表面积计算的心输出量,称为心指数。安静和空腹状态下的心指数称为静息心指数,中等身材的成年人约为 3.0~3.5L/(min·m²)。心指数是不同大小个体心功能的评价指标,随着生理条件的不同而不同。在 10 岁左右时,静息心指数最大,可达 4.0L/(min·m²)以上,以后随年龄增大而逐步下降,80 岁时约 2.0L/(min·m²)。肌肉运动、情绪激动、妊娠或进食时心指数可增大。

（五）影响心输出量的因素

心输出量为搏出量与心率的乘积，故凡能影响搏出量和心率的因素均能影响心输出量。

5-6 视频：影响心输出量的因素

1.影响搏出量的因素 当心率不变时，搏出量取决于心肌收缩的强度和速度。心肌和骨骼肌一样，其收缩强度和速度也受前负荷、后负荷和肌肉收缩能力的影响。

（1）前负荷 前负荷是指肌肉收缩前所承受的负荷，心肌的前负荷即为心室舒张末期的充盈血量或容积。前负荷在一定范围内增加，可通过心肌初长度的增长使心肌的收缩力增强，从而使搏出量和心输出量增多。这种由于心肌初长度改变引起心肌收缩力和搏出量改变的调节形式称为异长自身调节。

心肌的前负荷取决于静脉回心血量和心室射血后的余血量之和。当体位改变使静脉回流突然增加或减少、动脉血压突然增高或降低时，均可通过异长自身调节来改变搏出量，使之与充盈量保持平衡。但若静脉血回心速度过快、量过多则可引起前负荷过大，使心肌初长度过长，反而使心肌收缩力减弱，导致搏出量减少。临床上静脉输液或输血时，应注意其速度和量。

（2）后负荷 后负荷是指肌肉开始收缩后才遇到的负荷。对心肌而言，动脉血压构成后负荷，左心室的后负荷即为主动脉血压，右心室的后负荷则为肺动脉血压。在其他条件不变的情况下，如动脉血压升高，左心室的后负荷增大，等容收缩期延长，射血期缩短，射血速度减慢，导致搏出量减少。

在正常情况下，如动脉血压暂时升高，搏出量减少可使心室的余血量增加，前负荷增加，通过异长自身调节使搏出量恢复到正常水平。但若动脉血压长期持续升高，心肌长期收缩增强，将出现心室肌肥厚等病理改变，最终导致心力衰竭。

（3）心肌收缩能力 是指心肌不依赖于前、后负荷而能改变其收缩强度和速度的一种内在特性。心肌收缩能力增强，心泵功能明显增强，搏出量增大，反之则减小。这种调节方式与心肌初长度的变化无关，故称等长自身调节。

心肌收缩能力受兴奋-收缩耦联过程中各环节的影响，包括胞质中的钙离子浓度、横桥活化数量和 ATP 酶活性等。神经、体液因素和药物等可通过改变心肌收缩能力而影响搏出量。如人们在运动或强体力劳动时，心交感神经兴奋，肾上腺素浓度增加，使心肌收缩力加强，搏出量可成倍增加。而缺氧、酸中毒时，心肌收缩力下降，搏出量减少。

2.心率对心输出量的影响 在一定范围内，心率加快可使心输出量增加。但若心率过快，超过 170～180 次/分，则心动周期缩短，尤其是舒张期缩短，使心室充盈量明显减少，因此搏出量也明显减少，导致心输出量下降。反之，如心率过慢，低于 40 次/分时，虽然舒张期延长，但心室充盈量是有限度的，故搏出量并未相应增加。因此，心率过快或过慢均可导致心输出量减少。

（六）心泵功能的储备

正常情况下，心泵功能具有相当大的储备力量，心输出量能随机体代谢的需要而增加的能力称为心力储备。健康成人在剧烈运动或强体力劳动时，心输出量可达静息状态时的 5～6 倍，运动员可达 8 倍左右。经常进行体育锻炼，可提高心力储备，增强心泵功能。

二、心肌的生物电现象和生理特性

根据组织学、电生理学特点,心肌细胞可分为两类:一类是普通的心肌细胞,包括心房肌和心室肌,主要执行收缩功能,故称为工作细胞;另一类是特殊分化的心肌细胞,主要包括窦房结P细胞和浦肯野细胞,构成心内特殊传导系统,并可自动产生节律性兴奋,称为自律细胞。

(一)心肌的生物电现象

不同类型心肌细胞的生物电特点及其形成机制均不同,现以心室肌细胞和窦房结P细胞为例,说明心肌的生物电现象。

1.心室肌细胞的跨膜电位及其形成机制　正常心室肌细胞的静息电位约为$-90mV$,主要是由于K^+外流所形成。心室肌细胞的动作电位较复杂,整个过程可分为0期的去极化过程和1、2、3、4期的复极化过程(图5-2)。

(1)0期(去极化期)　心室肌细胞在窦房结传来的兴奋刺激作用下,膜内电位由静息状态下的$-90mV$迅速上升到$+30mV$左右,历时仅$1\sim2ms$。0期去极化是Na^+快速内流所致。相关的Na^+通道是一种快通道,不仅激活快,失活也很快,可被河豚毒所阻断。

(2)1期(快速复极化初期)　膜内电位由$+30mV$迅速下降到$0mV$左右,历时约$10ms$,与0期构成锋电位。此期主要是由K^+外流形成。

(3)2期(平台期)　此期复极进程非常缓慢,膜内电位停滞于$0mV$左右,记录的动作电位图形比较平坦,故称平台期,历时约$100\sim150ms$。平台期的形

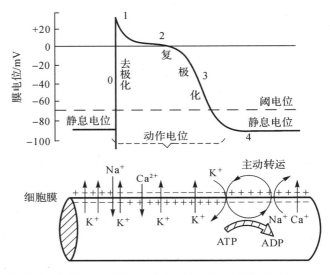

图5-2　心室肌细胞的跨膜电位及其形成的主要离子机制

成机制是Ca^{2+}缓慢持久内流抵消了K^+外流的作用。相关的钙通道属于慢通道,激活、失活的时间均较长。平台期的存在,是心肌细胞复极化缓慢、整个动作电位持续时间较长的主要原因。

(4)3期(快速复极化末期)　此期膜内电位从$0mV$左右较快下降到$-90mV$,历时约$100\sim150ms$。3期的产生是由于钙通道失活,K^+迅速外流,膜内电位快速下降,此期完成复极化过程。

(5)4期(静息期)　此期膜内电位恢复并稳定于$-90mV$水平,但膜内外的离子分布尚未恢复。此时钠泵活动增强,泵出Na^+而泵入K^+,平台期内流的Ca^{2+}也主动转运到细胞外,从而使细胞内外的离子分布恢复至原先水平,以维持细胞的正常兴奋性。

2.窦房结P细胞的跨膜电位及其形成机制　窦房结P细胞的跨膜电位与心室肌细胞明显不同,可分为0期、3期和4期三个时期(图5-3)。

(1)0期(去极化期)　窦房结P细胞去极化速度慢、幅度低,历时约$7ms$。此期去极化是慢钙通道被激活,Ca^{2+}内流所致。

（2）3期（复极化期） 窦房结P细胞没有明显的复极1期和2期。此期钙通道逐步失活，Ca^{2+}内流逐步减少，而钾通道被激活，K^+外流，导致复极化。

（3）4期（自动去极化期） 当膜复极化达到—40mV时，钾通道逐渐失活，K^+外流进行性减少，与此同时Na^+内流进行性增强，导致膜内电位逐步升高，出现自动去极化。

当4期自动去极化达到阈电位（—40mV），即可激活膜上的慢钙通道，引起Ca^{2+}内流，从而产生新的动作电位。

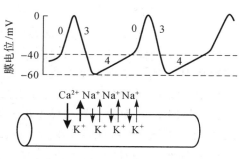

图5-3 窦房结P细胞的动作电位及其形成机制

（二）心肌的生理特性

心肌具有兴奋性、传导性、自律性和收缩性。其中，前三种特性以心肌细胞的生物电活动为基础，属于电生理特性；收缩性以细胞内肌丝相互滑行为基础，属于机械特性。一般而言，心肌自律细胞具有兴奋性、传导性和自律性，但不具有收缩性；而工作细胞具有兴奋性、传导性和收缩性，而无自律性。心肌的电生理特性和机械特性是互相紧密联系的，通过兴奋-收缩耦联引起心肌收缩，完成心脏的泵血功能。

1.兴奋性 心肌细胞和其他可兴奋细胞一样，在一定强度的刺激作用下，具有产生动作电位的能力即具有兴奋性。

5-7 视频：心肌的兴奋性

（1）心肌兴奋性的周期性变化 心肌细胞在一次兴奋过程中，其膜电位发生一系列规律性变化，从而引起兴奋性产生相应的周期性变化。现以心室肌为例，说明心肌兴奋性的周期性变化（图5-4）。

①有效不应期：从0期去极化开始到复极化至—55mV期间，心肌细胞对任何强大的刺激均无反应，兴奋性为零，称为绝对不应期；从—55mV复极化至—60mV这段时间，强度很大的刺激可引起细胞发生部分去极化，但不能产生动作电位，称为局部反应期。绝对不应期和局部反应期合称有效不应期。此期钠通道完全失活（绝对不应期）或刚开始复活（局部反应期），未恢复到可被再激活的备用状态，因此给予任何刺激均不能产生动作电位。

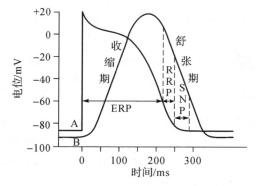

A：动作电位；B：机械收缩；ERP：有效不应期；RRP：相对不应期；SNP：超常期

图5-4 心室肌细胞动作电位期间兴奋性的变化及其与收缩的关系

②相对不应期：膜电位从复极化—60mV到—80mV这段时间内，给予阈上刺激，才能产生动作电位，称为相对不应期。这一时期，钠通道已逐渐复活，但尚未恢复到正常水平，其兴奋性低于正常，且去极化的幅度和速度以及兴奋传导的速度也低于正常。

③超常期：膜电位由—80mV复极化到—90mV这段时间内，钠通道基本恢复至备用状

态,此时膜电位距阈电位的距离较小,故兴奋性高于正常,称为超常期。在此期内给予阈下刺激,也可引起动作电位,但去极化的速度和幅度以及兴奋传导的速度仍低于正常值。

(2)兴奋性的周期性变化与收缩活动的关系   心肌细胞兴奋性的周期性变化特点是有效不应期特别长,包括心肌的整个收缩期及舒张早期(图5-4)。因此,心肌不会像骨骼肌那样产生完全强直收缩,从而保证收缩、舒张能交替进行,实现其泵血功能。

正常情况下,心脏是按窦房结发出的兴奋节律进行活动的。但如果在心室肌的有效不应期之后、下一次窦房结兴奋到达之前,心肌受到一次外来刺激,则可提前发生一次兴奋和收缩,分别称为期前兴奋和期前收缩,期前收缩亦称"早搏"。期前兴奋也有自身的有效不应期,当紧接在期前兴奋后的一次窦房结兴奋传到心室肌时,常落在期前兴奋的有效不应期内,因而无法引起心室肌的兴奋和收缩,必须等到下一次窦房结兴奋传来才能引起兴奋和收缩。因此,在一次期前收缩之后,往往出现一段较长的心室舒张期,称为代偿间歇(图5-5)。

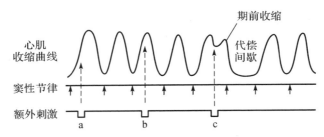

额外刺激a、b落在有效不应期内,不引起收缩;额外刺激c落在有效不应期之后、下一个窦性节律到达之前,引起期前收缩和代偿间歇

图 5-5   期前收缩和代偿间歇

(3)影响兴奋性的因素   ①静息电位水平:静息电位绝对值增大时,与阈电位的差距增大,兴奋性降低;反之,则兴奋性增高。②阈电位水平:阈电位水平上移,与静息电位之间的差距增大,兴奋性降低;反之,则兴奋性增高。③离子通道性状:引起0期去极化的离子通道有激活、失活和备用三种状态,如心室肌细胞的 Na^+ 通道处于失活状态时,细胞的兴奋性很低。

5-8   视频:
心肌的传导性

2.传导性   心肌细胞膜上产生的兴奋不但可沿整个细胞膜传播,而且可通过心肌细胞之间的闰盘结构快速传递到相邻的心肌细胞,引起整个心房或整个心室的兴奋和收缩。

(1)兴奋在心脏内的传导   心脏内的特殊传导系统包括窦房结、房室结(房室交界)、房室束、左右束支及浦肯野纤维网,是心内兴奋传导的重要结构基础。正常情况下,窦房结发出的兴奋通过心房肌直接传到右心房和左心房,引起两心房的兴奋和收缩。同时,兴奋迅速传递到房室交界区,经房室束和左、右束支及浦肯野纤维网传到心室肌,引起两心室的兴奋和收缩。

兴奋在心脏各个部分传导的速度是不同的。其中,房室交界区兴奋传导的速度缓慢,尤以结区最慢,仅为 0.02m/s,从而使兴奋经过此处时可出现一个时间延搁,此现象称为房-室延搁。房-室延搁具有重要的意义,它保证了心室的收缩发生在心房收缩之后,有利于心室的充盈和射血。

(2)影响传导性的因素   心肌的传导性取决于其结构特点和电生理特点。①心肌细胞直径:直径大的细胞电阻小,兴奋传导速度就快,反之则传导速度慢。如浦肯野细胞的直径最大,兴奋传导速度最快。②0期去极化的速度和幅度:0期去极化的速度快、幅度大,兴奋传导速度快,反之则慢。③邻近部位膜的兴奋性:邻近部位细胞膜的兴奋性降低,传导速度就会减慢,邻近部位细胞膜处于有效不应期内可导致传导阻滞。

3.自律性　心肌能在没有外来刺激的条件下,自动发生节律性兴奋和收缩,称为自动节律性,简称自律性。心肌的自律性来源于自律细胞。

（1）心脏的起搏点　心内特殊传导系统中的各部分心肌细胞都具有自律性,但不同自律细胞的自律性高低不同。其中,窦房结 P 细胞的自律性最高,每分钟约 100 次;房室交界区次之,每分钟约 50 次;浦肯野纤维的自律性最低,每分钟约 25 次。

5-9　视频:
心肌的自律
性

正常情况下,由于窦房结的自律性最高,控制着整个心脏的节律性活动,故窦房结为心脏的正常起搏点。由窦房结引起的正常心跳节律称为窦性心律。其他部位的自律细胞由于自律性低,通常处于窦房结控制之下,不表现本身的自律性,只起到传导兴奋的作用,故称为潜在起搏点。在某些异常情况下,如窦房结病变、兴奋传导阻滞或潜在起搏点自律性异常升高时,潜在起搏点可取代窦房结而成为异位起搏点,产生异位心律。

5-10　知识
拓展:心律
失常

（2）影响自律性的因素

①4 期自动去极化速度:自动去极化速度加快,达到阈电位水平所需时间缩短,单位时间内发生兴奋的次数增多,自律性增高;反之,则自律性降低。

②最大复极电位与阈电位之间的差距:最大复极电位的绝对值减小或阈电位降低,均使两者之间的差距减小,自动去极化达到阈电位水平所需的时间缩短,自律性增高;反之,则自律性降低(图 5-6)。

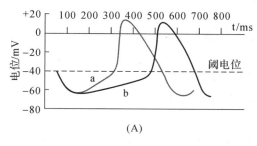
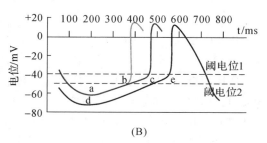

（A）a 正常自动去极化速度,b 自动去极化速度减慢

（B）a～b 正常自动去极化,a～c 阈电位水平升高的自动去极化,d～e 最大复极电位水平下降的自动去极化

图 5-6　影响心肌自律性的因素

4.收缩性　心肌的收缩机制与骨骼肌基本相同,但心肌的收缩性还具有其自身特点。

（1）不发生完全强直收缩　由于心肌细胞的有效不应期较长,相当于整个收缩期和舒张早期,故心肌细胞不会产生完全强直收缩。因而,心肌能始终保持收缩与舒张交替的节律性活动,从而保证心脏的充盈与射血。

（2）同步收缩　由于兴奋在心房和心室内传导的速度很快,整个心房或整个心室几乎同步兴奋和收缩,大大增强收缩效能,有利于射血。

（3）对细胞外 Ca^{2+} 有明显的依赖性　由于心肌细胞内的肌质网不发达,细胞内储存的 Ca^{2+} 较少,心肌细胞的兴奋-收缩耦联过程高度依赖细胞外 Ca^{2+} 的内流。当细胞外 Ca^{2+} 浓度增加时,可增强心肌的收缩力;反之,心肌的收缩力减弱。

（三）正常心电图

5-11 视频：
正常心电图

心脏活动过程中所产生的电变化，可通过心脏周围的组织和体液，传导至体表各个部位。将引导电极置于体表的特定部位所记录到的心电变化曲线，称为心电图（electrocardiogram，ECG）。心电图是整个心脏在心动周期中各细胞的瞬间综合电变化的结果，临床上可作为心脏疾病诊断的依据之一，对心律失常、心肌病变和心肌缺血等判断尤为重要。

现以标准Ⅱ导联的心电图为例，说明正常心电图的波形及意义（图5-7）。

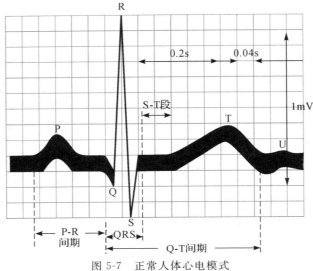

图 5-7　正常人体心电模式

1. P波　反映两心房的去极化过程。P波波形小而圆钝，历时 0.08～0.11s，波幅不超过 0.25mV。

2. P-R间期（或P-Q间期）　是指从P波起点到QRS波群起点之间的时程，历时 0.12～0.20s。它反映由窦房结产生的兴奋经心房、房室交界和房室束传到心室所需的时间，也称房室传导时间。房室传导阻滞时，P-R间期延长。

3. QRS波群　反映两心室的去极化过程。典型的QRS波群包括三个紧密相连的电位波动：第一个向下波为Q波，然后是高而尖的向上的R波，最后是向下的S波。正常的QRS波群历时 0.06～0.10s，代表兴奋在心室内传导的时间。

4. Q-T间期　从QRS波群起点到T波终点的时程，历时 0.30～0.40s，代表心室去极化和复极化所需的总时间。

5. S-T段　从QRS波群终点到T波起点之间的线段，相当于平台期的时程。S-T段代表心室全部处于去极化状态，各部分之间的电位差很小。正常情况下，S-T段与基线平齐。心肌缺血或损伤时，S-T段会出现异常抬高或压低。

6. T波　反映两心室的复极化过程。历时 0.05～0.25s，波幅为 0.1～0.8mV。在R波较高的导联中T波的波幅不应低于R波的 1/10，T波的方向与QRS波群的主波方向一致。T波低平或倒置常见于心肌缺血。

7. U波　T波之后有时会出现一个低而宽的U波，方向与T波一致，历时 0.20～0.30s，波幅小于 0.05mV。U波的意义和成因还不十分清楚，据推测U波与浦肯野纤维的复极化有关。低血钾时，复极化延长，出现U波并增大。

第二节　血管功能

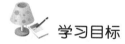

学习目标

1.掌握收缩压和舒张压的概念及正常值,动脉血压的影响因素,中心静脉压的概念、正常值及其意义,静脉血回流的影响因素。

2.熟悉脉压的概念,动脉血压的形成原理,微循环血流量的调节,有效滤过压的组成,组织液生成与回流的影响因素。

3.了解各类血管的功能特点,动脉脉搏,微循环的通路及其作用,淋巴液的生成与回流。

5-12　教学PPT

一、各类血管的功能特点

血管是血液流动的管道。无论是体循环或是肺循环,从心室射出的血液都要流经动脉、毛细血管和静脉,最后返回心房。各类血管的结构不尽相同,功能也有所不同。

1.弹性血管　主动脉、肺动脉称为弹性血管,血管的管壁厚,壁内含有丰富的弹性纤维,有较大的可扩张性和弹性。当心室射血时,大动脉被动扩张,可缓冲血压,并暂时储存部分射出的血液;当心室舒张时,扩张的大动脉弹性回缩,将射血期储存的血液继续推向外周血管。大动脉的这种功能称为弹性贮器作用,可使心脏的间断射血转化为血流在血管中的连续流动,同时减小每个心动周期中血压的波动幅度。

2.阻力血管　阻力血管主要是指小动脉和微动脉,其管径小,管壁富有平滑肌,血流阻力大,约占总血流阻力的47%,故称阻力血管。外周小动脉和微动脉对血流产生的阻力,称为外周阻力。微动脉的舒缩活动可使血管口径、血流阻力发生明显变化,从而影响所在器官、组织的血流量。

3.交换血管　毛细血管被称为交换血管,仅由单层内皮细胞和基膜组成,通透性高,且数量多、分布广、血流缓慢,是血液与组织液之间进行物质交换的场所。

4.容量血管　静脉血管被称为容量血管,管径大、管壁薄、容量大且易扩张。在安静状态下,静脉系统容纳了循环血量的60%～70%,起到贮血库的作用。

二、动脉血压和动脉脉搏

(一)动脉血压

血管内流动的血液对血管壁产生的压强,即单位面积上的压力,称为血压(blood pressure,BP),计量单位常用毫米汞柱(mmHg)。在不同的血管内分别称为动脉血压、毛细血管血压和静脉血压,通常所说的血压是指动脉血压。

1.动脉血压的概念和正常值

(1)动脉血压的概念　一般所说的动脉血压是指主动脉血压,通常将上臂测得的肱动脉血压代表主动脉血压。由于心脏射血是间断的,因此心动周期中动脉血压发生着周期性的变化。当心室收缩射血时,动脉血压上升,所达到的最高值称为收缩压;而当心室舒张停止射血时,动脉血压下降,所达到的最低值称为舒张压。收缩压和舒张压的差值称为脉搏压,简称脉压。整个心动周期中动脉血压的平均值,称为平均动脉压。

(2)动脉血压的正常值 安静状态下,我国健康青年人的理想血压为:收缩压 100～120mmHg,舒张压 60～80mmHg,脉压 30～40mmHg。正常成年人安静时的收缩压范围为 90～139mmHg,舒张压范围为 60～89mmHg。由于心室舒张期较心室收缩期长,故平均动脉血压=舒张压+1/3脉压,约为 100mmHg。动脉血压的书写格式为:收缩压/舒张压 mmHg。

5-13 知识拓展:高血压的诊断和危害

人体动脉血压存在年龄、性别及个体差异。随着年龄的增加,动脉血压呈逐渐升高的趋势,以收缩压升高较为显著;男性的血压略高于女性,但女性更年期后血压有所升高。此外,动脉血压还存在昼夜波动的节律,在上午 6～10 时和下午 4～8 时各有一个高峰,凌晨 2～3 时最低。

2.动脉血压的形成

(1)循环系统有足够的血液充盈 这是动脉血压形成的前提条件。循环系统的血液充盈程度可用循环系统平均充盈压表示。如果使心跳暂停,血流也就暂停,血液则均匀分布于心血管中,此时各处的血压趋于相等,该血压即为循环系统平均充盈压,约 7mmHg。如果循环血量增多,或血管容量减小,循环系统平均充盈压就增高,反之则降低。

5-14 视频:动脉血压的形成

(2)心脏射血和外周阻力 这是形成动脉血压的两个基本因素,缺一不可。心脏收缩射血所释放的能量分为两部分,一部分用于推动血液流动,另一部分形成对血管壁的侧压力使动脉血管扩张。由于外周阻力的存在,心室每次射血仅有 1/3 血量流向外周血管,其余 2/3 血液暂时储存在大动脉内,使大动脉扩张,因而大动脉血压随之上升。

(3)大动脉的弹性贮器作用 心室收缩射血时,大动脉被动扩张,使血压升高的速度和幅度得到缓冲,因而收缩压不会过高。当心室舒张时,大动脉弹性回缩,将射血期储存的血液继续推向外周,使血管内的血流不会中断,同时又可维持动脉血压,使舒张压不会太低(图 5-8)。

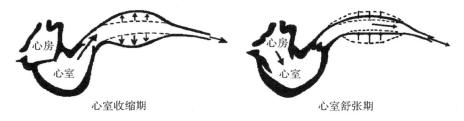

心室收缩期 心室舒张期

图 5-8 大动脉的弹性贮器作用

3.影响动脉血压的因素

5-15 视频:影响动脉血压的因素

(1)每搏输出量 每搏输出量的变化主要影响收缩压。当每搏输出量增加时,收缩压升高明显,舒张压升高不多,脉压增大。如果搏出量增加,心室收缩期射入主动脉的血量增加,对动脉管壁的压力增加,故收缩压升高明显。由于血压升高,血流速度随之加快,在心室舒张期末大动脉内存留的血量增加不多,舒张压升高也就不多,故脉压增大。因此,收缩压的高低主要反映每搏输出量的多少。

(2)心率 心率加快时,舒张压升高明显,收缩压升高不多,脉压减小。这是因为心率加快时,心室舒张期缩短明显,因此从大动脉流向外周的血量减少,心舒期末存留在大动脉的血量增多,故舒张压升高明显。但由于心率对心缩期缩短的影响较小,加之血压升高可使血流速度加快,心缩期有较多血液流向外周,故收缩压升高不如舒张压明显。

(3)外周阻力 外周阻力的变化主要影响舒张压。当外周阻力增大时,舒张压升高明显,收缩压升高不多,脉压减小。这是由于外周阻力增大使血液流向外周的速度减慢,心舒期末存留在主动脉内的血量增多,故舒张压升高明显。但由于血压升高使血流速度加快,心缩期主动脉内血量增加不大,因此收缩压的升高不如舒张压明显。一般情况下,舒张压的高低主要反映外周阻力的大小。

(4)大动脉管壁的弹性 大动脉的弹性贮器作用能使动脉血压在心动周期中的波动幅度减小,因而收缩压不会过高,舒张压也不会过低。老年人由于动脉管壁硬化,大动脉的弹性减弱,导致收缩压升高、舒张压偏低,使脉压明显增大。但老年人除大动脉硬化外,往往小动脉和微动脉也发生硬化,外周阻力增大,使舒张压也有升高。

(5)循环血量和血管容量的比例 在正常情况下,循环血量和血管容量是相适应的,从而维持一定的循环系统平均充盈压,这是正常动脉血压形成的前提。当大失血时,循环血量减少,循环系统平均充盈压就下降,使动脉血压降低。此时,需要输血、输液补充血量来维持血压。当过敏性休克时,血管普遍扩张,血管容量增加,循环系统平均充盈压也下降,使动脉血压降低。此时,需要使用缩血管药物进行抢救。

上述对影响动脉血压因素的分析,都是以假设其他因素不变为前提的。在完整机体内,动脉血压的变化往往是各种因素相互作用的综合结果。

(二)动脉脉搏

在每个心动周期中,动脉血压随着心脏的收缩和舒张发生周期性的变化,引起动脉血管壁的搏动,称为动脉脉搏,简称脉搏。动脉脉搏首先在主动脉根部产生,然后沿着动脉管壁向外周血管传播。脉搏波的传播速度与动脉管壁的弹性呈反比关系。主动脉的弹性最大,脉搏波的传播最慢,约 3~5m/s,小动脉段可加快到 15~35m/s。老年人的动脉弹性降低,故脉搏波的传播速度较青年人快。

一般在身体某些浅表部位可触摸到脉搏,桡动脉是临床上最常用的部位。采用脉搏描记仪还可记录脉搏波形,称为脉搏图。脉搏的频率和节律能反映心率和心律;脉搏的强弱、紧张度与心肌收缩力强弱、心输出量多少及血管壁弹性有密切关系。因此,检测脉搏可反映心血管功能状态。

三、静脉血压和静脉血回流

(一)静脉血压

体循环血液通过动脉、毛细血管到达小静脉时,血压已降至大约 15~20mmHg,流到下腔静脉时血压约为 3~4mmHg,最后汇入右心房时,血压已接近于零。通常将各器官静脉的血压称为外周静脉压;右心房和胸腔内大静脉的血压称为中心静脉压,其正常范围为 4~12cmH$_2$O。

中心静脉压的高低取决于心脏射血能力和静脉回心血量之间的相互关系。心脏射血能力强或静脉回心血量少,中心静脉压就低;反之,心脏射血能力弱或静脉回心血量多,则中心静脉压就高。临床上中心静脉压可作为控制输液速度或输液量的监测指标。若中心静脉压偏低或有下降趋势,常提示输液量不足;若中心静脉压高于正常或有升高趋势,则提示输液过多过快或心脏射血能力下降。

(二)影响静脉血回流的因素

5-16 视频:影响静脉血回流的因素

静脉回心血量取决于外周静脉压和中心静脉压之差,以及静脉对血流的阻力。因此,凡能影响外周静脉压、中心静脉压以及静脉阻力的因素,均能影响静脉血回流。

1.循环系统平均充盈压　循环系统平均充盈压的高低取决于循环血量与血管容积的比例。当血量增加或容量血管收缩时,循环系统平均充盈压升高,静脉回心血量就增多;反之,则静脉回心血量减少。

2.心脏收缩能力　心脏收缩能力增强时,射血量增多,心室的余血量减少,心脏舒张时心室内压可降得更低,对心房和大静脉内血液的抽吸力增大,静脉回心血量增加。例如,右心衰竭时,右心室射血能力减弱,使血液淤积于右心房和大静脉内,静脉血回流困难,导致体循环静脉系统淤血,可出现颈静脉怒张、肝淤血肿大和下肢水肿等体征;而左心衰竭时,引起肺循环静脉系统淤血,出现肺水肿。

3.体位改变　当人体由平卧位变为直立位时,因重力作用,心脏平面以下的静脉容纳的血量较平卧时增加约500mL,引起静脉回心血量减少。这种改变在健康人身上由于神经系统的快速调节而不易察觉,但长期卧床患者由于静脉紧张性低、腹壁和下肢肌肉收缩力减弱,故由平卧位突然起立时,可因大量血液滞留于下肢、静脉血回流过少而使心输出量减少,导致脑供血不足而发生晕厥。

4.骨骼肌的挤压作用　骨骼肌收缩可对肌肉内和肌肉间的静脉产生挤压,使静脉血回流加快。此外,四肢的静脉内存在瓣膜,使静脉内的血液只能向心脏方向流动而不能倒流。因此,骨骼肌和静脉瓣膜共同对静脉血回流起到"泵"的作用,称为骨骼肌泵。长时间站立或处于坐位时,由于不能充分发挥骨骼肌泵的作用,易引起下肢静脉淤血,出现下肢水肿。

5.呼吸运动　吸气时,胸内负压增大,胸腔内大静脉和右心房更加扩张,中心静脉压下降,有利于静脉血回流;呼气时,胸内负压减小,静脉血回流也减少。可见呼吸运动对静脉回流起着"呼吸泵"的作用。气胸患者,胸内负压消失,除肺萎缩外,还影响静脉血回流。

四、微循环

微循环是指微动脉和微静脉之间微血管中的血液循环。各器官组织的结构和功能不同,其微循环的结构也不同。典型的微循环由微动脉、后微动脉、毛细血管前括约肌、真毛细血管、通血毛细血管、动-静脉吻合支和微静脉等部分组成(图5-9)。

(一)微循环的血流通路

1.迂回通路　血液经微动脉→后微动脉→毛细血管前括约肌→真毛细血管网→微静脉的通路,称为迂回通路。该通路中的真毛细血管数量多、血流速度慢,是血液和组织之间进行物质交换的主要场所。

2.直捷通路　血液经微动脉→后微动脉→通血毛细血管→微静脉的通路,称为直捷通路。该通路在骨骼肌中较多见,经常处于开放状态,其主要功能是使一部分血液迅速通过微循环进入静脉,以保证静脉回心血量。

3.动-静脉短路　血液经微动脉→动-静脉吻合支→微静脉的通路,称为动-静脉短路。该

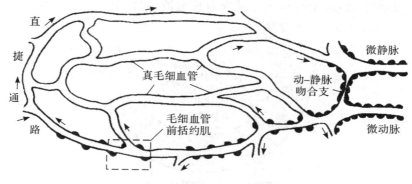

图 5-9　微循环结构模式

通路在皮肤处分布较多,其功能与体温调节有关。当环境温度升高时,动静脉吻合支开放增多,皮肤血流量增加,有利于散热。

(二)微循环血流量的调节

微循环的血流量主要受前后阻力的影响。微循环的前阻力来自微动脉、后微动脉和毛细血管前括约肌,后阻力由微静脉形成。

5-17　视频:微循环的血流通路

1.神经调节　微动脉和微静脉均受交感神经支配,其中微动脉的神经分布密度较大。当交感神经兴奋性增高时,微动脉收缩比微静脉明显,引起的前阻力增大显著大于后阻力增大,导致微循环血液灌注量的减少比流出量的减少更明显,因而微循环血流量减少。

2.体液调节　大多数微血管对体液因素的调节非常敏感。去甲肾上腺素、肾上腺素、血管紧张素等能使微血管收缩,局部代谢产物如 CO_2、乳酸、腺苷、H^+、K^+ 等能使微血管舒张。后微动脉、毛细血管前括约肌主要受代谢产物的调节。

在安静时,组织代谢水平低,局部代谢产物少,大部分毛细血管网处于关闭状态;而当毛细血管网关闭一段时间后,因代谢产物堆积引起后微动脉、毛细血管前括约肌舒张,使相应的毛细血管网开放;局部代谢产物清除后,毛细血管网又重新关闭。因此,毛细血管网的开闭是交替进行的。

五、组织液和淋巴液的生成与回流

存在于组织细胞间隙中的液体称为组织液,绝大部分呈胶冻状,不能自由流动。组织液由血浆滤过毛细血管壁而来,其成分与血浆基本相同,但蛋白质的浓度明显低于血浆。淋巴液来自组织液,其经淋巴系统回流入静脉。

5-18　视频:组织液和淋巴液的生成与回流

(一)组织液的生成与回流

1.组织液生成与回流的机制　组织液生成的动力是有效滤过压,有效滤过压 ＝(毛细血管血压＋组织液胶体渗透压)－(血浆胶体渗透压＋组织液静水压)。其中,毛细血管血压和组织液胶体渗透压是促进液体由血管向血管外滤过的力量,血浆胶体渗透压和组织液静水压是将液体从血管外重新回收入血管内的力量。

由图 5-10 可见,毛细血管动脉端的有效滤过压为 10mmHg,而毛细血管静脉端的有效滤过压为 −8mmHg。因此,组织液在毛细血管动脉端滤过生成,而在毛细血管静脉端重吸收回流。由滤过生成的组织液,大约90%被重吸收回血液,10%左右进入毛细淋巴管,形成淋巴液,再经淋巴管回流,最终汇入大静脉。

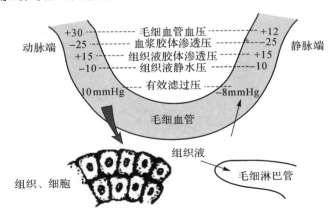

图 5-10 组织液生成与回流

2.影响组织液生成与回流的因素 在正常情况下,组织液的生成与回流保持动态平衡,从而保证体液的正常分布。但当动态平衡被破坏时,组织液生成大于回流,可导致液体在组织间隙潴留,形成水肿。

(1)毛细血管血压 毛细血管血压升高,有效滤过压就增大,引起组织液生成增多。如右心衰竭时,静脉回流受阻,使全身毛细血管血压升高,导致组织液生成增多,而引起组织水肿。

(2)血浆胶体渗透压 血浆胶体渗透压降低,使有效滤过压增大,组织液生成就增多。如发生肝脏疾病、营养不良或某些肾脏疾病时,由于血浆蛋白合成减少或大量丢失,导致血浆胶体渗透压下降,组织液生成增多而出现水肿。

(3)毛细血管壁通透性 正常情况下,蛋白质几乎不能通过毛细血管壁,因而胶体渗透压可维持正常。但在烧伤、感染、过敏时,毛细血管壁通透性异常增大,部分血浆蛋白可滤出血管,使血浆胶体渗透压降低,而组织液胶体渗透压升高,导致有效滤过压增大,组织液生成增多,引起水肿。

(4)淋巴回流 由于一部分组织液经淋巴管回流入血,如果淋巴回流受阻,在受阻部位远端的组织间隙中组织液潴留,而引起水肿,在丝虫病或肿瘤压迫时可出现这种情况。

(二)淋巴液的生成与回流

组织液进入毛细淋巴管即成为淋巴液。正常情况下,组织液的压力大于毛细淋巴管内淋巴液的压力,组织液顺压力差进入毛细淋巴管形成淋巴液。毛细淋巴管的盲端起始于组织间隙,彼此吻合成网,并逐渐汇合成大的淋巴管,最后经右淋巴导管和胸导管流入静脉。

淋巴液生成与回流的生理意义主要在于:调节血浆与组织液之间的体液平衡;回收组织液中的蛋白质;将小肠绒毛吸收的乳糜微粒等运输入血液;清除组织中的细菌和其他异物,起防御作用。

第三节　心血管活动的调节

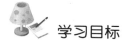 学习目标

1. 掌握心脏的神经支配及其作用,交感缩血管神经的作用,压力感受性反射的过程及意义,肾上腺素、去甲肾上腺素的作用。

2. 熟悉心血管的基本中枢,血管紧张素对心血管的作用。

3. 了解舒血管神经,颈动脉体和主动脉体化学感受性反射,局部性体液因素对血管活动的调节。

5-19　教学 PPT

在不同生理情况下,人体可通过神经和体液机制对心血管活动进行调节,使各器官组织的血流量满足需求。

一、神经调节

(一)心血管的神经支配

1. 心脏的神经支配　心脏受心交感神经和心迷走神经的双重支配,心交感神经使心脏活动加强,而心迷走神经则使心脏活动减弱。

(1)心交感神经及其作用　心交感神经的节前纤维起自脊髓胸段 T_{1-5} 的灰质侧角,在星状神经节或颈交感神经节更换神经元,节后纤维在心脏附近组成心脏神经丛,进入心脏后支配窦房结、心房肌、房室交界、房室束和心室肌。两侧心交感神经对心脏的支配有所差异,右侧主要支配窦房结,左侧主要支配房室交界。

5-20　案例:
高血压猝死

心交感神经兴奋时,节后纤维末梢释放去甲肾上腺素,与心肌细胞膜上的 β_1 受体结合,使细胞膜对 Ca^{2+} 通透性增高、对 K^+ 通透性降低,引起心率加快、心肌收缩力加强、房室传导速度加快,从而使心输出量增加、血压升高。普萘洛尔是 β 受体阻断剂,能阻断心交感神经对心脏的兴奋作用。

5-21　视频:
心交感神经

(2)心迷走神经及其作用　心迷走神经的节前纤维起自延髓的迷走神经背核和疑核,进入心脏后在心内神经节换元,节后纤维支配窦房结、心房肌、房室交界、房室束及其分支,仅有少量纤维支配心室肌。其中,右侧心迷走神经对窦房结的影响占优势,左侧心迷走神经对房室交界的影响占优势。

心迷走神经兴奋时,节后纤维末梢释放乙酰胆碱,与心肌细胞膜上的 M 受体结合,使心肌细胞膜对 K^+ 通透性增高,引起心率减慢、心肌收缩力减弱、房室传导速度减慢,结果导致心输出量减少、血压下降。M 型受体阻断剂阿托品可阻断心迷走神经和乙酰胆碱对心脏的抑制作用。

5-22　视频:
心迷走神经

5-23 视频：血管的神经支配

2.血管的神经支配

（1）交感缩血管神经　缩血管神经纤维属于交感神经,故称为交感缩血管神经。其节前纤维起源于脊髓胸腰段的灰质侧角,在椎旁和椎前神经节换元,节后纤维末梢释放去甲肾上腺素,与血管平滑肌的 α 受体结合导致血管收缩,与 β 受体结合则导致血管舒张。由于去甲肾上腺素与 α 受体结合力更强,因此当交感缩血管神经兴奋时,主要表现为缩血管效应。

体内几乎所有的血管都受交感缩血管神经支配,但不同部位血管中缩血管纤维分布的密度不同。皮肤血管中分布最密,骨骼肌和内脏血管次之,心、脑血管则较少。在同一器官内,交感缩血管神经在动脉的分布密度大于静脉,在微动脉分布的密度最高,但在毛细血管前括约肌中分布很少。

（2）交感舒血管神经　骨骼肌血管还接受交感舒血管神经的支配,其末梢释放乙酰胆碱,与 M 受体结合,使血管舒张。这类神经平时无紧张性活动,只有在机体情绪激动或剧烈运动时才发挥作用,使骨骼肌血管舒张,血流量增加。

（3）副交感舒血管神经　这类神经纤维主要分布于脑膜、消化腺和外生殖器等少数器官的血管,其末梢释放乙酰胆碱,与血管平滑肌上的 M 受体结合,使血管扩张。副交感舒血管纤维的活动仅限于对所支配器官的局部血流起调节作用,对总外周阻力的影响很小。

（二）心血管中枢

心血管中枢分布在从脊髓到大脑皮层的各级水平上,其基本中枢在延髓。延髓腹外侧部存在心交感中枢和交感缩血管中枢,延髓的迷走背核和疑核存在心迷走中枢。正常情况下,延髓心血管中枢的神经元不断地释放一定的低频冲动,调节心血管的活动。

在延髓以上的脑干、下丘脑、小脑和大脑中,都存在与心血管活动有关的神经元。内外环境变化的信息在这些部位进行复杂的整合,然后影响延髓的心血管中枢,引起心血管活动的变化。

（三）心血管反射

神经系统对心血管活动的调节是通过各种反射实现的。其生理意义在于维持机体内环境的相对稳定以及使循环功能与内外环境的变化相适应。

1.颈动脉窦和主动脉弓压力感受性反射　动脉压力感受器主要分布于颈动脉窦和主动脉弓的血管外膜下（图5-11）,能感受动脉血压对血管壁的牵张刺激。

当动脉血压升高时,颈动脉窦和主动脉弓压力感受器兴奋,分别通过窦神经和主动脉神经传入延髓,使心迷走中枢兴奋、心交感中枢及交感缩血管中枢抑制。因此,心迷走神经传出冲动增加而心交感神经传出冲动减少,引起心率

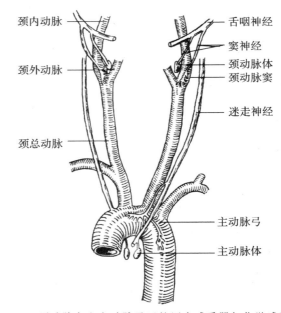

图 5-11　颈动脉窦和主动脉弓区的压力感受器与化学感受器

减慢、心肌收缩力减弱、心输出量减少;交感缩血管神经传出冲动减少,引起血管舒张,外周阻力下降。由于心输出量减少、外周阻力下降,动脉血压回降,故该反射又称降压反射。反之,当动脉血压下降时,压力感受性反射活动减弱,出现血压回升效应。

压力感受性反射属于负反馈调节,其生理意义主要在于经常监测动脉血压的变化,对动脉血压进行快速调节,使动脉血压保持相对稳定。

2.颈动脉体和主动脉体化学感受性反射　在颈总动脉分叉处及主动脉弓下方存在对血液中 CO_2、H^+、O_2 浓度变化敏感的感受器,分别称为颈动脉体和主动脉体化学感受器。在平时,化学感受性反射的作用主要是调节呼吸运动,对心血管活动的影响很小。只有在低氧、窒息、失血、动脉血压过低及酸中毒等情况下,才发挥比较明显的作用。因此,化学感受性反射主要参与应急状态时循环功能的调节。

5-24　视频:窦弓反射

5-25　知识拓展:颈动脉窦按摩

二、体液调节

心血管活动的体液调节是指血液和组织液中一些化学物质对心肌和血管平滑肌活动的调节作用。这些体液因素中,有些通过血液运输,广泛作用于心血管系统,有些则在组织中形成,主要作用于局部的血管,调节局部组织的血流量。

(一)肾上腺素和去甲肾上腺素

肾上腺素和去甲肾上腺素在化学结构上都属于儿茶酚胺。血液中的肾上腺素和去甲肾上腺素主要来自肾上腺髓质,仅有少量去甲肾上腺素来自交感神经节后纤维末梢。

5-26　视频:肾上腺素和去甲肾上腺素

1.肾上腺素　肾上腺素可与心肌细胞上的 β_1 受体结合,使心率加快、心肌收缩力增强,心输出量增多。由于肾上腺素具有显著的强心效应,故临床上常用作强心急救药。

肾上腺素对血管的作用则因作用部位不同而异。在 α 受体分布占优势的皮肤、肾脏和胃肠道血管上,肾上腺素使血管收缩;在 β_2 受体占优势的骨骼肌、肝脏和冠状血管上,肾上腺素剂量小时引起血管舒张,但剂量大时也结合 α 受体,引起血管收缩。因此,在完整机体内,生理浓度的肾上腺素使血管舒张和收缩的作用几乎相等,故总外周阻力基本不变。

2.去甲肾上腺素　去甲肾上腺素主要与血管平滑肌上的 α 受体结合,使全身大多数血管收缩,外周阻力增大,动脉血压升高。因此,去甲肾上腺素在临床上可用作升压药。

5-27　视频:肾素-血管紧张素系统

去甲肾上腺素也能与心肌 β_1 受体结合,结合后可使离体心脏的心率加快、收缩力加强,但在完整机体内,去甲肾上腺素使动脉血压明显升高,引起降压反射而抑制心脏活动,结果使心率减慢。

(二)肾素-血管紧张素-醛固酮系统

肾素由肾脏的球旁细胞所分泌,进入血液后,可使血浆中的血管紧张素原转变成血管紧张素Ⅰ。血管紧张素Ⅰ在流经肺循环时,在血管紧张素转换酶的作用下,转变为血管紧张素Ⅱ。血管紧张素Ⅱ在血浆和组织中氨基肽酶的作用下,转变为血管紧张素Ⅲ。

其中,血管紧张素Ⅱ具有重要的生理作用:①缩血管:使全身微动脉收缩,外周阻力增加,血压升高;使微静脉收缩,回心血量增加。②促进醛固酮的合成与分泌:刺激肾上腺皮质合成和分泌醛固酮,后者可促进肾小管对 Na^+ 、水的重吸收,增加细胞外液和循环血量。③促进交感缩血管神经末梢释放去甲肾上腺素。

由于肾素、血管紧张素和醛固酮三者关系密切,故称为肾素-血管紧张素-醛固酮系统。这一系统对动脉血压的长期调节具有重要意义。在正常情况下,肾素分泌量不多。但在大失血时,交感神经兴奋、肾血流量减少、球旁细胞大量分泌肾素,从而使血压回升,起到维持血压的作用。

(三)血管升压素

血管升压素由下丘脑视上核和室旁核神经细胞合成,合成后运输至神经垂体储存,需要时释放入血而发挥效应。生理剂量的血管升压素,可促进肾远曲小管和集合管对水的重吸收,使尿量减少,故又称抗利尿激素。当人体处在严重失水和失血等情况时,血管升压素大量释放,可作用于血管平滑肌的 V_1 受体,引起血管收缩,使血压升高。

(四)其他体液因素

前列环素(PGI$_2$)、内皮舒张因子(NO)、内皮缩血管因子(内皮素)、激肽、心房钠尿肽(ANP)、前列腺素、组胺等也具有使血管收缩或舒张等作用。

第四节　休　克

5-28　教学
PPT

学习目标

1. 掌握休克的概念,休克各期微循环变化的特点,休克早期的代偿机制。
2. 熟悉休克的原因和分类,微循环变化的机制。
3. 了解休克各期的临床表现,休克时细胞代谢改变及器官功能障碍,休克的防治原则。

休克是由各种强烈致病因子引起有效循环血量急剧下降,使组织血液灌流量严重不足,进而导致重要器官的功能和代谢发生严重障碍的全身性病理过程。

一、休克的原因和分类

引起休克的原因很多,分类方法也有多种,常见的有以下几种。

(一)按原因分类

1.失血失液性休克　当快速失血量超过总血量的20%左右,即可引起休克,常见于外伤大出血、消化道大出血、肝脾破裂、宫外孕及产后大失血等。此外,剧烈呕吐和腹泻、肠梗阻等导致体液大量丢失时,若不及时处理,也可发生不同程度的休克。

2.创伤性休克　严重的创伤如骨折、挤压伤、战伤或手术创伤等引起的休克,称为创伤性休克。创伤性休克的发生与大量失血、剧烈疼痛等因素有关。

3.烧伤性休克　大面积烧伤引起血浆大量渗出,可引起烧伤性休克。烧伤性休克的发生与疼痛及低血容量有关,晚期可继发感染引起感染性休克。

4.感染性休克　　细菌、病毒、真菌、立克次体等病原微生物严重感染引起的休克,称为感染性休克。最常见的是革兰阴性菌引起的休克,其中细菌的内毒素起重要作用,又称内毒素性休克。感染性休克常伴有败血症,故又称败血症休克。

5.过敏性休克　　过敏体质者注射某些药物(如青霉素)、血清制剂(如破伤风抗毒素)或疫苗时,可引起过敏性休克。这类休克属于Ⅰ型变态反应,与体内肥大细胞释放大量组胺引起血管床容积扩张及毛细血管通透性增高有关。

6.心源性休克　　大面积急性心肌梗死、急性心肌炎、严重心律失常及心包填塞等疾病,均可导致心输出量急剧减少,使有效循环血量和组织灌流量下降,引起心源性休克。

7.神经源性休克　　强烈的神经刺激可引起神经源性休克,常见于剧烈疼痛、高位脊髓麻醉或损伤等情况。这是由于外周血管扩张、血管容量扩大,导致循环血量相对不足而引起休克。

(二)按休克发生的始动环节分类

引起休克的原因很多,但血容量减少、心泵功能障碍、血管容量增大等三方面是休克发生的起始环节,均可导致有效循环血量减少。

1.低血容量性休克　　由于血容量减少引起的休克,常见于失血、失液或烧伤等。

2.心源性休克　　由于急性心泵功能障碍使心输出量急剧减少而引起的休克,常见于大面积急性心肌梗死、急性心肌炎、严重心律失常及心包填塞等。

3.血管源性休克　　由于血管容量增大导致有效循环血量减少而引起的休克,常见于过敏、感染及强烈的神经刺激。

(三)按血流动力学的特点分类

1.低排高阻型休克　　此型休克的血流动力学特点是心输出量降低、总外周阻力增高,又称低动力型休克,常见于失血失液性休克、创伤性休克、心源性休克和大多数感染性休克。由于这类患者表现为四肢湿冷、皮肤苍白,所以也称"冷休克"。

2.高排低阻型休克　　此型休克的血流动力学特点是心输出量增高、总外周阻力降低,又称高动力型休克。由于此类患者四肢温暖、皮肤潮红,也称为"暖休克"。少数感染性休克早期属于此类。

二、休克的分期和发生机制

不同类型的休克,其发生机制和发生发展过程都有一定的差异,但均有一个共同的基本环节,即有效循环血量减少所致的微循环障碍。根据微循环的变化,休克的发展过程可分为三期,下面以失血性休克为例进行说明。

5-29　视频:休克早期

(一)休克早期(微循环缺血缺氧期)

1.微循环变化的特点　　此期小血管收缩或痉挛,尤其是微动脉、后微动脉和毛细血管前括约肌强烈收缩,真毛细血管网关闭,微循环内处于"少灌少流,灌少于流"的状态,导致组织缺血缺氧,故此期又称为微循环缺血缺氧期(图 5-12)。

2.微循环变化的机制　　各种引起休克的因素,可通过不同途径引起交感-肾上腺髓质系统的强烈兴奋,儿茶酚胺大量释放。儿茶酚胺作用于 α 受体,使皮肤、腹腔内脏和肾等 α 受体密度高的器官的微血管强烈收缩,导致组织微循环缺血缺氧。此外,其他体液因子如肾素-血管紧张素系统、血管升压素、血栓素 A_2 和心肌抑制因子等均参与缩血管效应。

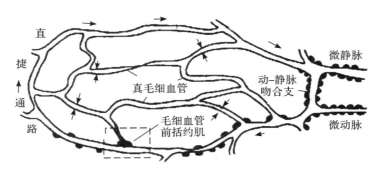

图 5-12　休克早期微循环变化

3.微循环变化的代偿意义

（1）血液重新分配有利于心脑血液供应　由于不同组织对儿茶酚胺的反应不同，皮肤、腹腔内脏及肾的血管收缩强烈，血液灌流量显著减少，而心、脑血管收缩不明显。因此，在休克早期，血液重新分配，从而保证心、脑等重要器官的血液供应。

（2）维持正常的动脉血压　休克早期患者的血压下降不明显或者不下降，甚至略微升高。其机制为：①心输出量增加：交感神经兴奋使心率加快、心肌收缩力增强，心输出量增加，有利于血压维持。②外周阻力增加：全身小动脉强烈收缩，使外周阻力升高，血压回升。③回心血量增加：由于儿茶酚胺大量释放引起的容量血管强烈收缩，能迅速增加回心血量，起到"自身输血"的作用。由于微动脉收缩使毛细血管血压下降，组织液生成减少而回流增加，称为"自身输液"。"自身输血"和"自身输液"是休克时增加回心血量的两种途径。

4.临床表现　此期患者典型的临床表现有烦躁不安、面色苍白、四肢冰冷、出冷汗、脉搏细速、脉压缩小、尿量减少等（图 5-13）。该期血压可骤降（如大失血），也可略降，甚至正常或略高（代偿），因而血压下降并不是判断早期休克的指标。由于血液的重新分配，能保证心脑的血液供应，因而早期休克患者，一般神志清楚。

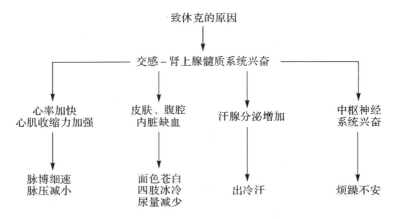

图 5-13　休克早期的主要临床表现及其机制

休克早期是代偿期，应尽早消除休克的病因，及时采取输血、输液等治疗措施，以恢复循环血量，防止病情向休克期发展。

（二）休克期（微循环淤血缺氧期）

1.微循环变化的特点　此期微动脉、后微动脉、毛细血管前括约肌扩张，血液灌入微循环，但微静脉仍处于收缩状态,使微循环内处于"多灌少流,灌而不流"的状态,导致微循环淤血,故称微循环淤血缺氧期(图5-14)。

5-30　视频:
休克期

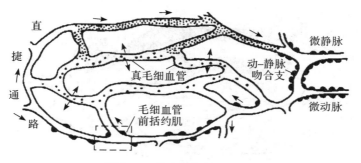

图 5-14　休克期微循环变化

2.微循环变化的机制　　由于微血管持续收缩使组织长时间缺氧,无氧酵解增强、乳酸堆积,发生酸中毒,导致血管平滑肌对儿茶酚胺的反应性降低,微血管由痉挛收缩转向扩张。但微静脉、小静脉对酸性环境耐受性强,而且对代谢产物不敏感,因此仍处于收缩状态。此外,微循环内大量代谢产物如组胺、腺苷、缓激肽等堆积,引起微血管扩张和通透性增高。

3.微循环变化的后果　　此期由于微循环淤血,毛细血管内压力升高、血管壁通透性增高,组织液生成增多,导致血液浓缩,血液黏度增大,结果使微循环淤滞加重。同时回心血量锐减,使动脉血压进行性下降,平均动脉压可低于50mmHg,导致心、脑供血减少,发生功能障碍。此期不仅没有代偿意义,而且组织缺血缺氧更严重,是休克发展过程中的失代偿阶段。

4.临床表现　　此期患者主要的临床表现是:血压进行性下降,心搏无力、脉搏细速,神志淡漠、意识模糊甚至昏迷,少尿或无尿,皮肤出现发绀、花斑(图5-15)。

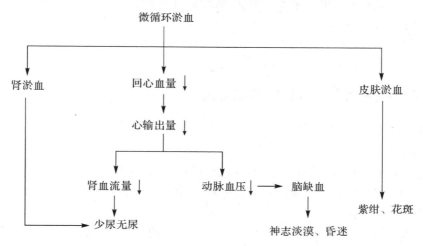

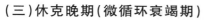

图 5-15　休克期的主要临床表现及其机制

休克期微循环的变化仍属于可逆阶段,对此期患者除了病因学治疗外,应采取补充血容量、选用血管活性药物、纠正酸中毒等措施,以解除淤血,疏通微循环。

5-31　视频:
休克晚期

(三)休克晚期(微循环衰竭期)

1.微循环变化的特点　　此期微血管麻痹扩张,微循环内可有微血栓形成,血流停止,处于"不灌不流"的状态,故称为微循环衰竭期(图 5-16)。休克晚期,由于微循环血液淤滞以及凝血系统被激活,易引起弥散性血管内凝血,故又称 DIC 期。

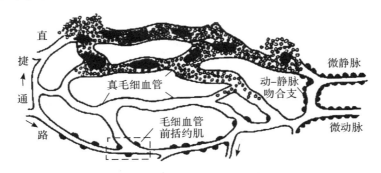

图 5-16　休克晚期微循环变化

2.微循环变化的机制

(1)微血管麻痹扩张　目前尚不清楚其机制,可能与酸中毒及 NO、炎症介质等增多有关。

(2)引起 DIC　休克晚期引起 DIC 的主要机制为:①血液凝固性升高:由于血液浓缩,血小板和红细胞易于聚集,血液处于高凝状态;②血管内皮细胞受损:缺血缺氧、酸中毒等原因使血管内皮细胞损伤,内源性凝血系统启动;③组织因子释放:严重创伤、烧伤等引起的休克,组织被大量破坏导致组织因子释放入血,外源性凝血系统启动。

3.临床表现

(1)循环衰竭　广泛微血栓形成和继发性纤溶亢进,引起出血,使回心血量减少,导致循环血量进一步减少,血压进行性下降,用升压药亦不能恢复,静脉塌陷。

(2)多器官功能衰竭　由于循环衰竭、微血栓形成加重组织缺血缺氧,导致重要器官如心、脑、肺、肾等功能障碍或衰竭。

休克发展到晚期,微循环损伤严重,对血管活性药物丧失反应,机体重要器官功能严重障碍,因而治疗变得十分困难,称为休克难治期。

三、休克时细胞代谢和器官功能的变化

(一)细胞损伤和代谢变化

1.细胞损伤

(1)细胞膜损伤　休克时,缺氧、ATP 减少、酸中毒、溶酶体酶的释放、氧自由基的产生等因素均可引起细胞膜损伤,引起膜离子泵功能紊乱,水、Na^+ 和 Ca^{2+} 内流引起细胞水肿及钙超载,跨膜电位明显下降等。

(2)线粒体损伤　缺氧、酸中毒等使线粒体肿胀、结构破坏,导致氧化磷酸化功能障碍,使 ATP 合成减少。

(3)溶酶体损伤　休克时,缺血缺氧、酸中毒等可直接破坏溶酶体膜,导致溶酶体酶释放,引起细胞自溶、组织损伤。

2.代谢变化

(1)细胞水肿和高血钾　休克时由于细胞缺氧,ATP 生成显著减少,细胞膜上的钠泵功能障碍,细胞内 Na^+ 增多,而细胞外 K^+ 增多,从而导致细胞水肿和高血钾。

(2)细胞内外酸中毒　缺氧使无氧酵解加强,乳酸生成增多,而肝不能充分摄取乳酸使之

转变为葡萄糖,同时由于肾缺血导致肾功能不全,酸性产物排出减少,可发生代谢性酸中毒。

(二)重要器官的功能变化

1.呼吸功能的改变　　休克早期,由于呼吸中枢兴奋,呼吸加深加快,可引起呼吸性碱中毒。休克晚期可出现急性呼吸衰竭,临床表现为急性进行性呼吸困难,称为急性呼吸窘迫综合征。肺的主要病理变化是肺水肿、肺出血、肺不张、肺毛细血管内微血栓形成、肺泡壁透明膜形成等,称为休克肺。休克肺是导致休克患者死亡的重要原因之一,据统计,在休克死亡的患者中,约 1/3 死于休克肺。

2.肾功能的改变　　休克时,肾脏是最早也是最易受损伤的器官。休克伴发急性肾功能衰竭称为休克肾,临床表现为少尿、无尿、氮质血症、高钾血症及代谢性酸中毒。休克早期,由于肾血液灌流量明显减少,肾小管重吸收水、钠增加,出现少尿和氮质血症,为功能性肾衰。如休克持续时间较长,因肾严重缺血或肾毒素作用将引起急性肾小管坏死,造成器质性肾衰,此时即使恢复肾血液灌流,肾功能也不能在短期内恢复。肾功能的改变常作为判断休克患者临床预后的重要指标。

3.心功能的改变　　休克早期,由于机体的代偿作用,血流重新分布,冠状动脉血流量和心输出量并不减少,心泵功能一般不受显著影响。但随着休克发展,可出现心力衰竭。其发生机制为:①冠脉循环和心肌微循环障碍导致心肌供血不足。②酸中毒和高钾血症使心肌收缩力减弱,并引起心律失常。③内毒素及心肌抑制因子直接抑制心肌收缩功能。④交感-肾上腺髓质系统兴奋引起心脏活动增强,心肌的耗氧量增加。

4.脑功能的改变　　休克早期,由于代偿,脑血流量得以保证,患者除了应激引起的烦躁不安外,没有明显的脑功能障碍。随着休克的发展,当平均动脉压下降到 50mmHg 以下或脑循环内形成 DIC 时,脑血流量明显降低,患者出现神志淡漠甚至昏迷等脑功能障碍的表现。脑组织的缺血、缺氧和毛细血管通透性增高,可引起脑水肿和颅内压增高,使脑功能障碍加重。

5.消化道和肝功能的改变　　休克时,胃肠道因微循环障碍而发生功能紊乱。如消化液分泌减少、肠道细菌大量繁殖所产生的内毒素可因黏膜屏障作用的削弱而大量进入血液,从而使休克进一步加重。胃肠黏膜也可由于缺血、缺氧等原因发生变性坏死,严重者可引起胃肠道溃疡、出血。肝功能因缺血、淤血发生障碍,对来自肠道的细菌内毒素不能充分解毒,引起内毒素血症。同时乳酸也不能转化为葡萄糖或糖原,加重了酸中毒,这些改变促使休克进一步恶化。

四、休克的防治原则

1.扩充血容量　　补充血容量、及时恢复微循环血流灌注是抗休克最基本也是最首要的措施。一般建立 1~2 条静脉通道予以快速输液,保证扩容的需要,同时保证各种药物按时输入。

2.积极处理原发疾病　　外科治疗休克的重要措施是积极适时地处理原发疾病,如内脏出血的控制、腹膜炎脓液的引流、消化道穿孔的修补、中毒坏死的肠管切除等。在有效扩容的同时积极治疗原发疾病,才能从根本上控制休克。

3.纠正酸碱平衡失调　　休克时由于微循环障碍,导致组织缺氧,产生大量酸性代谢产物,在休克早期积极扩容改善微循环的情况下,一般酸中毒较易纠正。但重度休克时酸性产物堆积,机体发生严重酸中毒,可根据血气分析结果输入适量 5% 碳酸氢钠。

5-32　案例:休克

4.合理应用血管活性药物　　血管活性药物必须在充分扩容的前提下应

用,包括缩血管药物和扩血管药物两大类。缩血管药物适用于过敏性休克、神经源性休克和高动力型感染性休克,扩血管药物适用于低血容量性休克、低动力型感染性休克和心源性休克的早期。

5.防止器官功能衰竭　在去除病因的前提下,应针对不同的器官功能衰竭采取相应的治疗措施。如出现休克肺时,应正压给氧,改善呼吸功能;出现肾功能衰竭时,应尽早利尿和透析,防止发生多器官功能衰竭。

第五节　心力衰竭

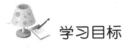

学习目标

5-33　教学
PPT

1.掌握心力衰竭的概念,心力衰竭时心脏的代偿反应,心力衰竭时心血管和呼吸功能的变化。

2.熟悉心力衰竭的原因、诱因和分类,心力衰竭时心脏外的代偿反应。

3.了解心力衰竭的发生机制和防治原则。

心力衰竭是指在各种致病因素的作用下,心脏的收缩和/或舒张功能障碍,心输出量绝对或相对减少,不能满足人体代谢需要的一种病理过程。心力衰竭属于心功能不全的失代偿阶段。心功能不全包括心功能下降但处于完全代偿阶段和后期的失代偿阶段。

一、心力衰竭的原因和诱因

(一)心力衰竭的原因

5-34　视频:
心力衰竭的
原因

1.原发性心肌损害

(1)心肌病变　病毒性心肌炎、心肌病、心肌梗死、心肌中毒等直接损害心肌细胞。

(2)心肌代谢障碍　冠心病、严重贫血、低血压、$VitB_1$缺乏等导致心肌能量代谢障碍。

2.心脏负荷过度

(1)后负荷过度　左心室后负荷过度常见于高血压、主动脉瓣狭窄、主动脉狭窄等;右心室后负荷过度常见于肺动脉高压、肺动脉瓣狭窄等。

(2)前负荷过度　常见于心脏瓣膜关闭不全、房(室)间隔缺损、严重贫血、甲状腺功能亢进等。

(二)心力衰竭的诱因

1.感染　各种感染尤其是上呼吸道感染,是心力衰竭的最常见诱因。感染可通过多种途径加重心脏负荷、削弱心肌的舒缩功能而诱发心力衰竭,主要原因是:①感染时常有发热,使交感神经兴奋,心率加快,增加心肌耗氧量。②呼吸道感染时可引起缺氧,使肺血管收缩,加重右心室的后负荷。③内毒素可直接损伤心肌、抑制心肌收缩。

2.心律失常　心律失常是心力衰竭的常见诱因之一。尤其是快速型心律失常,可因心肌耗氧量增加、心室充盈减少、冠脉灌流不足等导致心输出量降低,诱发心力衰竭。

3.妊娠和分娩　妊娠期血容量增加,至临产时可比妊娠前增加 20％以上,使心脏负荷加重。分娩时宫缩疼痛、交感-肾上腺髓质系统兴奋、心率加快、血管收缩、腹肌收缩腹内压升高等因素,可增加心肌耗氧量、加重心脏负荷。因此,妊娠和分娩可诱发心力衰竭。

5-35 视频:心力衰竭的诱因

4.酸碱平衡及电解质代谢紊乱　酸中毒、高钾血症可引起心肌收缩力减弱、心律失常等,是心力衰竭的重要诱因。

此外,劳累、紧张、激动、寒冷、输液过多过快、洋地黄中毒等因素都会诱发心力衰竭。

二、心力衰竭的分类

(一)按心力衰竭的发生部位分类

1.左心衰竭　左心室输出量减少引起的心力衰竭,称为左心衰竭。多见于冠心病、高血压、二尖瓣关闭不全、主动脉瓣狭窄或关闭不全等。

2.右心衰竭　右心室输出量减少所致的心力衰竭,称为右心衰竭。多见于肺源性心脏病、肺栓塞、肺动脉瓣狭窄等。

3.全心衰竭　左、右心都发生衰竭,称为全心衰竭。心肌炎、心肌病如发生于全心,则可引起全心衰竭。全心衰竭也见于持久的左心衰竭,其使右心室后负荷长期加重,导致右心衰竭。

(二)按心力衰竭的发生速度分类

1.急性心力衰竭　多见于急性心肌梗死、急性弥漫性心肌炎、严重心律失常等,心输出量急剧下降,机体不能及时发挥代偿作用,常伴有心源性休克,病情危重。

2.慢性心力衰竭　此类心力衰竭在临床上较常见,多见于风湿性心脏病、高血压性心脏病、肺源性心脏病等。患者长期处于心功能不全状态,机体在早期可发挥代偿作用,心衰症状可能不明显,但疾病晚期机体代偿能力下降,于是心衰症状显露,心功能进入失代偿期。

(三)按心力衰竭时心输出量的高低分类

1.低输出量性心力衰竭　常见于冠心病、高血压、心肌病、心脏瓣膜病等引起的心力衰竭,患者在静息状态下心输出量低于正常水平。

2.高输出量性心力衰竭　此类心力衰竭的主要原因是高动力循环状态,常见于甲状腺功能亢进、严重贫血等。患者的心输出量比心力衰竭前有所降低,但其绝对值仍等于或稍高于正常水平。

(四)按心力衰竭的病情严重程度分类

1.轻度心力衰竭　此类心衰由于代偿完全,处于一级或二级心功能状态。一级心功能状态是指休息或轻体力活动时,无心衰症状和体征出现;二级心功能状态是指体力活动略受限制,一般体力活动可出现气急、心悸。

2.中度心力衰竭　此类心衰由于代偿不全,处于三级心功能状态。即体力活动明显受限制,进行轻体力活动即出现心衰症状和体征,但休息后可好转。

3.重度心力衰竭　此类心衰,心脏失代偿,处于四级心功能状态。即在静息状态下,出现心衰症状和体征,丧失劳动能力,病情严重。

三、心力衰竭的发生机制

心力衰竭的发生机制较复杂,目前尚未完全研究透彻,但心力衰竭发生的基本机制是心肌舒缩功能的障碍。

(一)心肌收缩性减弱

1.心肌结构破坏　完整的心肌结构是心脏泵血功能的前提条件。当心肌细胞严重缺血缺氧时,心肌细胞发生变性、坏死,使心肌的收缩性减弱。

2.心肌能量代谢障碍　如冠状动脉粥样硬化、心肌肥大、严重贫血,从而造成心肌细胞缺氧,ATP 生成量减少,心肌缺乏能量而影响收缩。如心肌过度肥大,其肌球蛋白的 ATP 酶活性下降,使心肌的能量利用发生障碍,肌丝滑行能力下降,引起心肌收缩性减弱。

3.心肌兴奋-收缩耦联障碍　当心肌缺血缺氧、能量不足、酸中毒、高血钾或心肌肥大时,Ca^{2+} 的释放、结合、转运等过程受阻,影响心肌的兴奋-收缩耦联过程,使心肌收缩力下降。

(二)心室舒张功能障碍

心脏的舒张与充盈对正常心输出量的维持及心脏的收缩功能是同等重要的。约有 30% 的心力衰竭是由心室舒张功能障碍所致。

1.细胞质 Ca^{2+} 过多　由于心肌缺血缺氧,ATP 生成量减少,心肌细胞中 Ca^{2+} 外排量减少,同时肌质网摄取 Ca^{2+} 不足,导致过多 Ca^{2+} 积聚在胞质中。心肌细胞内钙超载,使 Ca^{2+} 难以与肌钙蛋白脱离,心肌一直处于不同程度的收缩状态,以致舒张功能受到限制。

2.心室顺应性降低 心肌肥大引起的室壁增厚、心肌炎、心包炎、心包填塞等,可引起心室顺应性降低,心室舒张功能受限制。

(三)心脏各部舒缩活动的协调性障碍

心脏各部位之间舒缩活动的协调一致,是保证心输出量的重要因素。在心肌梗死、心肌炎等情况下,由于心脏各部位病变程度不同,正常心肌、病变轻的心肌、病变重的心肌同处一室,使心脏各部位的舒缩活动不协调。如由于心内传导阻滞,心肌各部分可失去原有收缩的同步性。无论何种形式的舒缩不协调,均可使心输出量降低。

四、心力衰竭时人体的代偿反应

5-36 视频:心脏的代偿反应

心肌受损或心脏负荷加重时,机体可出现相应的代偿活动,以防止心输出量的减少。如果通过代偿心输出量就能满足机体正常的代谢需求,不出现心衰症状,称为完全代偿;若心输出量仅能满足静息状态下的代谢需求,称为不完全代偿;若心输出量不能满足静息状态下的代谢需求,则称为失代偿。

(一)心脏的代偿反应

1.心率加快　由于心输出量减少引起动脉血压下降,反射性地引起交感神经兴奋、儿茶酚胺释放增多,使心率加快。一定程度的心率加快,可提高心输出量,具有代偿意义;但心率过快,反而使心输出量减少,同时增加心肌的耗氧量,因而失去代偿意义。

2.心脏扩张　心输出量减少使心室舒张末期容积增加、心肌初长度增大。若肌节初长度不超过 $2.2\mu m$,则心肌收缩力增强,搏出量增加。这种能使心肌收缩力和搏出量增加的心脏扩张,称为紧张源性扩张。但若心脏过度扩张,使肌节长度>$2.2\mu m$,心肌收缩力反而下降,搏出量减少,则称为肌源性扩张,无代偿意义。

3.心肌肥大　心肌肥大是指心肌细胞体积增大,重量增加。如后负荷长期过大,引起心肌纤维并联性增生,使心肌纤维变粗,心室壁厚度增加,而心腔无明显扩大,则形成向心性肥大。如长期前负荷增加,引起心肌纤维串连性增生,使心肌纤维变长,心腔明显扩大,形成离心性肥大。这两种类型的心肌肥大,都能增加心肌的收缩力,有助于维持心输出量,因此具有积极的代偿意义。但心肌过度肥大时,可造成不同程度的缺血缺氧、能量代谢障碍,使心肌收缩性下降。

(二)心脏外的代偿反应

1.血容量增加　心力衰竭时,可引起肾小球滤过率下降,肾小管和集合管对水钠的重吸收增加,使血容量增加。血容量增加有利于提高心输出量和维持血压,具有积极的代偿意义。但血容量增加过多,可加重心脏的前、后负荷,且增加心肌耗氧量,从而加重心力衰竭。

2.血液重新分配　心力衰竭时,交感-肾上腺髓质系统兴奋使外周血管收缩、血流减少,以保证心、脑的血液供应。但外周血管长期收缩,可导致肾、胃肠等器官的供血不足而发生功能紊乱。此外,外周阻力增大,使心脏的后负荷增大,从而对心脏产生不利影响。

3.红细胞增多　心力衰竭时,肾缺血缺氧,使促红细胞生成素增加,血液中红细胞数量增多,血液携氧能力提高,有助于改善周围组织的氧供情况,具有积极的代偿意义。但红细胞过多,可引起血液黏度增大,外周阻力增加,加重心脏负荷。

4.组织利用氧的能力增强　心力衰竭时,组织细胞中线粒体的数量增多,线粒体的呼吸酶活性增强,使组织细胞利用氧的能力增强。

五、心力衰竭时人体的代谢和功能变化

(一)心血管系统的变化

1.心泵功能变化　心力衰竭时心输出量减少,往往低于 $2.5L/min$。心指数、射血分数均降低,心室舒张末期压力增高。

2.血压变化

(1)动脉血压变化　急性心力衰竭时,心输出量急剧减少,导致动脉血压明显下降,甚至发生心源性休克。但在慢性心力衰竭时,机体通过代偿活动使外周小动脉收缩、心率加快和血量增多,动脉血压可维持在正常水平。

5-37　视频:
心血管系统
的变化

(2)静脉血压升高　心力衰竭时,心室舒张末期压力升高,使静脉回流受阻,血液在静脉系统中淤滞,引起静脉血压升高。根据静脉淤血的主要部位分为:①体循环淤血:右心衰竭时,上下腔静脉回流受阻,体循环静脉异常充盈,表现为下肢和内脏的淤血,可出现颈静脉怒张、肝肿大和下肢水肿。②肺循环淤血:主要见于左心衰竭,肺循环静脉回流受阻,肺静脉血压、肺毛细血管血压升高,严重时出现肺水肿和呼吸困难。

(二)呼吸系统的变化

呼吸系统功能变化在左心衰竭时较突出,主要表现为呼吸困难。根据肺淤血和肺水肿的程度,呼吸困难有不同的表现形式。

1.劳力性呼吸困难　轻度左心衰竭的患者,仅在体力活动时发生呼吸困

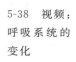

5-38　视频:
呼吸系统的
变化

难,休息后消失,称为劳力性呼吸困难。这是由于进行体力活动时,血液循环速度加快,回心血量增加,肺淤血加重,出现呼吸困难。

2.端坐呼吸　左心衰竭严重时,患者在安静情况下也发生呼吸困难,平卧时加重,须采取端坐或半卧体位才能减轻呼吸困难,称为端坐呼吸。这是由于端坐位时,身体下半部静脉血液回流减少,肺淤血水肿减轻;同时,采取端坐位时膈肌下降,胸腔容积增大,有利于呼吸,可减轻呼吸困难。

3.夜间阵发性呼吸困难　左心衰竭患者,夜间入睡后突然感到气闷而惊醒,并立即坐起喘气和咳嗽,称为夜间阵发性呼吸困难。如果患者在发作时伴有哮鸣音,则称为心源性哮喘。其发生机制是:①患者平卧时,下半身静脉血液回流增多,加重肺淤血。②入睡后迷走神经兴奋性增高,使支气管收缩,气道阻力增大。③熟睡时中枢神经系统处于抑制状态,只有当肺淤血比较严重时,动脉血氧分压降低到一定程度,才能刺激呼吸中枢,使患者感到呼吸困难而惊醒。

严重的急性左心衰竭可导致急性肺水肿,患者可出现气促、发绀、咳嗽、咳粉红色(或无色)泡沫样痰等症状和体征。

(三)其他系统的变化

右心衰竭时,由于体循环静脉淤血,肝脏淤血、肿大,并伴有压痛和上腹部不适,长期肝淤血还可引起肝硬化。慢性右心衰竭时,由于胃肠道淤血、水肿,可引起食欲不振、消化不良、恶心、呕吐、腹泻等。左心衰竭和右心衰竭均可使肾血流量减少而导致少尿。

5-39　案例:高血压性心脏病

(四)水、电解质和酸碱平衡紊乱

心力衰竭时,由于钠、水潴留,可导致心性水肿。心输出量减少造成组织细胞缺血缺氧,可引起代谢性酸中毒,而酸中毒及伴发的血钾升高又可进一步使心肌收缩性减弱。

六、心力衰竭的防治原则

(一)积极治疗原发病,消除诱因

积极治疗原发病是控制心力衰竭的根本,如用药物控制高血压、冠状动脉搭桥术解除冠状动脉堵塞等。同时,及时消除各种诱因,如控制感染、纠正酸碱平衡紊乱、避免情绪激动等,是缓解病情的有效措施。

5-40　案例:风湿性心脏病

(二)改善心脏舒缩功能

对于因心脏收缩功能减弱所致的心力衰竭,可采用各类强心药物,如洋地黄类、多巴胺类等。对于因心脏舒张功能减弱所致的心力衰竭,常用钙通道阻断剂、β受体阻断剂及硝酸酯类药物等。

(三)减轻心脏前、后负荷

心力衰竭时,若前负荷过高,可使用静脉扩张剂如硝酸甘油,以减少回心血量;若前负荷过低,在监测中心静脉压或肺毛细血管楔压的情况下,适当补充血容量。当心脏后负荷过大时,常用动脉扩张剂如肼屈嗪、血管紧张素转换酶抑制剂、钙拮抗剂等,降低外周阻力,减轻心脏后负荷。

5-41　知识拓展:心脏移植术

（四）其他措施

适当使用利尿剂增加水钠排出，同时控制钠盐的摄入，减少水钠潴留，从而降低血容量，控制水肿。此外，应及时纠正酸碱平衡紊乱和水电解质紊乱。

 习题

一、名词解释

1.心动周期　2.每搏输出量　3.心输出量　4.心指数　5.射血分数
6.窦性心律　7.期前收缩　8.代偿间歇　9.房-室延搁　10.收缩压
11.舒张压　12.中心静脉压　13.休克　14.心力衰竭　15.端坐呼吸

5-42　习题答案

二、问答题

1.试述影响心输出量的因素。

2.以动脉血压形成原理知识为基础，分析影响动脉血压的因素。

3.试分析影响静脉血回流的因素。

4.试述影响组织液生成与回流的因素。

5.试述心脏、血管的神经支配及生理作用。

6.试述压力感受性反射的过程及生理意义。

7.试分析休克早期患者动脉血压维持正常的机制。

8.试述心力衰竭时心脏的代偿反应。

9.试分析心力衰竭时心血管及呼吸功能的变化。

（陈慧玲　章　皓）

第六章

呼吸系统

呼吸是指人体与外界环境之间的气体交换。呼吸的全过程包括肺通气、肺换气、气体在血液中的运输及组织换气四个基本环节(图 6-1)。肺通气和肺换气合称外呼吸；组织换气又称内呼吸。这四个环节是相互衔接并同步进行的。

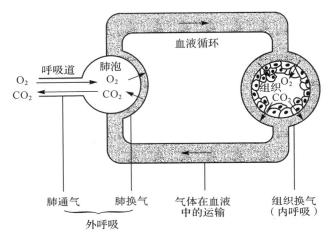

图 6-1　呼吸的过程

第一节　肺通气

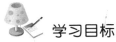 学习目标

6-1　教学
PPT

　　1.掌握呼吸的基本环节,胸内负压的概念及生理意义,肺活量、用力肺活量、肺通气量和肺泡通气量的概念。

　　2.熟悉肺通气的动力,肺内压的周期性变化,肺泡表面活性物质的概念及主要作用。

　　3.了解呼吸运动的过程和形式,胸内负压的形成原理,肺通气的阻力,潮气量、补吸气量、补呼气量、残气量、最大随意通气量、无效腔的概念。

　　肺通气是指肺与外界环境之间的气体交换过程。能否实现肺通气取决于两方面:一方面是推动气体流动的动力;另一方面是阻碍气体流动的阻力。只有动力大于阻力,才能实现肺通气。

一、肺通气的动力

肺通气的原动力来自呼吸肌的运动,直接动力来自肺内压与大气压之间的压力差。

(一)呼吸运动

呼吸肌的收缩和舒张引起的胸廓有节律地扩大与缩小的运动,称为呼吸运动。使胸廓扩大,产生吸气运动的肌肉称为吸气肌,主要有膈肌和肋间外肌;使胸廓缩小,产生呼气运动的肌肉称为呼气肌,主要是肋间内肌。此外,还有一些肌肉如斜角肌、胸锁乳突肌、胸大肌和腹壁肌等只是在用力吸气或呼气时才参与收缩,称为呼吸辅助肌。

6-2 视频:呼吸运动

1.呼吸运动的过程　平静吸气时,膈肌和肋间外肌收缩,引起膈顶下降,肋骨和胸骨上提,增大了胸廓的上下径、前后径及左右径,肺随之而扩张,使肺内压降低,当肺内压小于大气压时,外界气体经呼吸道流入肺而产生吸气。平静呼气时,膈肌和肋间外肌舒张,膈顶、肋骨和胸骨回位,肺容积随着胸廓的缩小而缩小,肺内压升高,当肺内压高于大气压时,肺内气体经呼吸道外流而产生呼气。因此,平静呼吸时,吸气是主动的,呼气是被动的。

用力呼吸时,除膈肌与肋间外肌加强收缩外,胸锁乳突肌、斜角肌等吸气辅助肌也参与收缩,使胸腔和肺的容积进一步增大,肺内压大幅下降,吸入更多气量。用力呼气时,除膈肌和肋间外肌舒张外,肋间内肌和腹肌等也参与收缩,呼出更多气量。因此,用力呼吸时,吸气和呼气都是主动的。

2.呼吸运动的形式　根据参与呼吸运动的呼吸肌不同,呼吸运动呈现不同形式。

(1)平静呼吸和用力呼吸　人体在安静状态下均匀平稳的自然呼吸,称为平静呼吸,呼吸频率约为12～18次/分。人体运动或劳动时,呼吸加深加快,称为用力呼吸。

(2)胸式呼吸和腹式呼吸　以肋间外肌舒缩为主,胸廓起伏明显的呼吸运动,称为胸式呼吸;以膈肌舒缩为主,腹壁起伏明显的呼吸运动,称为腹式呼吸。正常成人的呼吸大多是胸式和腹式同时存在的混合式呼吸。当腹腔有大量腹水、巨大肿块以及妊娠后期,由于膈肌运动受限,常呈胸式呼吸;而胸廓有病变如胸膜炎、胸腔积液等的患者,胸廓运动受限,常呈腹式呼吸。

(二)肺内压

肺内气道和肺泡内的压强称为肺内压。在呼吸运动过程中,肺内压随胸腔容积的变化而变化。平静吸气时,肺内压下降,通常低于大气压1～2mmHg,外界气体经呼吸道流入肺泡;随着肺内气体逐渐增多,肺内压逐渐升高,当肺内压与大气压相等时,气体不再流入,则吸气结束。在呼气时,肺内压升高,高于大气压1～2mmHg,肺内气体经呼吸道流出体外;随着肺泡内气体逐渐减少,肺内压逐渐降低,当肺内压等于大气压时,气体不再流出,则呼气结束(图6-2)。

6-3 视频:肺内压

肺内压变化引起肺通气的机制有重要的临床意义,如抢救呼吸骤停患者常用的人工呼吸,就是人为改变肺内压与大气压之间压力差,使呼吸骤停者进行被动呼吸,以维持生命。

6-4 知识拓展:人工呼吸

(三)胸膜腔内压

胸膜腔是指存在于脏层胸膜和壁层胸膜之间的密闭的潜在腔隙,胸膜腔内仅有少量浆液,没有气体。腔隙内的浆液厚约10μm,浆液分子之间的内聚力使

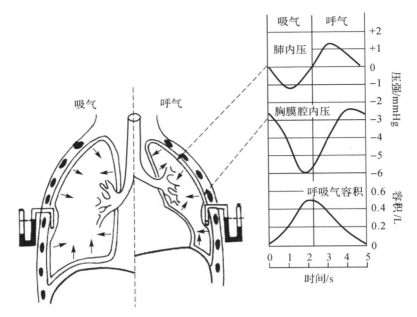

图 6-2　呼吸时肺内压、胸膜腔内压及呼吸气容积的变化

两层胸膜紧贴在一起,因此肺能随着胸廓的扩大而扩张。

　　胸膜腔内的压强称为胸膜腔内压,简称胸内压。由于胸内压低于大气压,因此习惯上称为胸内负压。平静呼吸的吸气末胸内压为-10~-5mmHg;呼气末为-5~-3mmHg。

6-5　视频:
胸膜腔内压

　　1.胸内负压的形成　　胎儿在母体内时,胸廓受羊水压迫而使容积小于其固有容积,娩出后胸廓即弹性回位,在第一次吸气瞬间,肺被动扩张至与胸廓容积相应位置,导致肺弹性回缩,但肺的回缩力不足以使胸膜腔的脏、壁两层分离,从此肺就不能回复到出生前的最小状态,总是处于一定的扩张状态并具有一定的回缩力,胸内负压因此而形成。在出生后的发育期间,由于胸廓的生长速度比肺快,使肺被牵拉的程度加大,胸膜腔负压也随之增大。因此,成人的胸内负压比幼儿大。

　　胸内压与两种方向相反的作用力有关:一种是使肺泡扩张的肺内压,另一种是使肺泡缩小的肺回缩力。胸内压=肺内压-肺回缩力。在吸气末或呼气末,肺内压等于大气压,设大气压为0,则胸内压=-肺回缩力。吸气时,肺扩大,回缩力增大,胸内负压也增大;呼气时,肺缩小,回缩力减小,胸内负压也减小。

6-6　案例:
气胸

　　2.胸内负压的生理意义　　①胸内负压使肺处于扩张状态,并使肺能随胸廓的扩大而扩张,有利于肺通气。②胸内负压作用于胸腔内其他组织器官,尤其是管壁薄、易扩张的上下腔静脉和胸导管,使中心静脉压和胸导管内压降低,有利于静脉血和淋巴液的回流。

　　当外力损伤引起壁层胸膜受损或肺部疾病引起脏层胸膜破裂时,气体将进入胸膜腔而造成气胸。气胸时,胸内负压减小甚至消失,肺因回缩力而塌陷,导致肺不张,肺不能随胸廓的运动而舒张回缩,从而影响肺通气功能,引起缺氧,严重时还可影响静脉血和淋巴液的回流而危及循环功能。

二、肺通气的阻力

肺通气的阻力有弹性阻力和非弹性阻力两种,正常情况下,弹性阻力约占总通气阻力的 70％。临床上通气阻力增大是造成肺通气障碍的最常见原因。

6-7　视频:
肺通气的阻
力

(一)弹性阻力

1.肺弹性阻力　肺弹性阻力来自两个方面:一方面是由肺泡表面液体层形成的表面张力,约占肺弹性阻力的 2/3;另一方面是肺弹性纤维的弹性回缩力,约占肺弹性阻力的 1/3。

(1)肺泡表面张力　肺泡的内表面覆有一层薄液体,与肺泡内气体形成液-气界面,沿肺泡球面切线方向形成向心的回缩力,即肺泡表面张力。肺泡表面张力使肺泡趋向缩小,是肺泡扩张的阻力,还能促使肺血管内液体进入肺泡而引起肺水肿。

肺泡内还存在一种可降低肺泡表面张力的物质,即肺泡表面活性物质。它是由肺泡Ⅱ型细胞分泌的一种脂蛋白混合物,主要成分是二软脂酰卵磷脂。肺泡表面活性物质以单分子层的形式排列在肺泡液层表面,使肺泡表面张力大大降低,发挥重要的生理作用:①减小吸气阻力,有利于肺扩张和肺通气。②减少肺泡内积聚的液体,防止肺水肿。③稳定大小肺泡内压和容积。胎儿在妊娠 6～7 个月时肺泡Ⅱ型细胞才开始分泌表面活性物质,因此早产儿可因缺乏肺泡表面活性物质发生肺不张,导致急性呼吸窘迫综合征,表现为呼吸困难和缺氧,严重时可致死亡。

(2)肺弹性回缩力　肺的弹性回缩力构成了肺弹性阻力的另一来源。在一定范围内,肺被扩张得愈大,肺弹性回缩力也愈大,即弹性阻力愈大。当发生肺气肿时,弹性纤维被破坏,肺回缩力下降,使肺内气体不能被呼出,呼气末肺泡内存留的残气量增大,导致肺通气效率降低,严重时可出现呼气性呼吸困难。

2.胸廓弹性阻力　胸廓的弹性阻力来自于胸廓的弹性组织,其具有双向弹性作用。当胸廓处于自然位置(平静吸气末,肺容量约为肺总量的 67％)时,胸廓弹性回缩力等于零;当胸廓小于自然位置(平静呼气末,肺容量小于肺总量的 67％)时,胸廓弹性回缩力向外,是吸气的动力,呼气的阻力;当胸廓大于自然位置(深吸气状态,肺容量大于肺总量的 67％)时,胸廓弹性回缩力向内,构成吸气的阻力,呼气的动力。

(二)非弹性阻力

非弹性阻力包括惯性阻力、黏滞阻力和气道阻力。惯性阻力是气流在发动、变速、换向时,因气流和组织的惯性所产生的阻力。黏滞阻力来自胸廓、肺等组织相对移位所引起的摩擦。平静呼吸时,呼吸频率较低、气流速度较慢,因而惯性阻力和黏滞阻力很小。气道阻力来自气体通过呼吸道时气体分子间及气体分子与气道壁之间的摩擦,约占非弹性阻力的 80％～90％,是临床上通气障碍最常见的病因。

6-8　知 识
拓展:支气
管哮喘

影响气道阻力的因素主要有呼吸道口径、气流速度和气流形式。呼吸道口径小、气流速度快、气流呈湍流时,气道阻力大;反之则气道阻力小。其中,呼吸道口径是影响气道阻力最重要的因素,气道阻力与气道半径的四次方成反比。副交感神经使气道平滑肌收缩,口径变小,气道阻力就增加;而交感神经使气道平滑肌舒张,口径变大,气道阻力则减小。此外,气道阻力也受化学因素影响,儿茶酚胺可使气道平滑肌舒张;过敏反应时肥大细胞释放的组胺和白三烯等物质可使支气管平滑肌收缩,气道阻力增加。

三、肺通气功能的评价

肺通气是呼吸的一个重要环节,通常用肺容量和肺通气量作为肺通气功能的评价指标。

(一)肺容量

6-9　视频:
　　肺容量

肺容量是指肺所能容纳的气量。在肺通气过程中,肺容量随呼吸深度的不同而变化,可用肺量计测量(图 6-3)。

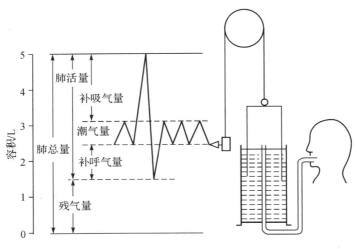

图 6-3　肺容量及测量

1.潮气量　平静呼吸时,每次吸入或呼出的气量称为潮气量。它似潮水涨落,故名潮气量。正常成人平静呼吸时平均约为 0.5L,潮气量可随呼吸强弱而变化。

2.补吸气量　平静吸气末再尽力吸气,所能吸入的气量,称为补吸气量,是吸气的贮备量。正常成人约为 1.5～2.0L。补吸气量与潮气量之和即为深吸气量。

3.补呼气量　平静呼气末再尽力呼气,所能补呼出的气量,称补呼气量,是呼气的贮备量。正常成人约为 0.9～1.2L。

4.残气量和功能残气量　最大呼气末,仍残留于肺内的气量,称为残气量。正常成人约为 1.0～1.5L。平静呼气末,仍残留于肺内的气量,称为功能残气量。功能残气量是补呼气量与残气量之和,正常成人约为 2.5L。

5.肺活量　尽力吸气后,所能呼出的最大气量,称为肺活量(vital capacity,VC)。肺活量为潮气量、补吸气量和补呼气量三者之和,正常成年男性平均约为 3.5L,女性约为 2.5L。肺活量反映一次呼吸的最大通气能力,是肺通气功能的静态指标。肺活量个体差异较大,只宜与自身比较。

6.用力肺活量　尽力吸气后,尽力尽快呼气所能呼出的气量,称为用力肺活量(forced vital capacity,FVC)。第 1 秒末的用力肺活量称为 1s 用力呼气量(forced expiratory volume in 1 second,FEV_1),第 2 秒、第 3 秒末的用力肺活量分别称为 FEV_2、FEV_3。正常成人 FEV_1/FVC 约为 83%,FEV_2/FVC 约为 96%,FEV_3/FVC 约为 99%。用力肺活量不仅反映肺活量的大小,还反映呼吸阻力的变化,是临床上衡量肺通气功能的一项较理想的动态指标。如慢性阻塞性肺病患者虽然通气功能已受到明显影响,但测定肺活量时不限制呼气时间,VC 仍可正常,而由于呼气阻力增大,往往需要更长时间才能呼出全部肺活量气体,FEV_1/FVC 显著降低。

7.肺总量　肺可容纳的最大气体量,称为肺总量。肺总量是肺活量与残气量之和,成年男子平均约为 5.0L,女子约为 3.5L。

(二)肺通气量

1.每分肺通气量　每分吸入或呼出肺的气体总量,称为每分肺通气量。每分肺通气量=潮气量×呼吸频率。正常成人在平静状态下,呼吸频率约为12～18 次/分,潮气量约为 0.5L,则每分肺通气量约为 6.0～9.0L。每分肺通气量随年龄、性别、身材和活动量的不同而有差异。

6-10　视频:肺通气量

尽力作深快呼吸时,每分吸入或呼出的气量,称为最大随意通气量(maximal voluntary ventilation,MVV)。MVV 反映了肺通气功能的贮备能力,是评价受试者能进行多大运动量的一项重要指标。测定时,一般只测 15s,将测得值乘 4即得 MVV,健康成人一般可达 70.0～120.0L/min。

2.每分肺泡通气量　每分吸入肺泡与血液进行气体交换的新鲜空气量,称为肺泡通气量。肺泡通气量=(潮气量-无效腔气量)×呼吸频率。无效腔是指整个呼吸道中未发生气体交换的管腔,包括解剖无效腔和肺泡无效腔。解剖无效腔是指从鼻到终末细支气管的气体通道,其容量在正常成年人中较恒定,约为 0.15L。肺泡无效腔是指未发生气体交换的肺泡容积,健康成人平卧时,肺泡无效腔接近零。

由于解剖无效腔的容积是个常数,因此每分肺泡通气量主要受潮气量和呼吸频率的影响。当发生潮气量减半而呼吸频率加倍的浅快呼吸时,或是发生潮气量加倍而呼吸频率减半的深慢呼吸时,每分肺通气量不变,但每分肺泡通气量则因无效腔的存在使前者明显低于后者(见表 6-1)。由此可见,浅快呼吸降低每分肺泡通气量,对人体不利;而适当深慢呼吸,可增大每分肺泡通气量,提高肺通气效率。

表 6-1　不同呼吸形式时肺通气量

呼吸形式	每分肺通气量/(L·min^{-1})	每分肺泡通气量/(L·min^{-1})
平静呼吸	0.50×16=8.0	(0.50-0.15)×16=5.6
浅快呼吸	0.25×32=8.0	(0.25-0.15)×32=3.2
深慢呼吸	1.00×8=8.0	(1.00-0.15)×8= 6.8

第二节　肺换气和组织换气

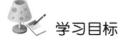 学习目标

1.掌握影响肺换气的因素。

2.熟悉通气/血流比值的概念及意义。

3.了解气体交换的原理,肺换气、组织换气的过程。

6-11　教学PPT

6-12 视频：气体交换的原理

一、气体交换的原理

气体分子总是由压力高处向压力低处移动，直至两处压力相等为止，这一过程称为气体扩散。气体扩散的动力来自两个区域之间气体分子的压力差。在混合气体的总压力中，某种气体所占的压力，称为该气体的分压。两个区域之间的分压差是气体扩散的动力，分压差愈大，气体的扩散速率也愈大。肺泡气、动脉血、静脉血、组织中 O_2 分压和 CO_2 分压见表 6-2，图 6-4。

气体的扩散速率与气体分压差、气体溶解度、温度及气体扩散面积成正比，而与气体相对分子质量的平方根及气体扩散距离成反比。在温度和气体扩散面积相同的情况下，O_2 的分压差约比 CO_2 分压差大 10 倍，CO_2 的溶解度比 O_2 的

表 6-2　肺泡气、血液和组织中 O_2 和 CO_2 的分压

单位：mmHg

	肺泡气	动脉血	静脉血	组织
PO_2	104	100	40	30
PCO_2	40	40	46	50

溶解度大 24 倍，而 CO_2 相对分子质量的平方根比 O_2 大 1.17 倍。上述因素综合起来，CO_2 的扩散速率比 O_2 大 2 倍。由于 CO_2 比 O_2 更容易扩散，故临床上缺 O_2 比 CO_2 潴留更为常见。

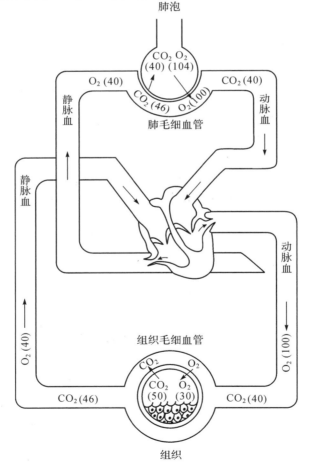

注：数字为气体分压（单位：mmHg）

图 6-4　气体交换

二、肺换气

肺泡与肺毛细血管之间的气体交换,称为肺换气。

(一)肺换气的过程

当静脉血流经肺毛细血管时,由于肺泡气的 PO_2 大于肺动脉内静脉血的 PO_2,而肺泡气的 PCO_2 小于肺动脉内静脉血的 PCO_2,在分压差的作用下,O_2 由肺泡扩散入血液,CO_2 由静脉血扩散入肺泡,完成肺换气过程。结果使静脉血变成含 O_2 较多、CO_2 较少的动脉血。肺换气速度极快,仅需 0.3s 即可完成,而通常血液流经肺毛细血管的时间约为 0.7s,足以进行气体交换。

(二)影响肺换气的因素

1. 呼吸膜的面积　　正常成人肺的总扩散面积很大,约有 $100m^2$。平静呼吸时,可供气体交换的呼吸膜面积约为 $40m^2$;用力呼吸时,肺毛细血管开放增加,呼吸膜面积可达 $70m^2$。呼吸膜宽大的面积及良好的通透性,保证了肺泡与血液之间能迅速进行气体交换。但肺不张、肺气肿、肺大部切除等,可使呼吸膜的面积减小,影响肺换气。

6-13 视频:
肺换气的影
响因素

2. 呼吸膜的厚度　　呼吸膜由六层结构组成,即含有表面活性物质的液体分子层、肺泡上皮细胞层、肺泡上皮基膜层、肺泡与毛细血管之间的间质、毛细血管基膜层、毛细血管内皮细胞层(图 6-5)。正常呼吸膜非常薄,平均厚度不到 $1\mu m$,气体很容易扩散通过。但在肺水肿、肺纤维化等病理情况下,呼吸膜厚度增加,使气体的扩散距离增加,可导致气体扩散量减少,影响肺换气效率。

3. 通气/血流比值　　通气/血流比值(ventilation/perfusion ratio,V/Q 比值)是指每分钟肺泡通气量与每分钟肺血流量之间的比值。正常成人在安静状态下,每分钟肺泡通气量约为 4.2L,每分钟肺血流量约为 5L,V/Q 约为 0.84。在此情况下,肺泡通气量与肺血流量配合适当,气体交换效率高,静脉血流经肺毛细血管时,将全部变成动脉血。

(1)V/Q 比值增大　　当部分肺血管栓塞时,部分肺泡血流量减少,使这部分肺泡

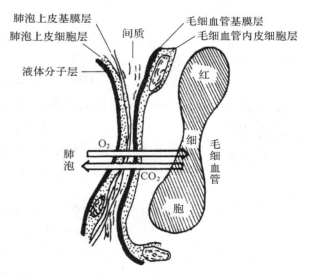

图 6-5　呼吸膜结构

的气体不能与血液充分交换,导致肺泡无效腔增大,V/Q 比值增大。此时虽然肺通气正常,但却降低了肺换气的效率。

(2)V/Q 比值减小　　当部分肺泡通气不良如支气管痉挛时,血液流经通气不良的肺泡不能充分进行气体交换,形成功能性动-静脉短路,V/Q 比值减小。此时,肺血流量正常,但肺换气效率也降低。

三、组织换气

在组织中,由于细胞代谢不断消耗 O_2,同时产生 CO_2,组织内 PO_2 较动脉血 PO_2 低,而 PCO_2 较动脉血 PCO_2 高。当动脉血流经组织毛细血管时,在分压差的作用下,O_2 从血液扩散入组织细胞,CO_2 则从组织细胞扩散入血液,完成组织换气过程。结果使动脉血成为含 CO_2 较多、含 O_2 较少的静脉血。

第三节　气体在血液中的运输

学习目标

6-14　教学 PPT

1. 掌握氧和二氧化碳的运输方式。
2. 熟悉血氧容量、血氧含量、血氧饱和度、动-静脉氧含量差及发绀的概念。
3. 了解氧离曲线。

气体在血液中的运输,是肺换气和组织换气之间的重要环节。O_2 和 CO_2 在血液中的运输有物理溶解、化学结合两种方式,其中以化学结合为主。

一、氧的运输

动脉血 PO_2 为 100mmHg 时,溶解在血浆中的 O_2 量很少,约占血液总含氧量的 1.5%,但却是实现化学结合所必需的中间步骤。O_2 的主要运输形式是化学结合,绝大部分(98.5%)O_2 进入红细胞,通过与血红蛋白(Hb)的结合而运输。

6-15　视频:
氧的运输

(一)O_2 与血红蛋白的结合

每个 Hb 分子由一个珠蛋白和四个血红素组成,每个珠蛋白有四条多肽链,每条多肽链与一个血红素结合而构成 Hb 的亚单位。每个血红素分子的基团中心为一个二价铁(Fe^{2+}),Fe^{2+} 能与 O_2 结合,每个 Hb 分子能结合 4 分子的 O_2。

O_2 与红细胞中的血红蛋白结合的过程称为氧合,形成氧合血红蛋白(HbO_2)。氧合不同于氧化,它是一种快速、可逆和不需酶催化的过程。当血液流经肺时,O_2 从肺泡扩散入血液,使血中 PO_2 升高,促使 O_2 与 Hb 氧合,形成 HbO_2;当血液流经组织时,O_2 从血液扩散入组织,使血液中 PO_2 降低,从而导致 HbO_2 解离,释放出 O_2 而成为去氧血红蛋白(Hb)。

(二)常用的血氧指标

评价血红蛋白结合 O_2 的情况时,常用 Hb 氧容量、Hb 氧含量、Hb 氧饱和度等指标。

1. Hb 氧容量　通常将 1L 血液中 Hb 所能结合的最大 O_2 量,称为 Hb 氧容量,也称血氧容量。血氧容量取决于血红蛋白的质(与氧结合的能力)和量,其正常值约为 200mL/L。

2. Hb 氧含量　1L 血液中 Hb 实际结合的 O_2 量,称为 Hb 氧含量,也称血氧含量。血氧含量主要取决于血氧分压和血氧容量,动脉血氧含量约为 195mL/L,静脉血氧含量约为

$145mL/L$。

3. Hb 氧饱和度　Hb 氧含量与 Hb 氧容量的百分比,称为 Hb 氧饱和度,又称血氧饱和度。正常动脉血氧饱和度为 98%;静脉血氧饱和度为 75%。

4. 动-静脉氧含量差　动脉血氧含量与静脉血氧含量之间的差值,称为动-静脉氧含量差,反映组织摄取氧和利用氧的情况,正常人约为 $50mL/L$。

HbO_2 呈鲜红色,去氧 Hb 呈暗红色。正常情况下,毛细血管中去氧 Hb 的平均浓度为 $26g/L$。当血液中去氧 Hb 含量达到 $50g/L$ 以上时,口唇、甲床等处出现青紫色,称为发绀。发绀一般表示人体缺氧,但也有例外。比如红细胞增多时,血液中去氧 Hb 含量可超过 $50g/L$,即使不缺氧,也可发绀;而严重贫血患者因 Hb 含量大幅减少,虽有缺氧,但血液中去氧 Hb 达不到 $50g/L$,所以不发绀;CO 中毒者,由于 Hb 与 CO 结合形成 HbCO,使 Hb 失去与 O_2 结合的能力,可造成人体缺氧,但患者并不发绀,而是出现 HbCO 特有的樱桃红色。

(二)氧解离曲线

表示血氧分压与血氧饱和度关系的曲线,称为氧解离曲线,简称氧离曲线。如图 6-6 所示,在一定范围内,血氧饱和度与氧分压呈正相关,但并非完全的线性关系,而是呈近似 S 形的曲线。该曲线的形态有重要的生理及临床意义。

6-16　视频:氧离曲线

1. 曲线上段较平坦　当血液 PO_2 在 $60\sim100mmHg$ 时,虽然 PO_2 变化较大,但血氧饱和度变化却不大,曲线较平坦。因此,在高原地区或轻度呼吸功能不全时,只要血 PO_2 不低于 $60mmHg$,血氧饱和度就可维持在 90% 以上,不致发生明显缺氧。但同时也使某些疾病在早期缺氧阶段,不易被察觉而延误治疗。

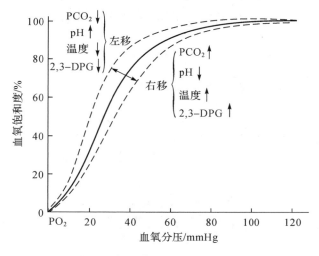

图 6-6　氧离曲线及主要影响因素

2. 曲线中段较陡　当 PO_2 在 $40\sim60mmHg$ 时,血氧饱和度随 PO_2 的下降而迅速降低,曲线较陡。这表明此时 Hb 与 O_2 的亲和力较低,有利于释放 O_2。在安静状态下,动脉血流经组织后,PO_2 便由 $100mmHg$ 降至 $40mmHg$,血氧饱和度则由 98% 降至 75%,1L 血液释放出约 $50mL\ O_2$ 供组织利用。

3. 曲线下段最陡　当 PO_2 在 $15\sim40mmHg$ 时,曲线最陡,表明 PO_2 稍有下降,血氧饱和度就明显降低。这说明此时有更多的 O_2 从 HbO_2 中解离出来。当组织活动加强时,PO_2 可降至 15mmHg 左右,血液流经后,血氧饱和度降至 22%,每升血液能供给组织约 150mL O_2,为安静时的 3 倍。因此,临床上对慢性阻塞性肺病患者采取低流量持续吸氧治疗,可大大改善缺氧状态。

氧离曲线受 PCO_2、pH、温度及 2,3-二磷酸甘油酸(2,3-DPG,产生于红细胞糖酵解)等多种因素的影响。血液中 PCO_2 升高、pH 下降、温度升高或 2,3-DPG 增多时,氧离曲线右移,即 Hb 与 O_2 的亲和力降低,有利于释放 O_2;反之,氧离曲线左移,Hb 与 O_2 的亲和力增加,不利于释放 O_2。

二、二氧化碳的运输

物理溶解的 CO_2 约占血液中 CO_2 总运输量的 5%,其余 95% 是以化学结合的形式运输。CO_2 在血液中的化学结合形式有碳酸氢盐和氨基甲酰血红蛋白两种。

(一)碳酸氢盐

碳酸氢盐是 CO_2 在血液中运输的最主要形式。组织细胞生成的 CO_2 扩散入血液,大部分进入红细胞,在碳酸酐酶催化下与 H_2O 结合形成 H_2CO_3,H_2CO_3 迅速解离成 H^+ 和 HCO_3^-。生成的 HCO_3^- 除一小部分与细胞内的 K^+ 结合为 $KHCO_3$ 外,大部分扩散入血液,与 Na^+ 结合生成 $NaHCO_3$ 进行运输。

(二)氨基甲酰血红蛋白

以氨基甲酰血红蛋白形式运输的 CO_2 量,占 CO_2 运输总量的 7%。一部分进入红细胞的 CO_2 与 Hb 的氨基结合,形成氨基甲酰血红蛋白(HbNHCOOH)而进行运输。

第四节　呼吸运动的调节

6-17　教学 PPT

 学习目标

1. 掌握动脉血中 PCO_2、PO_2 和 H^+ 浓度变化对呼吸运动的影响。
2. 熟悉呼吸的基本中枢和调整中枢。
3. 了解肺牵张反射。

呼吸运动是一种节律性活动,其运动既具有随意性,又具有自主性。呼吸的深度和频率随机体内外环境的变化而变化。呼吸节律的形成及其与代谢水平适应的过程,都是通过机体的调节机制而实现。

一、呼吸中枢

呼吸中枢是指中枢神经系统内与呼吸运动产生和调节有关的神经细胞群,广泛分布于各级中枢中。延髓内存在能产生一定呼吸节律的基本中枢,但仅有延髓控制的呼吸节律是不正常的;脑桥作为呼吸调整中枢,具有抑制吸气并使吸气向呼气转化的作用。因此,形成正常的呼吸节律,需要延髓与脑桥共同作用。此外,呼吸还受脑桥以上高位中枢的影响,如大脑皮层、边缘系统、下丘脑等。大脑皮层控制着随意呼吸,以保证其他与呼吸运动相关活动的完成,如说话、唱歌、咳嗽、吞咽时,在一定限度内能随意屏气或加深加快呼吸。

二、呼吸的反射性调节

(一)肺牵张反射

肺扩张或缩小而引起呼吸的反射性变化,称肺牵张反射,也称黑-伯反射。该反射包括肺扩张反射和肺缩小反射,其感受器位于从气管到细支气管的平滑肌中,属于牵张感受器。当肺扩张时,牵拉呼吸道,使感受器兴奋,冲动经迷走神经传入延髓,通过一定的神经联系,使吸气转为呼气。肺牵张反射的意义在于阻止吸气过深过长,促使吸气及时转为呼气,使呼吸变浅变快。

平静呼吸时,肺牵张反射几乎不参与人体的呼吸调节。在肺炎、肺水肿、肺充血等病理情况下,由于肺顺应性降低,肺扩张时对气道的牵张刺激较强,可引起该反射。

(二)化学感受性反射

动脉血或脑脊液中的 PO_2、PCO_2 和 H^+ 浓度的变化,可通过化学感受器,反射性地调节呼吸运动,从而维持内环境中 PO_2、PCO_2 和 H^+ 浓度的相对稳定。

6-18 视频:化学感受器

1. 化学感受器 参与呼吸调节的化学感受器按其所在部位不同,分为外周化学感受器和中枢化学感受器(图 6-7)。

(1)外周化学感受器 外周化学感受器位于颈动脉体(颈动脉小球)和主动脉体(主动脉小球)。当动脉血中 PO_2 降低、PCO_2 升高或 H^+ 浓度升高时,外周化学感受器受到刺激而兴奋,冲动经窦神经(以后并入舌咽神经)和主动

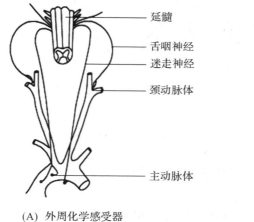

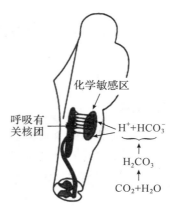

(A) 外周化学感受器   (B) 中枢化学感受器

图 6-7 外周化学感受器和中枢化学感受器

脉神经(以后并入迷走神经)传至延髓,兴奋呼吸中枢,引起呼吸加深加快和血液循环变化。其中,颈动脉体对呼吸调节的作用较主动脉体强。

(2)中枢化学感受器 中枢化学感受器位于延髓腹外侧的浅表部位,与呼吸中枢邻近,对脑脊液和局部细胞外液中的 H^+ 浓度变化敏感。由于外周血中的 H^+ 不易通过血-脑屏障,故外周血 pH 变动对中枢化学感受器的作用不大。但外周血中的 CO_2 能迅速通过血-脑屏障,在碳酸酐酶作用下,与 H_2O 形成 H_2CO_3,再解离出 H^+,刺激中枢化学感受器,引起呼吸中枢兴奋(图 6-7)。中枢化学感受器不感受低 O_2 刺激,但对 CO_2 的敏感性比外周化学感受器高。

6-19　视频：CO_2、H^+ 和 O_2 对呼吸的调节

6-20　知识拓展：周期性呼吸

2. CO_2、H^+ 和 O_2 对呼吸的调节

（1）CO_2 对呼吸的调节　　CO_2 是调节呼吸运动最重要的体液因素。血液中保持一定浓度的 CO_2 是维持呼吸中枢正常兴奋性的必要条件。如过度通气，排出 CO_2 过多，血中 PCO_2 过低，可引起呼吸暂停。动脉血 PCO_2 在一定范围内升高，可加强对呼吸中枢的刺激，使呼吸加深加快。但动脉血 PCO_2 过高，可抑制呼吸中枢活动，引起呼吸困难、头痛、头晕，甚至昏迷，出现 CO_2 麻醉。CO_2 通过刺激中枢化学感受器和外周化学感受器兴奋呼吸中枢，但以前者为主。

（2）H^+ 对呼吸的调节　　动脉血中 H^+ 浓度增高时，呼吸加深加快，肺通气量增加；H^+ 浓度降低时，呼吸抑制。由于 H^+ 不易通过血-脑屏障，因此外周血 H^+ 对呼吸的调节主要通过刺激外周化学感受器而实现。

（3）O_2 对呼吸的调节　　动脉血 PO_2 降低时，呼吸加深加快，肺通气量增加。但只有当动脉血中 PO_2 降低到 80mmHg 以下时，才出现可觉察到的效应。低 O_2 对呼吸中枢的直接作用是抑制，并随低 O_2 程度的加重而加强。然而在轻、中度低 O_2 情况下，可通过刺激外周化学感受器使呼吸中枢兴奋，这在一定程度上抵消了低 O_2 对中枢的直接抑制作用。但在严重低 O_2 时，外周化学感受性反射不足以抵消低 O_2 对中枢的直接抑制作用，导致呼吸抑制。

综上所述，血液 PCO_2 升高、H^+ 浓度升高、PO_2 降低都有兴奋呼吸的作用，尤以 PCO_2 的作用显著。但在整体情况下，三者互相影响、互相作用，效果既可发生总和而加大，也可相互抵消而减弱。

第五节　缺　氧

学习目标

6-21　教学PPT

1. 掌握缺氧的概念，缺氧的类型及其血氧变化特点。

2. 熟悉缺氧的常见原因，缺氧时人体功能与代谢变化。

3. 了解机体对缺氧耐受性的影响因素，吸氧治疗。

当组织细胞的供氧不足或组织细胞利用氧的能力障碍时，机体发生功能、代谢甚至形态结构异常的病理过程，称为缺氧。缺氧是许多疾病中常见的病理过程，也是导致死亡的直接原因之一。

6-22　视频：乏氧性缺氧

一、缺氧的类型、原因及血氧变化特点

（一）乏氧性缺氧

动脉血氧分压降低，使动脉血氧含量减少而导致的缺氧，称为乏氧性缺氧，又称低张性缺氧。

1.原因

（1）吸入气氧分压过低　大气氧分压低，多见于海拔3000m以上的高空或高原，也可发生于通风不好的矿井、坑道。吸入气氧分压过低引起的缺氧，又称大气性缺氧。

（2）外呼吸功能障碍　由肺通气功能和肺换气功能障碍所致，故又称呼吸性缺氧。

（3）静脉血分流入动脉　多见于先天性心脏病，如室间隔缺损伴肺动脉高压，右心室内静脉血进入左心室。

2.血氧变化特点　动脉血氧分压、血氧含量、血氧饱和度均下降，血氧容量正常。由于动脉血氧分压下降，使弥散入组织细胞的氧减少，动-静脉氧含量差一般减少。但在慢性缺氧时，组织利用氧的能力可代偿性增强，动-静脉氧含量差变化就不明显。乏氧性缺氧患者的皮肤、黏膜可出现发绀。

6-23　视频：
血液性缺氧

（二）血液性缺氧

由于血红蛋白数量减少或性质改变，导致血液携带氧的能力降低而引起的缺氧，称为血液性缺氧。

1.原因

（1）贫血　各种原因引起的严重贫血，使血红蛋白的数量减少所致的缺氧，又称贫血性缺氧。

（2）一氧化碳中毒　CO与血红蛋白结合的能力比O_2大210倍，血红蛋白与CO结合形成碳氧血红蛋白（HbCO），从而失去携氧功能。此外，CO还能抑制红细胞内糖酵解，减少2,3-DPG生成，使氧离曲线左移，不利于氧的释放。

（3）高铁血红蛋白血症　血红蛋白中的二价铁在氧化剂如亚硝酸盐的作用下转化成三价铁，形成高铁血红蛋白，从而丧失携带氧的能力。若大量摄入不新鲜的蔬菜或新腌制的咸菜等食物，经肠道细菌作用可将其中的硝酸盐还原为亚硝酸盐，引起高铁血红蛋白血症。

2.血氧变化特点　血氧容量、血氧含量降低，动脉血氧分压、血氧饱和度正常，动-静脉氧含量差略低于正常。血液性缺氧时，由于外呼吸功能正常，故动脉血氧分压正常，但由于血红蛋白量减少或性质改变，使血氧容量和血氧含量降低，而血氧饱和度可保持正常。血液性缺氧时，血氧含量减少，影响组织供氧，因而动-静脉氧含量差略低于正常。

血液性缺氧的患者一般不发绀。严重贫血患者脸色苍白；一氧化碳中毒者皮肤、黏膜呈樱桃红色；高铁血红蛋白血症的患者皮肤、黏膜呈咖啡色或青石板色，由于患者是食用含硝酸盐的食物后，经肠道吸收而形成高铁血红蛋白血症，并非真正意义上的发绀，因此称为"肠源性发绀"。

6-24　视频：
循环性缺氧

（三）循环性缺氧

由组织血流量减少，导致组织供氧减少所引起的缺氧，称为循环性缺氧，又称低动力性缺氧。

1.原因

（1）全身性血液循环障碍　见于休克、心力衰竭，心输出量减少，导致组织细胞供氧减少，而引起缺氧。

（2）局部性血液循环障碍　见于栓塞、血管病变如动脉粥样硬化或脉管炎等。

2.血氧变化特点　动脉血氧分压、血氧容量、血氧含量、血氧饱和度均正常，只有动-静脉氧含量差显著增大。循环性缺氧时，由于血流缓慢，血液流经毛细血管的时间延长，单位容量血液中弥散到组织的氧增多,使静脉血氧含量降低,导致动-静脉氧含量差大于正常。由于静脉血氧含量降低,使去氧血红蛋白增多,易出现发绀。

(四)组织性缺氧

6-25　视频:
组织性缺氧

由组织细胞利用氧障碍而引起的缺氧,称为组织性缺氧。

1.原因

(1)组织细胞中毒　如氰化物、硫化物等毒物引起的组织细胞中毒。最典型的是氰化物中毒,使细胞色素氧化酶失去传递电子的作用,导致呼吸链中断,组织细胞无法利用氧生成 ATP。

(2)细胞线粒体损伤　放射线、氧中毒及细菌毒素如内毒素,可损伤线粒体,导致细胞氧利用障碍。

(3)维生素缺乏　维生素 B_2、泛酸、烟酸、烟酰胺等均是呼吸链中脱氢酶的辅酶组成成分,这些维生素的缺乏,也可影响呼吸链功能,导致细胞氧利用障碍。

2.血氧变化特点　动脉血氧分压、血氧容量、血氧含量、血氧饱和度均正常,主要是动-静脉氧含量差显著减小。由于组织细胞利用氧障碍,静脉血氧含量升高,动-静脉氧含量差小于正常。因毛细血管中氧合血红蛋白的量高于正常水平,所以此类患者皮肤、黏膜呈玫瑰红色。

缺氧虽分为上述四种类型,但临床所见的缺氧往往是混合型的。如心力衰竭,既有循环障碍引起的循环性缺氧,又可继发肺淤血、水肿而引起乏氧性缺氧。因此,具体患者需全面具体分析。

关于四类缺氧的比较见表 6-3。

表 6-3　四类缺氧的比较

类型	常见原因	基本发病环节	血氧指标变化					皮肤黏膜颜色
			分压	容量	含量	饱和度	氧差	
乏氧性缺氧	吸入气氧分压过低,外呼吸功能障碍,静脉血分流入动脉	PaO_2 下降	↓	正常	↓	↓	↓或正常	发绀
血液性缺氧	贫血,一氧化碳中毒,高铁血红蛋白血症	Hb 量减少 Hb 质异常	正常	↓	↓	正常	↓	苍白色 樱桃红色 咖啡色
循环性缺氧	心衰,休克,局部血液循环障碍	组织细胞有效血供不足	正常	正常	正常	正常	↑	发绀
组织性缺氧	组织中毒,组织细胞损伤,维生素缺乏	组织细胞利用氧障碍	正常	正常	正常	正常	↓	玫瑰红色

二、缺氧时人体的功能和代谢变化

不同类型缺氧引起的变化不尽相同,既有相似之处,又有各自的特点。以下以乏氧性缺氧为例,说明缺氧时机体的功能和代谢变化。

(一)呼吸系统的变化

1.肺通气增强　乏氧性缺氧时,由于动脉血氧分压降低,可刺激颈动脉体和主动脉体化学感受器,反射性引起呼吸加深加快,从而增加肺通气量。同时,呼吸加深使胸内负压增大,促进静脉血回流,增加心输出量和肺血流量,有利于氧的摄取和运输。但严重缺氧可抑制呼吸中枢。其他类型的缺氧如 PaO_2 正常,一般不发生呼吸增强。

2.肺水肿　急性乏氧性缺氧如快速登上 4000m 以上高原时,机体可发生急性肺水肿,出现胸闷、呼吸困难、咳粉红色泡沫样痰、肺部有湿性啰音、皮肤黏膜发绀等。其发病机制可能与肺血管收缩导致肺动脉高压、微血管通透性增高有关。

(二)循环系统的变化

1.心输出量增加　缺氧时交感-肾上腺髓质系统兴奋性增强,使心率加快、心肌收缩力增强,心输出量增加。此外,呼吸运动增强有利于静脉血回流,心输出量增加。但严重缺氧时,由于心肌 ATP 生成减少,心肌收缩力降低,心输出量减少。

2.血液重新分布　急性缺氧时,交感神经兴奋,皮肤、腹腔内脏的血管收缩,血流量减少;而心、脑组织缺氧时生成大量乳酸、腺苷、PGI_2 等扩血管物质,血流量相应增加。这种血流分布的改变有利于保证心、脑等重要器官的血供。

3.肺血管收缩　缺氧可引起肺小动脉收缩,有利于保持适当的通气/血流比值,其发生机制:①交感神经作用:交感神经兴奋,作用于肺血管的 α 受体引起血管收缩。②体液因素作用:缺氧可促使肺肥大细胞、血管内皮细胞、肺泡巨噬细胞释放白三烯、血栓素 A_2、内皮素等介质,引起肺血管收缩。③直接作用:缺氧使血管平滑肌紧张度增加。慢性缺氧使肺小动脉持续收缩,引起肺动脉压升高,可导致右心肥大甚至心力衰竭。

4.毛细血管增生　长期慢性缺氧可促使毛细血管增生,尤其见于心、脑及骨骼肌等组织,有利于增加细胞的供氧量。

(三)血液系统的变化

1.红细胞增多　慢性缺氧时,肾脏生成促红细胞生成素增多,使红细胞数量增加,以提高组织的供氧量。

2.红细胞向组织释放氧的能力增强　缺氧时糖酵解加强,红细胞内 2,3-DPG 生成增加,导致氧离曲线右移,血红蛋白与氧的亲和力降低,有利于氧的释放。

(四)中枢神经系统的变化

脑对缺氧十分敏感,且对缺氧的耐受性差。急性缺氧可出现头痛、情绪激动、记忆力、判断力降低或丧失。慢性缺氧可表现为注意力不集中、易疲劳、嗜睡及精神抑郁等。严重缺氧可导致烦躁不安、惊厥、昏迷甚至死亡。

缺氧时中枢神经系统功能障碍的机制:①缺氧使 ATP 生成不足,钠泵功能障碍,引起钠水潴留,导致脑细胞水肿。②缺氧及酸中毒使脑血管通透性增高,导致脑间质水肿,引起颅内压升高。③酸中毒、细胞内 Ca^{2+} 超载引起溶酶体酶释放,造成脑细胞坏死。

(五)组织细胞的变化

1.组织细胞的代偿性反应　①组织细胞利用氧的能力增强:慢性缺氧时,细胞内线粒体的数目增加,细胞内呼吸功能加强。②肌红蛋白增加:慢性缺氧可使肌肉中肌红蛋白含量增多,增加氧在体内的储存。③低代谢状态:缺氧可使细胞的耗能过程减弱,如糖、蛋白质合成减少,离子泵功能降低,使细胞处于低代谢状态,有利于机体在缺氧环境下生存。

2.细胞损伤　①细胞膜损伤:缺氧时细胞膜受损,通透性增高,Na^+ 内流增多而引起细胞水肿。②线粒体损伤:轻度缺氧时线粒体的呼吸功能代偿性增强,严重缺氧时线粒体肿胀、嵴崩解及坏死,细胞呼吸停止。③溶酶体损伤:缺氧所致的酸中毒和钙超载可使溶酶体肿胀、破裂、溶酶体酶大量释放,溶解细胞及其周围组织。

三、影响人体对缺氧耐受性的因素

机体在不同条件下对缺氧的耐受性不同。影响机体对缺氧耐受性的因素很多,如年龄、功能状态、营养、锻炼、气候等,这些因素主要通过影响机体代谢率和代偿能力而起作用。

(一)机体的代谢率

当机体的代谢率升高时,如发热、甲状腺功能亢进、情绪激动、寒冷、体力劳动等,耗氧量增加,机体对缺氧的耐受性就降低。而体温降低、神经系统功能抑制则能降低机体的代谢率,增加人体对缺氧的耐受性。因此,将低温麻醉应用于心脏外科手术,可延长手术必需的阻断血流时间。

(二)机体的代偿能力

机体通过呼吸、循环和血液系统的代偿性反应,能增加组织供氧并提高组织利用氧的能力。但这些代偿性反应存在个体差异,如心肺疾病、贫血患者对缺氧的耐受性较低,老年人因心肺的代偿能力降低、骨髓的造血功能减弱,对缺氧的耐受性也降低。此外,体育锻炼可使心肺的代偿功能增强,从而增加机体对缺氧的耐受性。

6-26　案例:
缺氧

四、缺氧的防治原则

(一)去除病因

首先应尽快消除引起机体缺氧的病因,如尽快脱离缺氧环境、改善肺的通气和换气功能、对组织性缺氧患者及时解毒等。

(二)吸氧治疗

缺氧患者可进行吸氧治疗,通过增加吸入气中的氧浓度,提高动脉血PO_2,从而增加血氧含量,以改善机体缺氧。氧疗对乏氧性缺氧的效果最好,能提高动脉血PO_2,增加组织供氧;CO 中毒患者可吸入纯氧(可在高压氧舱内治疗),以提高血液氧分压,竞争与 CO 结合的血红蛋白。对合并有 CO_2 潴留的患者,吸氧浓度不宜超过 30%,并采取低流量持续给氧。

6-27　知识
拓展:氧中毒

第六节　呼吸衰竭

 学习目标

1.掌握呼吸衰竭的概念和分型,肺通气功能障碍的发病机制,呼吸衰竭的氧疗原则。

2.熟悉呼吸衰竭的发生机制,呼吸衰竭时人体的代谢和功能变化。

3.了解呼吸衰竭的防治原则。

6-28　教学
PPT

呼吸衰竭是指由于外呼吸功能严重障碍,导致动脉血氧分压(PaO_2)低于 60mmHg,伴有或不伴有动脉血二氧化碳分压($PaCO_2$)增高(高于 50mmHg)的病理过程。不伴有 $PaCO_2$ 增高的称为 I 型呼吸衰竭(低氧血症型呼吸衰竭),伴有 $PaCO_2$ 增高的称为 II 型呼吸衰竭(低氧血症伴高碳酸血症型呼吸衰竭)。此外,根据主要的发病机制不同,呼吸衰竭可分为通气性呼吸衰竭和换气性呼吸衰竭;根据病程经过不同,可分为急性呼吸衰竭和慢性呼吸衰竭。

一、呼吸衰竭的病因和发生机制

(一)肺通气功能障碍

1.限制性通气不足　由于肺泡的扩张受限制而引起的通气不足,称为限制性通气不足。

(1)呼吸肌活动障碍　①中枢或周围神经损害:如脑外伤、脑炎、脑血管意外、脊髓炎等。②呼吸肌本身病变:如呼吸肌萎缩、重症肌无力、低钾血症等。

(2)胸廓和肺的顺应性下降　①胸廓弹性阻力增大:如严重的胸廓畸形、多发性肋骨骨折、胸膜纤维化等。②肺弹性阻力增大:如严重的肺纤维化、肺泡表面活性物质减少等。

6-29 视频:
肺通气功能
障碍

2.阻塞性通气不足　由于气道狭窄或阻塞引起的通气不足,称为阻塞性通气不足。常见于慢性支气管炎、阻塞性肺气肿、支气管哮喘、喉头水肿、异物阻塞或肿瘤压迫等。

(1)中央气道阻塞　指气管分叉处以上的气道阻塞。若阻塞发生于胸外,如急性喉炎、声带水肿、异物等,吸气时气体流经病变部位引起的压力降低,可使气道内压明显低于大气压,导致气道狭窄加重;呼气时则相反,气道内压力大于大气压而使阻塞减轻[图 6-8(A)],故患者表现为吸气性呼吸困难,出现三凹征(胸骨上窝、锁骨上窝和肋间隙明显凹陷)。阻塞如发生于胸内,吸气时由于气道内压大于胸内压可使阻塞减轻,用力呼气时则可因胸内压大于气道内压而使阻塞加重,故表现为呼气性呼吸困难[图 6-8(B)]。

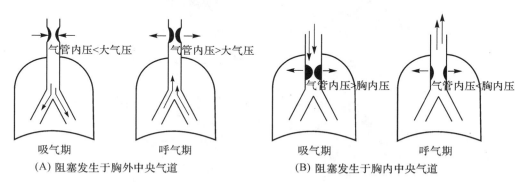

(A) 阻塞发生于胸外中央气道　　　　(B) 阻塞发生于胸内中央气道

图 6-8　不同部位气道阻塞所致气道阻力的变化

(2)外周气道阻塞　指内径小于 2mm 的细支气管阻塞。主要见于慢性支气管炎、慢性阻塞性肺气肿、支气管哮喘等,常发生呼气性呼吸困难。

通气功能障碍的特点是总肺泡通气量不足,使 O_2 的吸入和 CO_2 的排出均发生障碍,肺泡内气体的 PO_2 降低、PCO_2 升高,血液流经肺泡时不能充分进行气体交换时,必然导致 PaO_2 降低、$PaCO_2$ 升高,发生 II 型呼吸衰竭。

(二)肺换气功能障碍

6-30 视频：
肺换气功能
障碍

1.呼吸膜面积减少　正常成人呼吸膜面积的储备量很大,因而只有当呼吸膜面积减少一半以上时,才会引起肺换气功能障碍。常见于肺实变、肺不张、肺叶切除等。

2.呼吸膜厚度增加　正常呼吸膜非常薄,气体交换可迅速完成。肺水肿、肺纤维化、肺泡毛细血管扩张等,使呼吸膜厚度明显增加,气体扩散距离增大,从而影响气体交换。

3.血液与肺泡接触时间过短　正常人静息状态时,血液流经肺泡毛细血管的时间足以进行充分的气体交换。但当体力活动增加时,心输出量增加、肺血流加快,血液流经肺泡毛细血管的时间过短,导致气体扩散量下降,影响气体交换。

4.V/Q 比值失调　正常时肺泡通气量与肺血流量的比例约为 0.84,如 V/Q 比值失调,气体交换则不能正常进行。

(1)部分肺泡 V/Q 比值降低

①功能性分流:支气管哮喘、慢性支气管炎、阻塞性肺气肿等引起的阻塞性通气不足,以及肺纤维化、肺不张等引起的限制性通气不足,均可导致肺泡通气量减少,而血流量仍正常,因此V/Q 比值降低,流经这部分肺泡的静脉血未经充分的气体交换便掺入动脉血内,使 PaO_2 降低。这种情况类似动-静脉短路,故称功能性分流,又称静脉血掺杂(图 6-9)。

②解剖分流:生理情况下,肺内有一部分静脉血经支气管静脉和极少的肺内动-静脉交通支直接流入肺静脉,这属于解剖分流(真性分流),其血流量约占心输出量的 2%～3%。支气管扩张等情况下,肺内动-静脉短路而大量开放,使解剖分流增加。导致 PaO_2 降低。吸氧对功能性分流所致的 PaO_2 降低有效,而对解剖分流所致 PaO_2 降低无明显作用(图 6-9)。

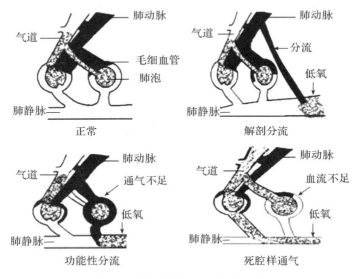

图 6-9　肺泡通气与血流比值失调

(2)部分肺泡 V/Q 比值升高　肺动脉栓塞、肺 DIC、肺动脉压降低等,使部分肺泡血流量减少,V/Q 比值升高,肺泡内气体不能被充分利用,增加了肺泡无效腔,结果使 PaO_2 降低。这种情况又称死腔样通气(图 6-9)。

由于 CO_2 的扩散速率比 O_2 快 2 倍,因此单纯的肺换气障碍主要表现为 PaO_2 降低,引起 Ⅰ型呼吸衰竭。但临床上单纯的肺换气障碍、肺通气障碍比较少见,以上这些因素往往同时存在或相继发生作用。

二、呼吸衰竭时人体的代谢和功能变化

(一)酸碱平衡及电解质紊乱

外呼吸功能障碍可引起各型酸碱平衡紊乱,但混合型酸碱平衡紊乱更为常见。Ⅱ型呼吸衰竭时,大量 CO_2 潴留,可引起呼吸性酸中毒,此时可并发高血钾和低血氯。严重缺氧使乳酸等无氧酵解产物增多,发生代谢性酸中毒。换气功能障碍时,缺氧使呼吸代偿加强,CO_2 排出过多,$PaCO_2$ 显著下降,可发生呼吸性碱中毒。

6-31 知识拓展:急性呼吸窘迫综合征

(二)呼吸系统变化

呼吸衰竭时呼吸功能的变化大多由原发病引起。低氧血症时 PaO_2 低于 60mmHg,刺激颈动脉体与主动脉体化学感受器,反射性地使通气明显加强。而 CO_2 潴留主要通过中枢化学感受器,使呼吸中枢兴奋,引起呼吸加深加快。阻塞性通气障碍时,可因阻塞部位不同而表现为吸气性呼吸困难或呼气性呼吸困难。中枢性呼吸衰竭可出现呼吸浅慢或出现潮式呼吸、间歇呼吸、叹气样呼吸等呼吸节律紊乱。

(三)中枢神经系统变化

中枢神经系统对缺氧最敏感。当 PaO_2 为 60mmHg 时,可出现智力和视力轻度减退;当 PaO_2 迅速降至 $40\sim50$mmHg 以下时,就会引起一系列神经精神症状,如头痛、烦躁不安、定向与记忆障碍、精神错乱、嗜睡,甚至惊厥和昏迷;当 PaO_2 低于 20mmHg 时,可对神经细胞造成不可逆性的损害。由呼吸衰竭引起的脑功能障碍,称为肺性脑病。肺性脑病是慢性阻塞性肺病晚期的常见并发症,它的发生与酸中毒及缺氧造成脑血管扩张、脑水肿有关。

(四)循环系统变化

一定程度的缺氧和高碳酸血症可反射性兴奋心血管中枢,使心率加快、心肌收缩力加强,引起皮肤及腹腔内脏血管收缩,同时引起心、脑血管扩张。这种代偿反应有助于改善心、脑等重要脏器的血液供应。但严重的缺氧和高碳酸血症可抑制心血管中枢,并可直接损伤心肌;缺氧还可引起肺血管收缩,导致肺动脉高压。心肌受损加上肺动脉高压造成右心后负荷过重,可发生右心肥大甚至衰竭,称肺源性心脏病。

三、呼吸衰竭的防治原则

(一)防治原发疾病,去除诱因

针对引起呼吸衰竭的原发疾病进行预防,或发病后及时进行处理。对于可能引起呼吸衰竭的疾病,还须防止诱因的作用。

(二)畅通呼吸道,改善通气

常用的方法有:①清除呼吸道内容物或分泌物。②解除支气管痉挛。③抗感染治疗,减轻呼吸道的水肿,改善分泌情况。④必要时行气管插管或气管切开术。⑤给予呼吸中枢兴奋剂。⑥掌握适应证,正确使用呼吸机械辅助通气。

(三)改善缺氧

6-32 案例：
呼吸衰竭

　　无论是Ⅰ型呼吸衰竭还是Ⅱ型呼吸衰竭，都必定存在缺氧，所以给患者吸氧是十分必要的。Ⅰ型呼吸衰竭有缺氧而无 CO_2 潴留，可吸入较高浓度的氧（一般不超过 50%）。而发生慢性Ⅱ型呼吸衰竭时，由于长时间 CO_2 潴留使中枢化学感受器对 CO_2 的刺激发生适应，但外周化学感受器对低 O_2 刺激的适应很慢，此时低 O_2 成为驱动呼吸的主要因素。因此，慢性Ⅱ型呼吸衰竭患者不宜快速给氧，以免突然解除低 O_2 刺激，导致呼吸暂停，而应采用持续低浓度（<30%）、低流量（1～2L/min）给氧。

(四)密切观察监护，综合治疗

　　注意纠正酸碱平衡紊乱与电解质紊乱，维持心、脑、肾等重要脏器的功能，预防肺性脑病、肺源性心脏病等并发症的发生。

习题

6-33 习题
答案

一、名词解释

1.胸膜腔内压　2.肺泡表面活性物质　3.肺活量　4.用力肺活量
5.每分肺通气量　6.每分肺泡通气量　7.通气/血流比值　8.血氧容量
9.血氧含量　10.血氧饱和度　11.发绀　12.缺氧　13.呼吸衰竭

二、问答题

1.说明胸内负压的生理意义及气胸的危害。
2.分析动脉血中 PCO_2、PO_2 和 H^+ 浓度变化对呼吸的影响及其机制。
3.试述血液性缺氧的血氧特点，并说明常见的产生原因及其皮肤颜色变化。
4.慢性Ⅱ型呼吸衰竭患者给予吸氧时应注意什么？为什么？

　　　　　　　　　　　　　　　　　　　　　　　　（章　皓　陈慧玲）

第七章

消化系统

　　消化系统的基本功能是摄取、消化食物和吸收营养、排出食物残渣。这些过程的完成有赖于整个胃肠道的协调活动。此外，消化系统还具有内分泌和免疫功能。

第一节　概　述

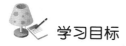 学习目标

　　1. 掌握消化和吸收的概念。

　　2. 熟悉交感神经、副交感神经对消化道运动和消化腺分泌的影响，消化器官的反射性调节方式。

　　3. 了解消化道平滑肌的一般生理特性，胃肠激素的作用。

7-1　教学PPT

　　机体所需的营养物质来自食物，除维生素、水和无机盐可被直接吸收利用外，蛋白质、脂肪和糖类等物质必须在消化道内被分解为结构简单的小分子物质，才能被吸收利用。

　　食物在消化道内被分解成小分子物质的过程，称为消化。食物的消化包括机械消化和化学消化。机械消化是指通过消化道的运动，将食物磨碎，与消化液充分混合，向消化道远端推送的过程；化学消化是指通过消化酶的作用，将食物中的大分子物质分解成可被吸收的小分子物质的过程。消化后的营养成分透过消化道黏膜进入血液或淋巴液的过程，称为吸收。消化和吸收是两个相辅相成、密切联系的过程。

一、消化道平滑肌的生理特性

　　除口腔、咽、食管上段的肌肉和肛门外括约肌是横纹肌外，其余部分的消化道肌肉都是平滑肌。与骨骼肌和心肌相比，消化道平滑肌的兴奋性较低、收缩缓慢，但伸展性很大，经常保持轻微的收缩状态，消化道平滑肌也具有自发的节律性运动，但频率低且节律不规则。消化道平滑肌对电刺激不敏感，而对机械牵张、温度、缺血和化学刺激敏感。

二、消化器官活动的调节

(一)神经调节

　　在整体水平上，消化道既受外来自主神经的支配，又受胃肠道内在神经丛的支配，两个系统相互协调统一，完成对胃肠功能的调节(图 7-1)。

　　1. 自主神经系统　除口腔、咽、食管上段及肛门外括约肌接受躯体神经支配外，消化道的其他部位均接受交感神经和副交感神经的双重支配。交感神经起自脊髓胸腰段侧角，副交感

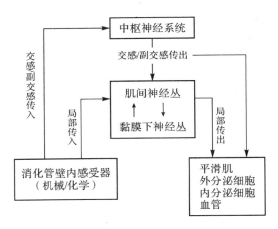

图 7-1　消化道的神经支配

神经来自迷走神经和盆神经。交感神经兴奋时,节后纤维末梢释放去甲肾上腺素,引起消化道活动减弱、消化腺分泌减少。副交感神经兴奋时,大多数节后纤维末梢释放乙酰胆碱,引起消化道活动增强、消化腺分泌增加,但对括约肌则使其舒张。

2.壁内神经系统　壁内神经构成消化道内相对独立而完整的神经网络系统,包括黏膜下神经丛和肌间神经丛,分布于食管中段至肛门的绝大部分消化管壁内。壁内神经丛含有运动神经元、感觉神经元和中间神经元,可完成局部反射。在正常情况下,壁内神经系统活动接受自主神经系统的调节。

3.消化器官活动的反射性调节　食物直接刺激消化道壁的机械和化学感受器,可引起非条件反射调节。食物的形象、颜色、气味及有关的语言、文字等刺激作用于相应感受器,反射性地引起消化腺分泌和消化道运动的改变,称为条件反射调节。如"望梅止渴"即是一例典型的消化活动的条件反射。通过反射性活动,消化系统各部分功能被有机联系起来,并与机体的整体活动相协调。

(二)体液调节

消化道被认为是体内最大也是最复杂的内分泌器官,由胃肠道黏膜的内分泌细胞合成并分泌的激素称为胃肠激素。胃肠激素的生理作用主要包括:①调节消化腺分泌和消化道运动。②调节其他激素的释放,如抑胃肽有促胰岛素分泌作用。③营养作用,如缩胆囊素能促进胰腺外分泌组织生长。表 7-1 列出了三种主要胃肠激素的名称及分泌部位、作用等。

表 7-1　三种胃肠激素的名称、主要分泌部位与生理作用

胃肠激素名称	主要分泌部位	主要生理作用
促胃液素	胃窦、十二指肠 G 细胞	促进胃酸和胃蛋白酶原分泌,使胃窦和幽门括约肌收缩,延缓胃排空,促进胃运动和消化道上皮生长
促胰液素	十二指肠黏膜 S 细胞	刺激胰液分泌,抑制胃酸分泌和胃肠道活动,抑制胃排空,促进胰外分泌部生长
缩胆囊素	十二指肠和空肠上段 I 细胞	刺激胆囊收缩,使壶腹括约肌舒张,刺激胰液分泌,引起幽门括约肌收缩,抑制胃排空

第二节 食物的消化

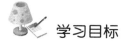

学习目标

1.掌握胃液、胰液、胆汁的主要成分和作用。

2.熟悉胃、小肠的运动形式及意义,胃排空的概念、特点及影响因素。

3.了解食物在口腔内的消化,消化期胃液分泌的分期及机制,小肠液的成分及作用,大肠的功能。

7-2   教 学 PPT

一、口腔内消化

消化过程从口腔开始。口腔对食物的消化有两种形式,一种是通过咀嚼进行机械消化,另一种是通过唾液进行较弱的化学性消化。

(一)唾液

人体口腔内有三对主要的唾液腺,即腮腺、下颌下腺和舌下腺,还有众多散在的小唾液腺,唾液是这些腺体分泌的混合液。

1.唾液的性质和成分   唾液是近中性(pH 6.0~7.0)的低渗或等渗液体,其中水分约占99%;有机物主要为粘蛋白,还有球蛋白、唾液淀粉酶、溶菌酶等;无机物有 Na^+、K^+、HCO_3^-、Cl^- 等。正常人每日分泌的唾液量为 800~1500mL。

2.唾液的作用   ①湿润和溶解食物:使食物易于被吞咽并产生味觉。②清洁和保护口腔:清除口腔中的食物残渣,冲淡进入口腔的有害物质,唾液中的溶菌酶和免疫球蛋白有杀灭细菌和病毒的作用。③初步消化淀粉:含有唾液淀粉酶(最适 pH 为 7.0 左右),可将部分熟淀粉分解为麦芽糖。④分泌排泄作用:唾液腺能分泌排出重金属、狂犬病毒等有害物质。

(二)咀嚼和吞咽

咀嚼是由各咀嚼肌按一定的顺序收缩而实现的,通过牙齿对食物的切割、研磨和舌的搅拌,起到以下作用:①将食物切碎。②将切碎的食物与唾液混合形成食团,便于吞咽。③使食物与唾液淀粉酶充分接触而产生化学消化作用。此外,咀嚼还能加强食物对口腔内各种感受器的刺激,反射性地引起胃、胰、肝、胆囊等活动增强,为下一步的消化及吸收做好准备。

7-3   视 频: 咀嚼和吞咽

吞咽是一个复杂的反射活动,将食团从口腔通过咽部和食管推送至胃,可分为三个连续的时期:①口腔期:食团由口腔到咽,是在大脑皮层控制下的随意动作。②咽期:由于食团刺激咽部的触觉感受器,引起软腭上升、咽后壁向前突出以封闭鼻咽通路,同时喉头升高并向前紧贴会厌以封闭咽与气管的通路,并使食管上口张开,食团被挤入食管。③食管期:食团进入食管后,食管产生由上而下的蠕动,将食团向下推送至胃。

吞咽反射的基本中枢位于延髓。昏迷、深度麻醉和某些神经系统疾病发生时,可引起吞咽障碍,食物或口腔等部位的分泌物易误入气管。

二、胃内消化

胃是消化道中最膨大的部分,成人胃的容量约 1~2L。胃具有暂时储存食物的功能,同时食物在胃内还将受到胃液的化学消化和胃壁肌肉运动的机械消化。

(一)胃液

食物在胃内的化学性消化是通过胃液实现的。胃液主要由胃腺分泌,胃腺主要有贲门腺、泌酸腺及幽门腺。纯净的胃液是一种 pH 为 0.9~1.5 的无色液体。正常成人每日胃液分泌量约 1.5~2.5L。

1. 胃液的主要成分及作用

7-4　视频:
胃液

(1)盐酸　又称胃酸,由壁细胞分泌。壁细胞分泌 H^+ 是一个逆浓度梯度的主动过程,基本过程如下:壁细胞内的水可解离生成 H^+ 和 OH^-,H^+ 在分泌小管膜上的质子泵作用下,主动转运到小管腔内,OH^- 留在细胞内等待被中和。壁细胞内的 CO_2 和水可在碳酸酐酶作用下形成 H_2CO_3,H_2CO_3 随即解离成 H^+ 和 HCO_3^-,H^+ 和 OH^- 中和生成水,HCO_3^- 则与血浆中的 Cl^- 进行交换而进入血液。血浆中的 Cl^- 进入壁细胞后,通过分泌小管膜上特异性的 Cl^- 通道进入小管腔,与 H^+ 形成 HCl(图 7-2)。由此可知,在消化期胃酸大量分泌的同时,大量 HCO_3^- 进入血液,形成餐后碱潮,因而临床上血气分析的采血时间宜选择空腹时或饭后 2h。

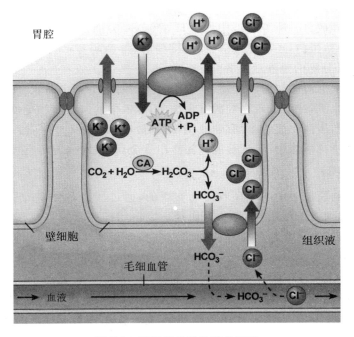

图 7-2　壁细胞分泌盐酸的过程

盐酸的主要生理作用有:①杀灭随食物进入胃内的细菌。②使食物蛋白质变性而易于消化。③激活胃蛋白酶原,使其转变为有活性的胃蛋白酶,并为其提供必要的酸性环境。④盐酸进入小肠内可引起促胰液素的释放,从而促进胰液、胆汁和小肠液分泌。⑤盐酸所造成的酸性环境还有利于铁和钙在小肠内的吸收。胃酸分泌过少时,细菌易在胃内生长,产生腹胀、腹泻等消化不良症状;但胃酸分泌过多时,其对胃和十二指肠黏膜有侵蚀作用,是溃疡病发病的重要原因之一。

(2)胃蛋白酶原　　主要由泌酸腺的主细胞分泌。主细胞中的胃蛋白酶原本储存在细胞顶部的分泌颗粒中,当细胞受到刺激时,通过出胞作用将其释放入腺腔。胃蛋白酶原在盐酸作用下转变为有活性的胃蛋白酶,或在酸性条件下由已激活的胃蛋白酶所激活。胃蛋白酶可分解蛋白质和胨,以及少量的多肽和氨基酸。胃蛋白酶作用的最适 pH 为 2.0~3.5,当 pH>5.0 时便失活。

(3)黏液和 HCO_3^-　　胃的黏液是由黏膜表面的上皮细胞、胃腺的黏液细胞共同分泌的,其主要成分为糖蛋白。黏液具有较高的黏滞性,在正常人胃黏膜表面形成厚约 $500\mu m$ 的凝胶层。胃内 HCO_3^- 主要是由胃黏膜的非泌酸细胞分泌的,仅有少量从组织液渗入胃内。黏液和 HCO_3^- 联合作用可形成一个屏障,称为黏液-碳酸氢盐屏障,可减少粗糙食物对胃黏膜的机械损伤,并有效保护胃黏膜不受盐酸和胃蛋白酶的损伤(图 7-3)。如长期服用阿司匹林、受到大量酒精、缺氧、精神因素等刺激,胃的保护屏障将受损,引起胃黏膜损伤。

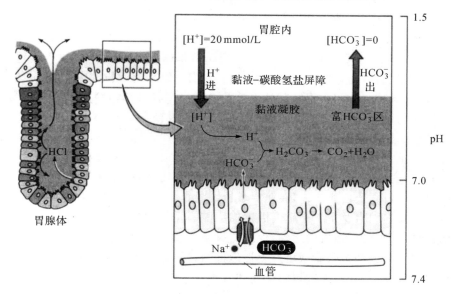

图 7-3　胃黏液-碳酸氢盐屏障

(4)内因子　　壁细胞还分泌一种糖蛋白,称为内因子,它可与进入胃内的维生素 B_{12} 结合而促进维生素 B_{12} 的吸收。萎缩性胃炎、胃酸缺乏的患者,由于内因子分泌减少,可能会出现维生素 B_{12} 吸收障碍,从而影响红细胞生成,引起巨幼红细胞性贫血。

2.胃液分泌的调节　　空腹时胃液很少分泌或不分泌。进食后,在神经、体液因素的调节下,胃液分泌增加。

(1)头期胃液分泌　　是指食物刺激头部感受器(眼、耳、口腔、咽、食管等)所引起的胃液分泌。头期胃液分泌包括条件反射性和非条件反射性两种。前者是由食物的形象、声音、气味等刺激视、嗅、听等感受器而引起的;后者是食物直接刺激口腔、咽、食管等处的感受器而引起的。头期胃液分泌的特点是胃蛋白酶原含量高,消化力强。因此,为增进患者的食欲,要求食物有良好的感观性状。

(2)胃期胃液分泌　　食物入胃后,对胃产生机械性和化学性刺激,继续引起胃液分泌,其主

7-5　知识拓展:胃溃疡

要途径为:①直接扩张胃,刺激胃底、胃体部的感受器,反射性引起胃腺分泌。②扩张刺激胃幽门部,通过壁内神经丛,作用于 G 细胞,引起胃泌素的释放。③食物的化学成分直接作用于 G 细胞,引起胃泌素的释放。胃期分泌的胃液量较大,约占进食后分泌总量的 60%,酸度和胃蛋白酶原的含量也很高。

(3)肠期胃液分泌　食物进入小肠后,继续刺激胃液分泌。这主要通过体液调节机制,即食糜刺激小肠黏膜,引起胃泌素等激素释放。肠期胃液分泌的量不大,大约占进食后胃液分泌总量的 1/10,胃蛋白酶原的含量也较少。

(二)胃的运动

7-6　视频:
胃的运动

1. 胃运动的主要形式

(1)容受性舒张　当咀嚼和吞咽时,食物对咽、食管等处感受器的刺激可引起胃头区肌肉的舒张,使胃容积增大,称为容受性舒张。其意义在于发挥容纳和储存食物的功能,同时使胃内压变化不至于过大。

(2)紧张性收缩　胃壁平滑肌经常处于一定程度的收缩,称为紧张性收缩。胃紧张性收缩对于维持胃的形态和正常位置具有重要意义,同时形成一定的胃内压,促进胃的排空。若胃壁平滑肌紧张性下降,可能出现胃扩张和胃下垂。

(3)蠕动　胃蠕动出现于食物进入胃后 5min 左右。蠕动始于胃的中部,每分钟约 3 次,每个蠕动波约需 1min 到达幽门。胃蠕动的生理意义在于搅拌、研磨食物,促进胃液与食物的混合以利于化学性消化,同时将食糜推向幽门方向以实现胃排空。

2. 胃的排空　胃内食糜由胃排入十二指肠的过程,称为胃排空。在食物入胃后 5min 即开始胃排空。胃排空的速度与食糜的理化性质和化学组成有关,一般来说,流体食物比固体食物排空快,颗粒小的食物比大块的食物排空快,等渗溶液比高渗溶液排空快。在三种主要营养物质中,糖类排空最快,蛋白质次之,脂肪类最慢。混合食物由胃完全排空约需 4~6h。

胃的排空受胃内因素及十二指肠内因素的影响。①胃内促进排空的因素:胃的内容物作为扩张胃的机械刺激,可加强胃的运动,促进胃排空。②十二指肠内抑制胃排空的因素:十二指肠内食糜的化学成分和扩张刺激可反射性地抑制胃的运动,此外,食糜的化学成分还可引起小肠黏膜释放多种激素,从而抑制胃的运动和胃排空。

由此可见,胃排空是间断进行的,以适应十二指肠内消化和吸收的速度。当食糜进入十二指肠,受十二指肠内抑制胃排空的因素影响,胃运动减弱、胃排空暂停;但随着胃酸在小肠内被中和、消化产物被吸收,对胃运动的抑制消除,胃运动增强,又发生胃排空。胃窦切除患者由于胃对食物的暂留作用消失,食物排空过多过快,可在进食后出现饱胀、恶心、心慌、出汗、面色苍白等症状,称为"倾倒综合征"。

3. 呕吐　呕吐是将胃及肠内容物从口腔强力驱出的动作,是一种具有保护意义的防御性反射。引起呕吐的原因很多,机械或化学刺激作用于舌根、咽、胃、大小肠、胆总管等处的感受器都可引起呕吐,视觉和内耳前庭位置感觉的改变等也可引起呕吐。呕吐中枢位于延髓,某些中枢性催吐药如阿扑吗啡可通过刺激延髓呕吐中枢附近的化学感受区,使呕吐中枢兴奋而发挥作用。

三、小肠内消化

小肠内消化是整个消化过程中最重要的阶段。食糜在小肠内停留的时间一般为 3~8h,受到多种消化液(胰液、胆汁和小肠液)的化学性消化及小肠运动的机械性消化,从而完成消化过程,经消化分解的营养物质也大部分在小肠被吸收,未被吸收的食物残渣则进入大肠。

7-7 视频:胰液

(一)胰液

胰液由胰腺腺泡和小导管上皮细胞分泌,经胰腺导管排入十二指肠。

1.胰液的性质和成分　胰液是无色碱性液体,pH7.8~8.4,成人每日分泌量为1~2L。胰液中除含有大量水分外,还含有无机物和有机物。无机物主要是碳酸氢盐,它们主要由胰腺小导管上皮细胞分泌。有机物主要是腺泡细胞分泌的各种消化酶,如胰淀粉酶、胰脂肪酶、胰蛋白酶原和糜蛋白酶原、羧基肽酶、核糖核酸酶和脱氧核糖核酸酶等。

2.胰液的作用

(1)HCO_3^-　主要作用是中和进入十二指肠的胃酸,保护肠黏膜免受强酸的侵蚀。同时,HCO_3^-造成的弱碱性环境也为小肠内多种消化酶提供了适宜的酸碱环境。

(2)胰淀粉酶　对生、熟淀粉的水解效率都很高,发挥作用的最适 pH 为 6.7~7.0。淀粉经消化后的产物为糊精、麦芽寡糖及麦芽糖。

(3)胰脂肪酶　是消化脂肪的主要酶,最适 pH 为 7.5~8.5,可将三酰甘油分解为脂肪酸、单酰甘油和甘油。但是,胰脂肪酶必须在胰腺分泌的辅脂酶存在的条件下才能发挥作用。

(4)胰蛋白酶和糜蛋白酶　它们均以无活性的酶原形式存在于胰液中。肠液中的肠激酶可将胰蛋白酶原激活为胰蛋白酶。此外,胃酸、胰蛋白酶本身以及组织液也能激活胰蛋白酶原。糜蛋白酶原在胰蛋白酶作用下转为有活性的糜蛋白酶。胰蛋白酶和糜蛋白酶的作用相似,都能分解蛋白质,使蛋白质消化为小分子的多肽和氨基酸。胰液中还含有胰蛋白酶抑制物,可防止胰腺内少量激活的胰蛋白酶对胰腺本身进行消化。

7-8 知识拓展:急性胰腺炎

综上所述,胰液中含有三种主要营养物质的消化酶,是所有消化液中消化食物最全面、消化能力最强的一种消化液。当胰腺分泌障碍时,会明显影响蛋白质和脂肪的消化与吸收,发生"胰源性腹泻"。

(二)胆汁

胆汁由肝细胞分泌。在非消化期,肝胆汁几乎全部流入胆囊储存。在消化期,胆汁可直接由肝脏以及胆囊大量排入十二指肠。

1.胆汁的性质和成分　成年人每日分泌胆汁约 800~1000mL。肝胆汁呈金黄色或橘棕色,pH 约为 7.4;胆囊内胆汁因被浓缩而颜色变深,并因碳酸氢盐被胆囊吸收而呈弱酸性,pH 约为 6.8。

7-9 视频:胆汁

胆汁的成分很复杂,除水和钠、钾、钙、碳酸氢盐等无机成分外,还含有多种有机成分,如胆汁酸、胆色素、脂肪酸、胆固醇、卵磷脂和粘蛋白等。胆汁酸与甘氨酸或牛磺酸结合形成的钠盐或钾盐称为胆盐,它是胆汁参与消化的主要成分。胆色素是血红蛋白的分解产物,包括胆绿素及其还原产物胆红素。

2.胆汁的作用　胆汁中无消化酶,但对脂肪的消化和吸收具有重要意义。

(1)促进脂肪的消化　胆汁中的胆盐、胆固醇和卵磷脂等可作为乳化剂,降低脂肪的表面张力,使脂肪乳化成为微滴,增加了与胰脂肪酶的作用面积,使脂肪分解加速。

(2)促进脂肪和脂溶性维生素的吸收　胆盐可与脂肪的分解产物,如脂肪酸、单酰甘油、胆固醇等形成混合微胶粒,促进脂肪消化产物的吸收。胆汁的这一作用,也有助于脂溶性维生素(维生素 A、D、E、K)的吸收。

(3)中和胃酸及促进胆汁自身分泌　胆汁排入十二指肠后,可中和一部分胃酸。胆盐或胆汁酸进入十二指肠后,其中绝大部分在回肠黏膜被吸收入血,通过门静脉回到肝脏,再参与胆汁的合成,随后排入小肠,称为胆盐的肠-肝循环。返回肝脏的胆盐可刺激胆汁的分泌,称为胆盐的利胆作用。

胆汁中胆盐、胆固醇和卵磷脂的适当比例是维持胆固醇呈溶解状态的必要条件。胆固醇分泌过多,或胆盐、卵磷脂合成减少时,胆固醇就容易沉积下来,这是形成胆石的原因之一。胆石阻塞或肿瘤压迫胆管,可引起胆汁排放困难,从而导致脂肪消化吸收及脂溶性维生素吸收障碍;由于胆管内压力升高,部分胆汁入血而发生黄疸。

7-10　视频:
小肠的运动

(三)小肠液

小肠液由十二指肠腺和小肠腺分泌。小肠液是一种弱碱性液体,pH 约7.6,正常成人每日分泌量为 1～3L。小肠液的主要作用有:①保护十二指肠黏膜免受胃酸的侵蚀。②大量的小肠液可稀释消化产物,使其渗透压下降,有利于吸收的进行。③小肠液中的肠激酶可激活胰蛋白酶原,以利于蛋白质的消化。

(四)小肠的运动

1.紧张性收缩　小肠平滑肌的紧张性收缩是小肠其他运动形式有效进行的基础。小肠紧张性收缩加强时,食糜在肠腔内与消化液混合作用加强;当小肠紧张性降低时,肠腔易于扩张,肠内容物的混合减慢而不利于消化。

2.分节运动　是一种以环行肌为主的节律性收缩和舒张运动。食糜所在的一段肠管上,环行肌在许多点同时收缩,把食糜分割成许多节段;随后,原收缩处舒张,原舒张处收缩,使原来的节段分为两半,而相邻的两半则合拢形成一个新的节段,如此反复进行(图 7-4)。分节运

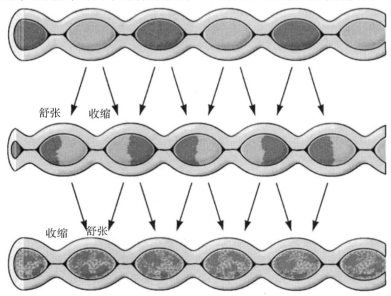

图 7-4　小肠分节运动

动的作用在于：①使食糜与消化液充分混合，便于进行化学性消化。②使食糜与肠壁紧密接触，为吸收创造良好的条件。③挤压肠壁，有助于血液和淋巴的回流，利于吸收。

3.蠕动　可发生在小肠的任何部位，其速度约为 0.5～2.0cm/s，近端小肠的蠕动速度大于远端。小肠蠕动波通常行进一段短距离（约数厘米）后即消失。蠕动的意义在于使经过分节运动的食糜向前推进一步，到达一个新的肠段，再开始分节运动。

在小肠还常可见到一种行进速度很快（约 2～25cm/s）、传播较远的蠕动，称为蠕动冲，它可将食糜从小肠的始端一直推送到末端，有时还可推送入大肠。蠕动冲可能是由进食时吞咽动作或食糜刺激十二指肠引起的。

四、大肠的功能

人类的大肠内没有重要的消化活动。大肠的主要生理功能为：吸收水和电解质，参与机体对水、电解质平衡的调节；吸收由结肠内微生物产生的维生素 B 和维生素 K；完成对食物残渣的加工，形成并暂时储存粪便。

7-11　视频：
大肠的功能

（一）大肠液

大肠液由大肠黏膜表面的柱状上皮细胞及杯状细胞分泌，pH 为 8.3～8.4。大肠液的主要作用在于其中的黏液蛋白，它能保护肠黏膜和润滑粪便。

（二）大肠内细菌的活动

大肠的环境适合细菌的生长繁殖。细菌中含有能分解食物残渣的酶。细菌对糖及脂肪的分解称为发酵，能产生乳酸、乙酸、CO_2、沼气等产物；细菌对蛋白质的分解称为腐败，能产生氨、硫化氢、组胺、吲哚等，其中有的成分经肠壁吸收后运输到肝中进行解毒。

此外，大肠内的细菌还能利用肠内较为简单的物质合成维生素 B 和维生素 K，它们可被人体吸收并利用。若长期使用肠道抗菌药物，则肠内细菌被抑制，可导致这些维生素缺乏。

（三）大肠的运动

大肠的运动少而慢，对刺激的反应比较迟缓。

1.袋状往返运动　袋状往返运动在空腹时多见，由环行肌不规则的收缩所引起，可使结肠袋中的内容物向两个方向作短距离的移动，但并不向前推进，有助于水分的吸收。

2.分节或多袋推进运动　这是一个结肠袋或一段结肠收缩，其内容物被推移到下一段的运动。进食后，这种运动形式增多。

3.蠕动　大肠的蠕动由一些稳定向前的收缩波所组成，可推进肠内容物。大肠内还有一种进行很快而且推进很远的蠕动，称为集团蠕动，通常开始于横结肠，可将内容物推送至降结肠或乙状结肠，较常发生于早餐后 60min 之内。

（四）排便反射

进入大肠的内容物中部分水、无机盐和维生素被大肠黏膜吸收，剩余残渣经细菌的发酵和腐败作用，形成排泄废物，加上脱落的肠上皮细胞、大量细菌、肝排出的胆色素衍生物等，共同构成了粪便。

正常人的直肠内通常是没有粪便的。当粪便进入直肠时，刺激直肠壁感受器，神经冲动沿盆神经和腹下神经传至脊髓腰骶段的初级排便中枢，同时上传到大脑皮层，引起便意。如果条件允许，传出冲动通过盆神经使降结肠、乙状结肠和直肠收缩，肛门内括约肌舒张；同时，阴部神经的传出冲动减少，肛门外括约肌舒张，使粪便排出体外。此外，排便时，腹肌和膈肌也发生收缩,使腹内压增加,促进粪便的排出。

正常人直肠壁内的感受器对粪便的压力刺激具有一定的阈值,当达到此阈值时即可引起排便反射。排便受大脑皮层的影响,意识可加强或抑制排便冲动。如果经常对便意予以制止,会使直肠对粪便压力刺激变得不敏感(阈值升高),粪便在大肠内停留过久,水分吸收过多而变得干硬,引起排便困难,这是功能性便秘的常见原因之一。

第三节 吸 收

7-12 教学
PPT

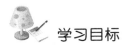学习目标

1. 熟悉吸收的主要部位,主要营养物质吸收的形式、方式及途径。
2. 了解各物质的吸收过程及影响因素。

一、吸收的部位

消化道不同部位的吸收能力不同。胃仅吸收酒精和少量水分。小肠是吸收的主要部位,糖类、蛋白质和脂肪的消化产物大部分在十二指肠和空肠被吸收,回肠能主动吸收胆盐和维生素 B_{12}。大肠只吸收水、维生素和无机盐。

小肠之所以成为营养物质吸收的主要部位,是因为:①吸收面积大。②食物在小肠内已被消化为适于吸收的小分子物质。③食物在小肠内停留的时间长。④小肠黏膜绒毛内有丰富的毛细血管和毛细淋巴管。

二、主要营养物质的吸收

(一)糖的吸收

食物中的糖类被消化为单糖之后被吸收,吸收途径是血液。肠腔中的单糖主要是葡萄糖,其吸收属于继发性主动转运,过程如下:在肠黏膜上皮细胞膜上的钠泵作用下,细胞膜外即肠腔中 Na^+ 呈现高势能,当 Na^+ 与转运体结合顺浓度差进入细胞时,葡萄糖分子也逆浓度差进入细胞。之后,葡萄糖再以易化扩散的方式扩散到细胞外,然后进入血液(图7-5)。

(二)蛋白质的吸收

蛋白质的消化产物一般以氨基酸的形式被吸收。吸收的主要部位在小肠上段,吸收途径是血液。氨基酸的吸收过程与葡萄糖相似,也属于继发性主动转运。在小肠黏膜上皮细胞刷状缘上存在不同种类的氨基酸运载系统,分别选择性地转运中性、酸性和碱性氨基酸。此外,还存在二肽和三肽转运系统。在某些情况下少量的完整蛋白质也可通过小肠上皮细胞进入血液,它们没有营养学意义,却可作为抗原而引起过敏反应,对人体不利。

(三)脂肪和胆固醇的吸收

脂肪消化产物中的长链脂肪酸、单酰甘油、胆固醇等须和胆汁中的胆盐形成混合微胶粒,然后通过小肠绒毛表面的静水层到达微绒毛,其中的单酰甘油、脂肪酸和胆固醇等从混合微胶粒中释出,透过微绒毛膜进入上皮细胞,而胆盐则被留于肠腔内。长链脂肪酸及单酰甘油在上

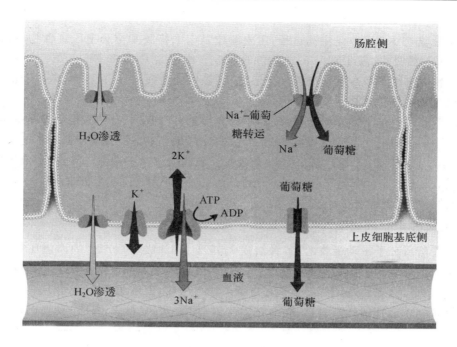

图 7-5 葡萄糖吸收过程

皮细胞中重新合成为三酰甘油,与载脂蛋白、胆固醇及磷脂合成乳糜微粒,乳糜微粒经毛细淋巴管进入血液(图 7-6)。由于膳食中的动、植物油中含长链脂肪酸较多,因而脂肪的吸收途径以淋巴为主。

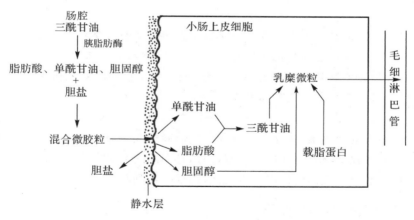

图 7-6 脂肪吸收过程

(四)无机盐的吸收

各种无机盐吸收的情况不同,单价碱性盐类如钠、钾、铵盐的吸收快,多价碱性盐吸收慢。凡是能与 Ca^{2+} 结合形成沉淀的盐,如磷酸盐、草酸盐等,则不能被吸收。

1.钠的吸收　钠的吸收是主动的,通过上皮细胞膜上钠泵的活动,膜内钠浓度降低,使肠腔内的钠可顺浓度梯度进入上皮细胞。小肠和结肠均可吸收钠,但吸收量不同,单位面积吸收的钠量以空肠为最大,回肠其次,结肠最小。如前所述,钠的主动吸收为单糖和氨基酸的吸收提供动力。

2.铁的吸收　铁的吸收是主动过程,主要部位是十二指肠和空肠上段。食物中的铁大部分为 Fe^{3+},不易被吸收,需还原为 Fe^{2+} 才能被吸收。维生素 C 能将 Fe^{3+} 还原为 Fe^{2+} 而促进铁的吸收。铁在酸性环境中易溶解而便于吸收,胃液中的盐酸可促进铁的吸收,因此胃大部切除的患者可伴发缺铁性贫血。

3.钙的吸收　钙通过主动转运被吸收,小肠各部都有吸收钙的能力,但十二指肠吸收能力最强。食物中的钙只有小部分被吸收,大部分随粪便排出。钙只有在离子状态才能被吸收,当肠腔内 pH 值为 3 时,钙呈离子状态,最易被吸收。若肠内容物中磷酸过多,将形成磷酸钙,使钙难以被吸收。$1,25-(OH)_2-D_3$ 能促进小肠对钙的吸收,孕妇、哺乳期妇女和儿童对钙的需求量增加,其钙吸收量也增加。

(五)水和维生素的吸收

水是随着溶质分子被动吸收的,各种溶质尤其是 NaCl 吸收后产生的渗透压梯度是水被动吸收的动力。在十二指肠和空肠上部,水的吸收量最大,结肠吸收水的能力也很强。水溶性维生素(维生素 B、C)主要以扩散的方式在小肠上段被吸收,但维生素 B_{12} 必须与内因子结合形成水溶性复合物才能在回肠被吸收;脂溶性维生素(维生素 A、D、E、K)的吸收机制与脂肪吸收相似。

第四节　肝脏代谢

学习目标

7-13　教学
PPT

1.掌握三种类型黄疸的病因及血、尿、粪的主要指标变化。

2.熟悉生物转化作用的概念及意义,胆红素的正常代谢过程。

3.了解肝脏在糖类、脂类、蛋白质、维生素和激素代谢中的作用,生物转化作用的反应类型及影响因素。

肝脏是人体最大的消化腺,接受肝动脉和肝门静脉的双重血液供应,又有肝静脉和胆道两条输出通路。肝脏不仅参与重要物质的代谢过程,还具有分泌、排泄和生物转化等重要功能。肝脏功能障碍可引起整个机体的代谢发生紊乱,出现一系列临床症状。

一、肝脏在物质代谢中的作用

(一)肝脏在糖代谢中的作用

肝脏在糖代谢中的重要作用是维持血糖浓度的相对稳定。进餐后,血糖浓度升高,肝脏将血中的葡萄糖合成肝糖原,暂时储存起来。在空腹状态下,血糖浓度降低,肝糖原迅速分解为葡萄糖来补充血糖。在饥饿情况下,肝糖原几乎被耗尽,肝脏可通过糖异生作用将甘油、乳酸、生糖氨基酸等非糖物质转化为糖。

任何原因引起的肝功能损害,都可使肝糖原的合成与分解及糖异生作用降低,从而影响血糖浓度的稳定,在进食后易出现一过性高血糖,饥饿时又易发生低血糖。

（二）肝脏在脂类代谢中的作用

肝脏在脂类的消化、吸收、分解、合成与运输过程中均具有重要作用。肝细胞可分泌胆汁，其中的胆汁酸盐可促进脂类的消化与吸收。因此，当肝损害或胆管阻塞时，脂类的消化吸收受影响，患者常出现厌油腻食物、脂肪泻等症状。

肝脏是脂肪酸 β-氧化、脂肪合成及酮体合成的重要器官。饥饿时脂肪动员加强，释放的脂肪酸进入肝内进行 β-氧化生成乙酰 CoA，一方面经三羧酸循环氧化供能；另一方面合成酮体，供脑组织能量所需。饱食后，肝合成脂肪酸，并以脂肪的形式储存于脂库。

肝脏能合成磷脂和胆固醇等类脂，并以脂蛋白的形式分泌入血，供其他组织器官摄取和利用。当肝功能损害或其他原因使脂蛋白合成障碍时，可造成脂类在肝脏堆积，导致脂肪肝。此外，肝脏还是胆固醇转化和排泄的重要器官。

（三）肝脏在蛋白质代谢中的作用

肝脏除合成自身所需蛋白质之外，还合成白蛋白、凝血因子（如纤维蛋白原）等多种蛋白质。当肝功能严重受损时，白蛋白合成不足，导致血浆胶体渗透压降低，出现水肿，同时由于凝血因子合成减少，可出现出血症状。

肝细胞内氨基酸代谢十分活跃，肝脏也是处理氨基酸代谢产物的重要器官，通过合成尿素以解除氨毒。当肝功能严重受损时，血氨浓度升高，可发生肝性脑病。

（四）肝脏在维生素代谢中的作用

肝脏在维生素的吸收、储存、运输及代谢中起着重要作用。肝脏分泌的胆汁酸盐可促进脂溶性维生素 A、D、E、K 的吸收，多种维生素（如维生素 A、E、K 及 B_{12} 等）储存于肝脏。肝脏还参加多种维生素的代谢转化，如将 β-胡萝卜素转化为维生素 A，将维生素 D_3 转化为 $25-OH-D_3$，也可将 B 族维生素转化为一些重要酶的辅酶。

（五）肝脏在激素代谢中的作用

肝脏是激素灭活的重要器官，在保证激素对生理功能的适时、适量调节上具有重要意义。肝中灭活的激素主要有性激素、糖皮质激素、胰岛素、胰高血糖素、肾上腺素、甲状腺激素、抗利尿激素及醛固酮等。当肝功能受损时，激素灭活作用减弱，体内激素水平升高。如胰岛素水平升高，易发生低血糖；抗利尿激素及醛固酮浓度增高，引起水钠潴留，是肝性腹水或水肿的重要原因之一；雌激素水平增高，使皮肤表面毛细血管扩张出现肝掌、蜘蛛痣及男性乳房发育等现象。

二、肝脏的生物转化作用

（一）生物转化作用概述

1. 生物转化的概念　机体内的某些物质既不是组织细胞的结构成分，又不能氧化供能，其中一些还对人体有一定的生物学效应或潜在的毒性作用，被称为非营养物质，如代谢产物、激素、药物、食品添加剂、毒物等。非营养物质排出体外前在体内进行的代谢转变，称为生物转化。肝脏是生物转化的重要器官。

2. 生物转化的意义　一般而言，非营养性物质具有脂溶性强、水溶性低或有毒性等化学性质。生物转化作用一方面能使非营养性物质的水溶性增加，易于随胆汁或尿液排出体外；另一方面可使其生物活性降低或丧失（灭活），或使有毒物质的毒性减低或消除（解毒）。但是值得注意的是,有些非营养物质经过生物转化之后,毒性反而增强,如苯并芘本身无致癌作用,但经生物转化后反而成为直接致癌物,所以生物转化作用不能等同于解毒作用。

(二)生物转化作用的反应类型

肝的生物转化可分为两相反应:第一相反应包括氧化、还原和水解反应;第二相反应主要是结合反应。通过第一相反应后,很多分子的水溶性增加,可大量排出体外。但有些物质经过第一相反应后,水溶性和极性改变不明显,还需与硫酸、葡萄糖醛酸、谷胱甘肽等极性更强的物质结合(第二相反应)才能发生更大溶解,以利于排出体外。

(三)生物转化的影响因素

1.年龄　新生儿肝功能还不完善,对药物及毒物的耐受性较差,而老年人的生物转化作用下降,服药后副作用增大,用药需谨慎。

2.肝脏病变　肝功能低下可影响肝的生物转化功能,使药物或毒物的灭活速度下降,容易造成肝损害,肝病患者用药也需慎重。

3.药物或毒物的诱导　某些药物或毒物还可诱导相关酶的合成。例如长期服用苯巴比妥可诱导肝微粒体单加氧酶系的合成,使机体对苯巴比妥类催眠药的转化能力增强,是耐药性产生的重要因素之一。

4.药物之间的抑制作用　某些药物的生物转化由同一酶体系催化,如同时服用,可发生药物之间对酶的竞争性抑制作用,而影响其生物转化。例如,保泰松可抑制双香豆素类药物的代谢,两者同时服用时,保泰松可增强双香豆素的抗凝作用,易发生出血现象。

此外,性别、营养状况、遗传等因素也可影响肝的生物转化。

三、胆色素代谢与黄疸

7-14　视频:
胆色素代谢

胆色素是体内铁卟啉化合物的主要分解代谢产物,包括胆红素、胆绿素、胆素原和胆素等。胆色素主要随肝脏分泌的胆汁排出体外。其中胆红素是人胆汁的主要色素,呈橙黄色,胆红素代谢是胆色素代谢的主要内容。

(一)胆红素的来源、生成与转运

1.胆红素的来源　胆红素是铁卟啉类化合物的降解产物,体内铁卟啉化合物包括血红蛋白、肌红蛋白、细胞色素、过氧化物酶等。正常人每天大约可生成 $250 \sim 350mg$ 胆红素,80%以上来自衰老红细胞破坏所释放的血红蛋白的分解。

2.胆红素的生成　人类红细胞的平均寿命为 120d,衰老的红细胞被肝、脾、骨髓的巨噬细胞所吞噬,分解释放血红蛋白,随后分解为珠蛋白和血红素。珠蛋白可降解为氨基酸,供机体再利用或进一步分解代谢。血红素在巨噬细胞微粒体的血红素加氧酶系作用下,氧化为胆绿素。胆绿素在胆绿素还原酶的催化下,生成胆红素。

3.胆红素的转运　在巨噬细胞中生成的胆红素透过细胞膜进入血液。在血液中胆红素主要与白蛋白结合,以胆红素-白蛋白复合体的形式运输。这种结合是可逆的,不仅增加胆红素的水溶性,有利于运输,而且限制胆红素通过细胞膜对组织细胞造成的毒性作用。血浆中与白蛋白结合的胆红素由于未经肝脏生物转化,故称未结合胆红素,不能经肾小球滤过,所以正常人尿液中无胆红素。

正常人血浆胆红素浓度仅为 $3.4 \sim 17.1 \mu mol/L$,正常情况下血液中含有足量的白蛋白,与胆红素结合的潜力很大,故不会出现大量游离胆红素进入细胞产生毒性作用的情况。但当肝功能障碍引起白蛋白合成减少,或白蛋白被其他物质(如磺胺类、水杨酸类、胆汁酸、脂肪酸等)所结合时,则游离胆红素增加,易进入脑组织,干扰脑的正常功能,称为胆红素脑病或核黄疸。因此对有黄疸倾向的患者或新生儿应避免使用上述药物。

(二)胆红素在肝细胞内的代谢

7-15 知识拓展:新生儿黄疸

1.肝细胞对胆红素的摄取 当胆红素-白蛋白复合体随血液被运输到肝脏后,胆红素即与白蛋白分离,被肝细胞摄取。肝细胞的胞液中存在两种载体蛋白——Y 蛋白与 Z 蛋白,能与胆红素结合成复合物,其中以 Y 蛋白为主。而新生儿出生时,肝细胞内 Y 蛋白含量极少(5～10d 达正常),这时期内可发生新生儿黄疸。

2.肝细胞对胆红素的生物转化 胆红素-Y 蛋白或胆红素-Z 蛋白复合物在肝细胞中转运至滑面内质网,在葡萄糖醛酸基转移酶的催化下,胆红素与载体蛋白(Y 蛋白或 Z 蛋白)分离,而与葡萄糖醛酸基结合,生成葡萄糖醛酸胆红素,称为结合胆红素。胆红素经过肝脏的生物转化作用后,理化性质发生了改变,从水溶性较低的未结合胆红素转变为水溶性较大的结合胆红素,既有利于胆红素的排泄,又消除了对细胞的毒性作用。

两类胆红素的区别见表 7-2。

表 7-2 两类胆红素的比较

理化性质	未结合胆红素	结合胆红素
与葡萄糖醛酸结合	未结合	结合
水溶性	小	大
脂溶性	大	小
细胞膜的通透性及毒性	大	小
能否随尿排出	不能	能

3.肝脏对胆红素的排泄 结合胆红素由肝细胞分泌入胆管系统,进而随胆汁排至肠道。肝内外胆道的阻塞或重症肝炎,可引起排泄障碍,使结合胆红素逆流入血,导致血中结合胆红素升高,从而尿中出现胆红素。

(三)胆红素在肠道中的变化及胆色素的肠肝循环

结合胆红素随胆汁排入肠道,在回肠下段及结肠中,受肠道细菌的作用,大部分脱去葡萄糖醛酸基,再逐步还原生成胆素原,包括尿胆素原、中胆素原和粪胆素原。胆素原无色,大部分随粪便排出,在肠道下段接触空气后被氧化成粪胆素,呈黄褐色,是粪便的主要色素。新生儿由于肠道细菌稀少,胆红素未被肠道细菌作用,直接出现在粪便中,粪便呈橘黄色。

在生理情况下,肠道中生成的胆素原约有 10%～20% 被肠黏膜上皮细胞吸收,经门静脉入肝,其中大部分重新回到肝脏,再次随胆汁排入肠腔,此过程称为胆素原的肠肝循环。小部分胆素原进入体循环,通过肾脏随尿排出,称为尿胆素原。尿胆素原接触空气后被氧化成尿胆素,是尿的主要色素。临床上将尿胆素原、尿胆素、尿胆红素合称为尿三胆。

胆色素的代谢过程概况如图 7-7 所示。

(四)血清胆红素与黄疸

正常人血浆中胆红素的含量很少,总量小于 $17.1\mu mol/L$,其中约有 80% 是未结合胆红素,其余为结合胆红素。如体内胆红素生成过多,或肝对胆红素的摄取、结合、排泄发生障碍,可引起血中胆红素浓度升高,称高胆红素血症。血中胆红素含量过高,可扩散入巩膜、黏膜及皮肤等组织,造成组织黄染,称为黄疸。当血清胆红素浓度在 $17.1～34.2\mu mol/L$ 之间时,肉眼观察不到黄染现象,称隐性黄疸;当超过 $34.2\mu mol/L$ 时,皮肤、巩膜等黄染明显,称显性黄疸。

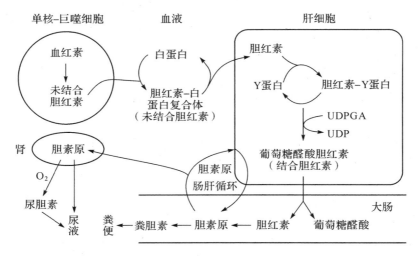

UDPGA:尿苷二磷酸葡萄糖醛酸(葡萄糖醛酸的供体);UDP:尿苷二磷酸

图 7-7　胆色素在体内的代谢

7-16　视频:
血清胆红素
与黄疸

临床上,根据发病的原因不同,可将黄疸分为三类。

1.溶血性黄疸　又称肝前性黄疸,属于高未结合型胆红素血症。此类黄疸是由于红细胞破坏过多,在单核-巨噬细胞系统产生胆红素过多,超过了肝脏摄取、转化和排泄的能力,造成血中未结合胆红素浓度显著增高。此时,血中结合胆红素的浓度改变不大,尿胆红素阴性。由于肝对胆红素的摄取、转化和排泄增多,粪便排出的粪胆素原和粪胆素增多,使粪便颜色加深。由于从肠道吸收的胆素原也增多,造成尿胆素原和尿胆素增多,使小便颜色也加深。某些疾病(如恶性疟疾、过敏等)、药物和输血不当等可引起溶血性黄疸。

2.肝细胞性黄疸　又称肝源性黄疸,是由于肝细胞功能障碍,其摄取、转化和排泄胆红素的能力降低。发生肝细胞性黄疸时,不仅由于肝细胞摄取胆红素障碍造成血中未结合胆红素升高,还由于肝细胞的肿胀,毛细血管阻塞或毛细胆管与肝血窦直接相通,使部分结合胆红素逆流入血,造成血中结合胆红素浓度增高。通过肠肝循环到达肝的胆素原也可经损伤的肝进入体循环,并从尿中排出。血中未结合胆红素与结合胆红素浓度均过高,尿胆红素呈阳性。肝细胞性黄疸常见于肝实质性疾病,如各种肝炎、肝肿瘤、肝硬化等。

3.阻塞性黄疸　又称肝后性黄疸,是由于胆汁排泄通道受阻,压力增大使胆小管和毛细胆管破裂,致使结合胆红素逆流入血,造成血中结合胆红素升高。此时血中未结合胆红素无明显改变。由于结合胆红素经肾排出体外,所以尿胆红素检查呈阳性,胆管阻塞使肠道生成胆素原减少,大便呈灰白色或白陶土色。阻塞性黄疸常见于胆结石、先天性胆道闭锁、肿瘤压迫胆道等疾病。

三种类型黄疸血、尿、粪的改变见表 7-3。

表 7-3　三种类型黄疸的比较

	指标	正常指标	溶血性黄疸	肝细胞性黄疸	阻塞性黄疸
血清	结合胆红素	$<3.4\mu mol/L$	不变或微增	↑	↑↑
	未结合胆红素	$<17.1\mu mol/L$	↑↑	↑	不变或微增
尿三胆	尿胆红素	—	—	++	++
	尿胆素原	少量	↑	不一定	↓
	尿胆素	少量	↑	不一定	↓
粪便颜色		正常	变深	变浅或正常	变浅或白陶土色

第五节　肝性脑病

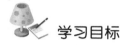 学习目标

1. 掌握肝性脑病的概念,氨中毒学说。

2. 熟悉肝性脑病的原因及诱因。

3. 了解肝性脑病的分类和分期,假性神经递质学说和血浆氨基酸失衡学说,肝性脑病的防治原则。

7-17　教学 PPT

当各种因素使肝脏受到严重损害,使其代谢、分泌、合成、解毒与免疫功能发生严重障碍,机体常出现黄疸、出血、继发性感染、肾功能障碍、肝性脑病等一系列临床综合征,称为肝功能不全。肝功能衰竭是肝功能不全的晚期阶段,主要表现为肾功能障碍和肝性脑病。

一、肝性脑病的概念和原因

肝性脑病是指继发于严重肝脏疾病的中枢神经系统功能障碍所呈现的神经精神综合征。常见于急性或亚急性肝坏死(重型病毒性肝炎、肝中毒等)、严重慢性肝病(如肝炎后肝硬化、酒精后肝硬化、肝癌晚期等)以及部分门-体静脉分流术后等疾病的患者。

二、肝性脑病的分类和分期

(一)肝性脑病的分类

根据肝性脑病的发生发展、病情缓急与轻重程度,可分为急性型与慢性型肝性脑病。

1. 急性型肝性脑病　急性型肝性脑病又称非氨性脑病,是急性重型肝炎或爆发性病毒性肝炎引起大块肝坏死所致。由于大量肝细胞被破坏,残存肝细胞不能有效代偿,毒物不能有效清除,导致中枢神经系统功能紊乱。

2. 慢性型肝性脑病　慢性型肝性脑病又称氨性脑病,常由慢性肝病或门-体静脉分流术后引起。门静脉系统从肠道中吸收的有毒物质及通过分流而未经过肝脏解毒的物质进入体循环,造成中枢神经系统功能损害及紊乱。

(二)肝性脑病的分期

临床上根据肝性脑病的主要症状,将其分为前驱期、昏迷前期、昏睡期和昏迷期四个时期,各期的主要特点见表 7-4。

表 7-4 肝性脑病各期特点

肝性脑病分期	精神症状	神经症状
前驱期(一期)	性格改变:抑郁或欣快;行为改变:无意识动作;睡眠时间:昼夜颠倒	扑翼样震颤(+)、病理反射(-)、生理反射(+)
昏迷前期(二期)	一期症状加重,对时、地、人的概念混乱,语言书写障碍	扑翼样震颤(+)、病理反射(-)、生理反射(+)、肌张力增强
昏睡期(三期)	大部分时间昏睡但可唤醒;语无伦次,明显精神错乱	扑翼样震颤(+)、病理反射(-)、生理反射(+)、肌张力明显增强
昏迷期(四期)	完全昏迷,一切反应消失;可伴有阵发性抽搐	扑翼样震颤(-)、生理反射(-)、病理反射(±)

三、肝性脑病的发生机制

肝性脑病的发病机制至今尚未完全明了。一般认为,发生肝性脑病时中枢神经系统的功能障碍主要是代谢性或功能性的,是多种发病因素综合作用的结果。

(一)氨中毒学说

7-18 视频:
氨中毒学说

临床资料显示,60%～80% 的肝性脑病患者有血氨升高,若给予降氨治疗,其肝性脑病的症状明显好转。肝硬化患者若使用铵盐或尿素等含氮药物或摄入大量蛋白质后,血氨水平升高,并可出现肝性脑病样症状及脑电图改变。这些事实表明,血氨升高与肝性脑病的发生密切相关。

1.血氨升高的原因

(1)氨的清除不足 肝功能严重障碍时,由于 ATP 供给不足,鸟氨酸循环发生障碍,尿素合成减少,导致血氨升高。此外,已建立侧支循环的肝硬化患者或门-体静脉分流术后的患者,来自肠道的氨绕过肝脏,直接进入体循环,引起血氨升高。

(2)氨的产生过多 肝功能障碍时,产氨增多的原因有:①肠道内蛋白质增多:肝硬化时,由于门脉高压,消化道淤血,食物的消化、吸收发生障碍,特别是上消化道出血或高蛋白饮食后,肠道内蛋白质增加,在肠道细菌作用下产氨明显增多。②尿素的肠肝循环增加:肝硬化晚期常并发肾功能障碍,血中尿素等非蛋白氮含量增高,因而弥散到肠腔的尿素大大增加,经肠道细菌的作用,产氨剧增。③肌肉产氨增加:肝性脑病前期,患者高度不安与躁动,肌肉活动增强,肌肉组织中腺苷酸分解增强,产氨增加。

2.氨对脑的毒性作用 氨为脂溶性气体,易通过血-脑屏障,NH_4^+ 则难以通过。氨对脑的毒性作用主要有:

(1)干扰脑细胞的能量代谢 进入脑内的氨使脑组织 ATP 生成减少、消耗增加,导致大脑能量严重不足,难以维持脑的兴奋活动而昏迷。

(2)干扰脑内神经递质间的平衡 氨中毒可使脑内兴奋性神经递质如谷氨酸、乙酰胆碱减少,而抑制性神经递质如 γ-氨基丁酸(GABA)、谷氨酰胺增多,导致中枢神经系统功能发生紊乱。肝性脑病患者初期的狂躁、精神错乱等症状和晚期的嗜睡及昏迷等表现,和抑制性递质

GABA 先减少后增多相关。

（3）对神经细胞膜的抑制作用　　目前认为,高浓度氨对神经细胞膜上的 $Na^+ - K^+ - ATP$ 酶活性有影响,干扰 Na^+、K^+ 在神经细胞膜内、外的正常分布,使神经兴奋及传导活动异常。

（二）假性神经递质学说

临床发现,约 20% 肝性脑病患者的血氨并不升高,经降氨处理后症状也未见改善,表明肝性脑病的发生还存在其他因素的作用。

在正常情况下,机体摄入的蛋白质在肠道分解成氨基酸,其中的苯丙氨酸和酪氨酸在肠道细菌脱羧酶的作用下,分别生成苯乙胺和酪胺,经肠道吸收后在肝脏氧化解毒。当肝功能障碍时,苯乙胺和酪胺无法清除,大量的苯乙胺和酪胺透过血-脑屏障进入脑内,在脑细胞非特异性β-羟化酶的作用下被羟化,形成苯乙醇胺和羟苯乙醇胺（图 7-8）。苯乙醇胺和羟苯乙醇胺的化学结构与正常递质（去甲肾上腺素和多巴胺）极为相似,被称为假性神经递质。假性神经递质也可被脑干网状结构中的神经元摄取、储存和释放,但其生理功能极弱,导致大脑皮层兴奋性降低,使机体出现昏睡甚至昏迷。

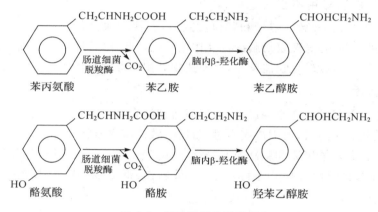

图 7-8　假性神经递质的产生

当假性神经递质取代多巴胺时,肢体运动的协调性发生障碍,出现扑翼样震颤。当取代去甲肾上腺素时,可引起小动脉扩张,外周阻力降低,使肾脏血流量减少,导致功能性肾功能不全。

（三）血浆氨基酸失衡学说

正常人血浆内支链氨基酸（BCAA,主要是缬氨酸、亮氨酸和异亮氨酸等）含量较多,芳香族氨基酸（AAA,主要是苯丙氨酸、酪氨酸和色氨酸等）含量较少,两者的比值接近 $3.0\sim3.5$。肝功能障碍时,两者比值可降至 $0.6\sim1.2$,当比值降至 1.0 以下时,可能发生肝性脑病。

肝性脑病患者血浆氨基酸失衡的原因是:当肝功能受损时,胰岛素、胰高血糖素在肝内灭活减少,进入体循环增多。高浓度的胰岛素可增强骨骼肌和脂肪组织对支链氨基酸的摄取和分解,导致血浆支链氨基酸浓度下降;而胰高血糖素可促使组织蛋白分解增强,产生大量芳香族氨基酸,而肝脏降解芳香族氨基酸的能力减弱,从而导致血中芳香族氨基酸增多。

在生理情况下,芳香族氨基酸与支链氨基酸由同一载体转运通过血-脑屏障,而被脑细胞摄取。肝功能受损时,血中芳香族氨基酸增多,进入脑内的芳香族氨基酸也增多。当脑组织中芳香族氨基酸浓度升高时,可抑制酪氨酸羟化酶的活性,致使多巴胺和去甲肾上腺素合成减少;而此时酪氨酸脱羧酶的活性却大大增高,酪胺生成量增加,羟苯乙醇胺生成量也增加,结果使脑内假性神经递质增多而正常神经递质的合成减少,最终导致肝性脑病的发生。

四、肝性脑病的诱发因素

(一)上消化道出血及高蛋白饮食

肝硬化患者常因食管和胃底静脉曲张破裂引起上消化道大出血,这是肝性脑病常见的诱因。消化道内血液,在肠道细菌作用下生成大量氨、硫醇和其他毒性产物。此外,出血还引起有效循环血量减少,进一步损害脑、肝、肾等器官的功能。同样,慢性肝功能衰竭患者若一次摄入较多蛋白质,也能引起血氨升高,诱发肝性脑病。

(二)感染

严重感染时,因发热使组织分解代谢增强,血氨升高;因呼吸加强,通气过度发生呼吸性碱中毒,使血氨进入脑内增多;因脑组织能量消耗增加,使脑对氨及其他毒性物质的敏感性增加;细菌和毒素可直接损伤肝细胞,加重肝功能障碍。

(三)某些药物的使用不当

使用利尿剂不当,可导致血容量和肾血流减少,有些利尿剂还引起低钾性碱中毒,使 pH 升高,有利于氨进入脑内,导致氨对脑的毒性作用增强。此外,若肝功能衰竭患者使用止痛、镇静、麻醉药,由于肝脏生物转化功能障碍,出现药物蓄积而抑制脑功能,易诱发肝性脑病。

(四)其他诱因

肝功能衰竭合并肾功能不全的患者,因氮质血症导致大量尿素弥散入肠,产氨增多而诱发肝性脑病。肝硬化腹水患者,可因放腹水过多过快,致使腹内压骤降、门脉血管扩张,有效循环血量减少,加重肝、肾功能障碍和脑缺血,诱发肝性脑病。便秘时,因肠道氨及其他含氮物质产生和吸收增加而诱发肝性脑病。外科手术、严重创伤、低血糖、饮酒、腹泻等均可诱发肝性脑病。

五、肝性脑病的防治原则

(一)去除和避免诱发因素

如防止和控制上消化道出血;限制蛋白质饮食,以糖类为主要食物;慎用镇静、安眠药、麻醉药和利尿药;预防感染;防止便秘;避免大量放腹水等。

(二)降低血氨

7-19 案例:肝性脑病

如应用抗生素(如新霉素)抑制肠道细菌;口服乳果糖,经细菌作用分解为乳酸及乙酸,可降低肠道 pH;弱酸性溶液灌肠,也可降低肠道 pH;静脉滴注谷氨酸钠,促进谷氨酰胺、尿素生成。

(三)促进神经功能恢复

可应用左旋多巴,以促进正常神经递质生成;静脉注射或口服支链氨基酸,纠正氨基酸失衡。

习题

一、名词解释

1.消化　2.吸收　3.黏液-碳酸氢盐屏障　4.胃排空　5.生物转化

6.黄疸　7.肝性脑病

二、问答题

1.简述胃液的主要成分及作用。

2.为什么说胰液是消化液中最重要的一种？

3.试比较三类黄疸的产生原因及血、尿、粪的指标变化。

4.简述肝性脑病的氨中毒学说的主要内容。

7-20　习题
答案

（张　玲　高　虹）

第八章

泌尿系统

肾脏是人体主要的排泄器官。通过尿液的生成和排出，肾脏能将代谢终产物、进入体内的异物以及过剩物质排出体外，从而维持人体正常的水、电解质和酸碱平衡。此外，肾脏还具有内分泌功能，能产生促红细胞生成素、肾素等多种生物活性物质。

第一节　尿的生成过程

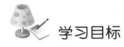

学习目标

8-1　教学PPT

1. 掌握尿生成的基本过程，有效滤过压的组成，肾小球滤过率及滤过分数的概念，影响肾小球滤过的因素，肾糖阈、渗透性利尿的概念。

2. 熟悉原尿与血浆的区别，重吸收的部位，钠、水及葡萄糖的重吸收特点，H^+、K^+、NH_3 分泌的意义。

3. 了解滤过膜及其通透性，HCO_3^-、K^+ 的重吸收，球-管平衡。

8-2　视频：尿的生成过程

尿的生成包括三个基本过程，即肾小球的滤过作用、肾小管和集合管的重吸收作用以及肾小管和集合管的分泌作用。

一、肾小球的滤过作用

血液流经肾小球毛细血管时，血浆中的水和小分子溶质通过滤过膜进入肾小囊腔形成原尿的过程，称为肾小球的滤过作用。微量化学分析结果显示，原尿中除蛋白质含量极低外，其他成分以及渗透压、酸碱度与血浆基本相同。

(一)滤过膜及其通透性

8-3　视频：滤过膜及其通透性

肾小球滤过膜由毛细血管内皮细胞、基膜、肾小囊脏层上皮细胞三层结构组成(图 8-1)，每层结构上均存在不同直径的微孔，构成滤过膜的机械屏障。此外，滤过膜的各层结构均覆盖有一层带负电荷的物质(主要是糖蛋白)，起到电学屏障作用。

血浆中的物质能否通过滤过膜，取决于该物质的分子大小及其所带的电荷。一般情况下，有效半径小于 2.0nm 的带正电荷或电中性物质，如水、Na^+、尿素、葡萄糖等，可自由通过滤过膜。有效半径大于 4.2nm 的物质，由于机械屏障作用，难以通过滤过膜。而血浆白蛋白的有效半径虽为 3.6nm，但由于带负电荷，不能通过电学屏障，故原尿中几乎无蛋白质。另外，相对分子质量很小

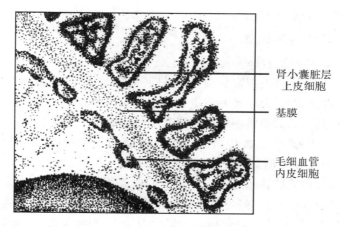

图 8-1 肾小球的滤过膜

的物质即使带负电荷也可顺利通过滤过膜,如 Cl^-、HCO_3^-、HPO_4^{2-} 等。

(二)有效滤过压

有效滤过压是肾小球滤过作用的动力。由于肾小囊内滤过液中蛋白质浓度极低,其胶体渗透压可忽略不计。因此,有效滤过压＝肾小球毛细血管血压－(血浆胶体渗透压＋肾小囊内压)。

用微穿刺法测得入球小动脉端与出球小动脉端的血压几乎相等,约为45mmHg,肾小囊内压约为10mmHg。由于血液在流经肾小球时,血管内的水分和晶体物质不断滤过,造成血液中蛋白质浓度不断增加,引起血浆胶体渗透压随之升高(图 8-2)。因此,入球端有效滤过压为 10mmHg,有滤液生成;出球端有效滤过压为 0,滤过停止,称为滤过平衡。

8-4 视频:
有效滤过压

由此可见,肾小球毛细血管并非全段都能发生滤过作用,只有从入球小动脉端到滤过平衡这一段才有滤过作用。滤过平衡点距入球小动脉端越近,有效滤过的毛细血管长度和滤过面积就越小,肾小球滤过率就越低;反之亦然。

(三)肾小球滤过功能的评价

临床上常用肾小球滤过率和滤过分数评价肾功能的损害程度。

1.肾小球滤过率　单位时间(每分钟)内两侧肾生成的原尿量,称为肾小球滤过率(glomerular filtration rate,GFR)。肾小球滤过率是衡量肾功能的重要指标,正常成人安静时约为 125mL/min。依此计算,两侧肾每昼夜从肾小球滤过的原尿总量高达 180L。

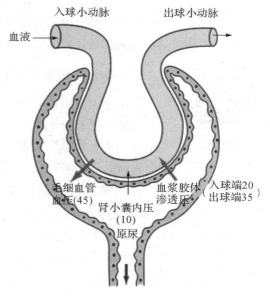

图 8-2 肾小球有效滤过压

2.滤过分数　肾小球滤过率和每分钟的肾血浆流量的比值,称为滤过分数(filtration fraction,FF)。正常人安静时肾血浆流量为660mL/min,滤过分数＝(125/660)×100％≈19％。这表明,当血液流经肾小球时,约有 1/5

的血浆滤过至肾小囊腔,形成原尿。

(四)影响肾小球滤过的因素

8-5　视频:影响肾小球滤过的因素

1.有效滤过压

(1)肾小球毛细血管血压　在正常情况下,当动脉血压在 80～180mmHg 范围内变动时,由于肾血流量具有自身调节作用,肾小球毛细血管血压可维持相对稳定,从而使肾小球滤过率基本保持不变。当动脉血压低于 80mmHg 时,肾小球毛细血管血压降低,肾小球滤过率减小,尿量减少。当血压降至 40mmHg 以下时,肾小球滤过率减小至零,导致无尿。

(2)血浆胶体渗透压　正常人的血浆蛋白浓度比较稳定,血浆胶体渗透压维持着相对恒定。但当血浆蛋白浓度降低时,血浆胶体渗透压下降,使有效滤过压升高,肾小球滤过率增加。如静脉输入大量生理盐水,使血浆稀释,血浆胶体渗透压降低,肾小球滤过率增加,出现尿量增多。

(3)肾小囊内压　在正常情况下,肾小囊内压比较稳定。当肾盂或输尿管结石、肿瘤压迫等原因使尿路阻塞时,可导致肾盂内压升高,肾小囊内压也随之升高,使有效滤过压降低,肾小球滤过率减小,尿量减少。

8-6　知识拓展:肾小球肾炎

2.滤过膜的面积和通透性　正常成人两肾的总滤过面积在 $1.5m^2$ 以上,肾小球滤过膜的面积和通透性都比较稳定。但在病理情况下,如急性肾小球肾炎时,由于肾小球毛细血管的管腔变窄甚至阻塞,导致具有滤过功能的肾小球数量减少,有效滤过面积减小,使肾小球滤过率降低,出现少尿甚至无尿。某些肾脏疾病如肾小球肾炎、肾病综合征等,可使滤过膜上带负电荷的糖蛋白减少或基膜破坏,滤过膜的通透性增大,出现蛋白尿和血尿。

3.肾血浆流量　其他条件不变时,肾血浆流量与肾小球滤过率呈正相关关系。如发生大失血等病理情况时,交感神经兴奋,肾血管收缩,使肾血流量减少,血浆胶体渗透压上升的速度加快,肾小球滤过率减少。

8-7　知识拓展:肾病综合征

二、肾小管和集合管的重吸收作用

原尿进入肾小管后称为小管液。小管液在流经肾小管和集合管时,其中的水和溶质穿过管壁细胞重新进入血液的过程,称为肾小管和集合管的重吸收。肾小管和集合管的重吸收具有选择性,既保留对机体有用的物质,又清除对机体有害的及过剩的物质,从而实现对人体内环境的净化。

(一)重吸收的部位和方式

1.重吸收的部位　各段肾小管和集合管都具有重吸收的功能,但近端小管重吸收的物质种类最多、数量最大,故近端小管是重吸收的主要部位。在正常情况下,小管液中的葡萄糖、氨基酸等营养物质,几乎全部在近端小管重吸收,80%～90% 的 HCO_3^-、65%～70% 的水和 Na^+、K^+、Cl^- 等也在此重吸收。

2.重吸收的方式　重吸收方式有主动和被动两种。主动重吸收是指小管液中的溶质逆电化学梯度转运到管周组织液并进入血液的过程,需要消耗能量,如 Na^+、葡萄糖及氨基酸等物质的重吸收。被动重吸收是指小管液中的物质顺浓度差或电位差从管腔内转运至管周组织并入血的过程,如尿素、Cl^- 和水等物质的重吸收,不需要消耗能量。

(二)几种物质的重吸收

1. NaCl 和水的重吸收   原尿中的 NaCl 和水有 99% 被重吸收入血,其中近端小管的重吸收量约占 65%～70%。

8-8 视频:NaCl 和水的重吸收

在近端小管,肾小管上皮细胞的管腔膜对 Na^+ 通透性大,同时上皮细胞基底侧膜上的钠泵不断将 Na^+ 泵出,造成细胞内低 Na^+,因而小管液中的 Na^+ 便顺浓度差进入小管上皮细胞。由于 Na^+ 的重吸收,细胞内外电位发生变化,加之小管液的 Cl^- 浓度高于细胞内,Cl^- 顺电位差及浓度差而被重吸收。当 NaCl 进入管周组织液,组织液的渗透压升高,促使小管液中的水不断进入小管上皮细胞及管周组织液,完成水的重吸收(图 8-3)。

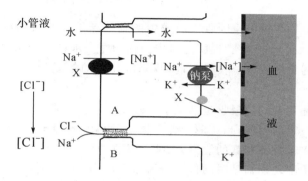

A:近端小管的前半段;B:近端小管的后半段;X:葡萄糖、氨基酸
图 8-3 近端小管对 NaCl 和水的重吸收

在髓袢,肾小球滤过的 NaCl 约有 20% 被重吸收。由于髓袢各段对 NaCl 和水的通透性不同,重吸收情况较为复杂。其中,髓袢升支粗段对 NaCl 的重吸收是通过 $Na^+-K^+-2Cl^-$ 同向转运体实现的,可将 Na^+、K^+、Cl^- 同时转运至上皮细胞内。呋塞米和依他尼酸等利尿剂,能抑制髓袢升支粗段 $Na^+-K^+-2Cl^-$ 同向转运体的功能,使 NaCl 的重吸收减少,引起水的重吸收减少,从而发挥利尿效应。

在远曲小管和集合管,NaCl 和水的重吸收可根据人体的水盐平衡情况进行调节。Na^+ 的重吸收主要受醛固酮的调节,水的重吸收主要受抗利尿激素的调节。

2. HCO_3^- 的重吸收 HCO_3^- 的重吸收量约占滤过量的 99%,其中约 85% 在近端小管重吸收。肾小管上皮细胞的管腔膜对 HCO_3^- 没有通透性,小管液中的 HCO_3^- 是以 CO_2 的形式进行重吸收的。首先,小管液中的 HCO_3^- 与肾小管分泌的 H^+ 生成 H_2CO_3,然后 H_2CO_3 在碳酸酐酶作用下分解为 CO_2 和水,CO_2 可迅速扩散进入上皮细胞内,在碳酸酐酶的催化下 CO_2 和水又生成 H_2CO_3,H_2CO_3 再解离出 H^+ 和 HCO_3^-。H^+ 可与 Na^+ 交换分泌到小管液中,而 Na^+ 被重吸收,HCO_3^- 与 Na^+ 形成 $NaHCO_3$ 被转运入血(图 8-4)。可见,肾小管上皮细胞分泌 1 个 H^+ 的同时重吸收 1 个 HCO_3^- 和 1 个 Na^+ 入血,对于体内酸碱平衡的维持具有重要意义。

8-9 视频:HCO_3^- 的重吸收

3. K^+ 的重吸收 K^+ 的重吸收量占滤过量的 94%,大部分在近端小管主动重吸收。终尿中的 K^+ 绝大部分是由远曲小管和集合管分泌的,其分泌量取决于体内血 K^+ 浓度,受醛固酮的调节。

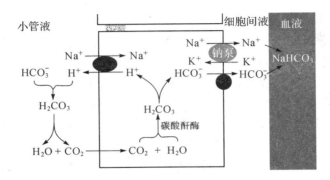

图 8-4　近端小管对 HCO_3^- 的重吸收

8-10　视频：
葡萄糖的重
吸收

4.葡萄糖的重吸收　原尿中的葡萄糖浓度和血糖浓度相等,但正常人的终尿中不含葡萄糖,说明原尿中的葡萄糖全部被重吸收回血液。实验表明,葡萄糖的重吸收部位仅限于近端小管,其余的各段肾小管均无重吸收葡萄糖的能力。

葡萄糖的重吸收是继发于 Na^+ 的主动重吸收。近端小管对葡萄糖的重吸收有一定的限度,当血液中葡萄糖浓度超出 $8.88\sim9.99mmol/L$ 时,超出了肾小管重吸收葡萄糖的能力,未被重吸收的葡萄糖就随尿排出,而出现糖尿。尿中开始出现葡萄糖时的最低血糖浓度,称为肾糖阈。

(三)影响肾小管和集合管重吸收的因素

1.小管液中溶质的浓度　小管液中溶质的浓度决定小管液的渗透压,这是对抗肾小管重吸收水分的力量。当小管液中溶质的浓度升高时,小管液的渗透压增大,将会妨碍肾小管对水的重吸收。这种由于小管液的渗透压升高,使水的重吸收减少而尿量增多的现象,称为渗透性利尿。糖尿病患者的多尿,就是由于小管液中葡萄糖含量增多,使小管液的渗透压升高而造成尿量增多并出现糖尿。临床上根据渗透性利尿原理,使用能被肾小球滤过但不被肾小管重吸收的物质,如 20% 甘露醇,以达到利尿消肿的目的。

2.球-管平衡　近端小管对小管液的重吸收量与肾小球滤过率之间存在一定的比例关系。无论肾小球滤过率增加还是减少,近端小管的重吸收量始终占滤过量的 $65\%\sim70\%$,这种关系称为球-管平衡。其生理意义在于使尿量不致因肾小球滤过率的变化而发生大幅度的变化。球-管平衡在某些情况下可能被打破,如渗透性利尿时,近端小管重吸收减少,而肾小球滤过率不受影响。

三、肾小管和集合管的分泌作用

肾小管和集合管上皮细胞将血液中和自身代谢产生的某些物质排入小管液的过程,称为肾小管和集合管的分泌作用。

(一) H^+ 的分泌

近端小管、远曲小管和集合管上皮细胞均可分泌 H^+,但主要在近端小管。H^+ 的分泌有 Na^+-H^+ 交换和 H^+ 泵两种方式,以前者为主。Na^+-H^+ 交换是指小管细胞内的 H^+ 和小管液中的 Na^+ 发生交换,H^+ 被分泌到小管液中,Na^+ 进入细胞。由图 8-4 可见,肾小管上皮细胞分泌 1 个 H^+ 的同时重吸收 1 个 HCO_3^- 和 1 个 Na^+ 入血,起到排酸保碱的作用,对于体内酸碱平衡的维持具有重要意义。此外,远曲小管和集合管可通过 H^+ 泵主动分泌 H^+。

(二)NH_3 的分泌

NH_3 主要由远曲小管和集合管分泌,来源于谷氨酰胺的分解。NH_3 是脂溶性物质,可通过细胞膜扩散入小管液中。进入小管液的 NH_3 与 H^+ 结合成 NH_4^+,降低了小管液中的 H^+ 浓度,促进 H^+ 的分泌。小管液中的 NH_4^+ 与 Cl^- 结合,生成铵盐(NH_4Cl)随尿排出。因此,NH_3 的分泌有促进排酸保碱的作用(图 8-5)。

(三)K^+ 的分泌

K^+ 主要由远曲小管和集合管分泌。K^+ 的分泌与 Na^+ 的主动重吸收有密切的联系,即以 Na^+-K^+ 交换的形式进行。远曲小管和集合管对 Na^+ 的主动重吸收,使管腔内电位为负值,而钠泵的活动增加了细胞内和小管液之间的 K^+ 浓度差,从而促使 K^+ 分泌到小管液中(图 8-5)。

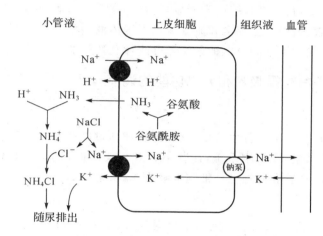

图 8-5　H^+、NH_3 和 K^+ 分泌关系

在远曲小管和集合管中,Na^+-K^+ 交换和 Na^+-H^+ 交换均为 Na^+ 依赖性,两者之间存在竞争性抑制作用。当酸中毒时,Na^+-H^+ 交换增强,而 Na^+-K^+ 交换减弱,可出现高钾血症;当碱中毒时,Na^+-H^+ 交换减弱,K^+ 分泌增多,可出现低钾血症。

一般情况下,K^+ 的分泌量与机体摄入的 K^+ 量是平衡的,即摄入多则排出多,摄入少则排出少,但若不摄入 K^+,机体也将排出一部分 K^+。因此临床上,应对不能进食的患者适当补 K^+,以免引起低钾血症。

8-11　视频:H^+、K^+ 和 NH_3 分泌

第二节　尿生成的调节

 学习目标

1. 掌握抗利尿激素、醛固酮的生理作用及分泌调节。
2. 熟悉肾血流量的自身调节和神经体液调节。
3. 了解心房钠尿肽的作用。

8-12　教学 PPT

一、肾小球滤过功能的调节

肾小球滤过功能的调节是通过肾血流量的改变实现的,肾血流量的调节兼备自身调节和神经体液调节两种机制。

(一)自身调节

当动脉血压在 80～180mmHg 范围内变动时,肾血流量保持基本不变的作用,称为肾血流量的自身调节。自身调节一般在安静情况下发挥作用,不依赖于神经和体液因素的作用,可使肾小球滤过率保持相对稳定,以维持正常的泌尿功能。

(二)神经和体液调节

支配肾血管的神经主要是交感神经。在紧急情况下,肾交感神经活动加强,可引起入球小动脉和出球小动脉收缩,且前者收缩更为明显,使肾小球毛细血管血流量减少,肾小球滤过率降低。此外,肾上腺素、去甲肾上腺素和血管紧张素等体液因素均可引起肾血管收缩,肾血流量减少;而一氧化氮、前列腺素和心房钠尿肽等可使肾血管舒张。

二、肾小管和集合管重吸收和分泌功能的调节

(一)神经调节

肾交感神经兴奋,除可引起肾血流量减少、肾小球滤过减少外,还可刺激球旁细胞分泌肾素,通过肾素-血管紧张素-醛固酮系统,使肾小管对 NaCl 和水的重吸收增加。同时,交感神经兴奋,也可促进近端小管和髓祥上皮细胞重吸收 NaCl 和水。

(二)体液调节

8-13 视频:
抗利尿激素

1. 抗利尿激素　抗利尿激素(antidiuretic hormone,ADH)是由下丘脑视上核和室旁核的神经元细胞合成的肽类激素,经下丘脑-垂体束运输至神经垂体储存,并由此释放入血。

(1)抗利尿激素的作用　抗利尿激素的主要生理作用是提高远曲小管和集合管上皮细胞对水的通透性,从而促进水的重吸收,使尿量减少。目前认为,抗利尿激素可与远曲小管和集合管上皮细胞管周膜上的 V_2 受体结合,激活膜内的腺苷酸环化酶,使细胞内 cAMP 生成增加,进一步激活细胞内的蛋白激酶 A,使含有水通道的小泡镶嵌在管腔膜上,从而提高管腔膜对水的通透性(图 8-6)。

(2)抗利尿激素分泌的调节

①血浆晶体渗透压:人体大量出汗或严重呕吐、腹泻等造成体内水分不足时,血浆晶体渗透压升高,可刺激渗透压感受器,引起抗利尿激素合成和释放增加,远曲小管和集合管对水的重吸收增加,尿液浓缩,尿量减少,有利于保存体内水分。反之,如短时间内大量饮清水,使血浆晶体渗透压降低,上述刺激作用减弱,尿量增多以排出体内过剩的水分。这种大量饮清水后引起尿量增多的现象,称为水利尿。

②循环血量:当急性大失血引起循环血量减少时,左心房和胸腔大静脉壁上的容量感受器受到的刺激减弱,同时心输出量减少、血压降低对压力感受器的刺激减弱,引起迷走神经传入冲动减少,反射性地使抗利尿激素的合成和释放增加,促进水的重吸收,导致尿量减少,有利于血容量的恢复。

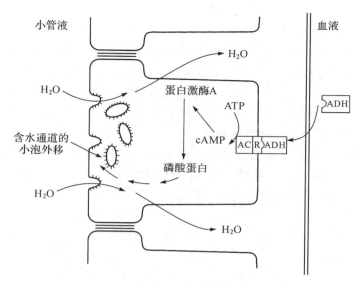

AC:腺苷酸环化酶;R:受体

图 8-6　抗利尿激素的作用机制

2.醛固酮　醛固酮由肾上腺皮质的球状带细胞分泌。

（1）醛固酮的作用　醛固酮的作用主要是促进远曲小管和集合管上皮细胞对 Na^+ 和水的重吸收,同时促进 K^+ 的分泌,所以具有保 Na^+ 排 K^+ 和增加细胞外液容量的作用。醛固酮属类固醇类激素,可直接进入远曲小管和集合管的上皮细胞,与胞质内受体结合形成激素-受体复合物,后者进入细胞核,通过基因调节合成多种醛固酮诱导蛋白（图 8-7）。这些蛋白使管腔膜对 Na^+ 的通透性增大,使 $Na^+ - K^+$ 交换增强,从而在促进 Na^+ 重吸收的同时,使 K^+ 的分泌增加,水的重吸收增多,故细胞外液量增多。

8-14　视频:
醛固酮

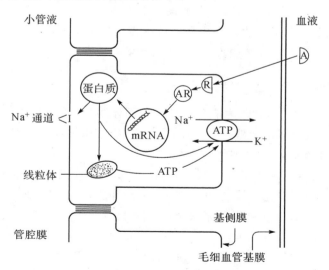

A:醛固酮;R:受体

图 8-7　醛固酮的作用机制

（2）醛固酮分泌的调节

①肾素-血管紧张素-醛固酮系统：当循环血量减少时，肾血流量相应减少，入球小动脉受牵拉的程度减轻，可刺激肾素释放。当肾小球滤过率降低或其他原因导致肾小管液中的 Na^+ 量减少时，也使肾素释放增加。此外，肾交感神经兴奋时，可直接刺激肾素释放。

②血 K^+、Na^+ 的浓度：当血 K^+ 浓度升高或血 Na^+ 浓度降低时，可直接促进醛固酮的合成和分泌，促进肾脏保 Na^+ 排 K^+；反之，血 K^+ 浓度降低或血 Na^+ 浓度升高时，则抑制醛固酮的分泌，从而维持血液中 Na^+、K^+ 浓度的相对稳定。

3.心房钠尿肽　心房钠尿肽由心房肌细胞合成并释放，具有明显的促进 NaCl 和水排出的作用。心房钠尿肽通过抑制集合管对 NaCl 的重吸收、使入球小动脉舒张以及抑制肾素、醛固酮和抗利尿激素的分泌，促进肾脏排钠、排水。

第三节　尿液及其排放

8-15　教学
PPT

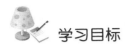
学习目标

1.熟悉正常尿量及尿量异常，排尿反射异常。

2.了解尿液的理化特性，排尿反射。

一、尿量

正常成人尿量为 1.0～2.0L/d，平均约 1.5L/d。尿量与水的摄入量和通过其他途径的排出量有关。当摄入的水多或出汗很少时，尿量可超过 2.0L/d；反之，当摄入的水少或出汗很多时，尿量可少于 1.0L/d。如果每日尿量长期大于 2.5L，为多尿；每日尿量在 0.1～0.4L，为少尿；每日尿量少于 0.1L，为无尿，均属异常现象。正常成人每天约产生 35g 固体代谢产物，最少需 0.5L 尿才能将其溶解并排出。多尿会使机体丧失大量水分，使细胞外液量减少，引起脱水；少尿或无尿会使代谢产物在体内堆积，破坏内环境的稳态。

二、尿液的理化性质

尿液中水占 95％～97％，其余为溶解于其中的固体物质，固体物质以电解质和非蛋白含氮化合物为主。正常人的尿液中糖、蛋白质的含量极少，临床常规方法难以测出。如果用常规方法在尿液中检测出糖或蛋白质，则为尿液异常。

正常尿液呈淡黄色，其相对密度一般在 1.015～1.025，最大变动范围为 1.002～1.035。大量饮水后，尿液被稀释，颜色变浅，密度降低；大量出汗后，尿液被浓缩，颜色变深，密度升高。若尿相对密度长期小于 1.010，则提示尿浓缩功能障碍，为肾功能不全的表现。

正常尿液一般呈酸性，pH 值介于 5.0～7.0，最大变动范围为 4.5～8.0，这与体内的代谢产物多偏酸性有关。尿液的酸碱度主要取决于食物的成分。荤素杂食者，由于蛋白质分解产生的硫酸盐和磷酸盐随尿排出，故尿液呈酸性；素食者，由于植物酸在体内氧化，酸性产物少，排出的碱性物质较多，故尿液偏碱性。

三、排尿反射

当膀胱内尿量达到 400～500mL 时,膀胱壁的牵张感受器受刺激而兴奋。冲动沿盆神经传入骶髓的初级排尿反射中枢,同时冲动上传到大脑皮层的高位中枢,产生尿意。如环境允许,高位中枢发出冲动加强初级中枢的兴奋,沿盆神经传出冲动增多,引起逼尿肌收缩,尿道内括约肌松弛,尿液进入后尿道。尿液刺激尿道感受器,冲动沿阴部神经传入初级排尿中枢并使其活动增强,结果引起逼尿肌收缩加强、尿道外括约肌舒张,于是发生排尿(图 8-8)。

8-16 视频:排尿反射

如当时环境不适宜排尿,大脑皮层可暂时抑制脊髓排尿中枢的活动,不发

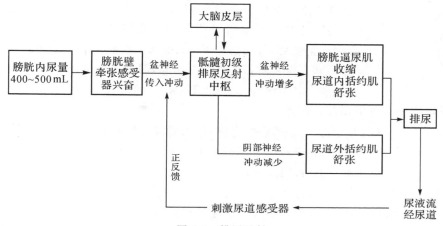

图 8-8 排尿反射

生排尿反射。婴幼儿因大脑皮层尚未发育完善,对脊髓初级排尿反射中枢的抑制能力较弱,所以排尿次数多,并常有遗尿现象。

在某些病理情况下可出现排尿异常,临床上常见的有尿频、尿潴留和尿失禁。尿频是指排尿次数过多,但排尿量不增加,常由于膀胱炎症或机械刺激(如膀胱结石)而引起。尿潴留是指膀胱中尿液充盈过多而不能排出,多因腰骶部脊髓损伤使排尿反射初级中枢的活动发生障碍,尿流受阻时也能造成尿潴留。尿失禁是指排尿失去意识控制,多见于脊髓横断伤,以致初级中枢与大脑皮层失去功能联系。

第四节 肾功能衰竭

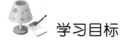

学习目标

1. 掌握急性肾功能衰竭的概念、原因,尿毒症的概念。
2. 熟悉急、慢性肾功能衰竭的主要功能代谢变化。
3. 了解急、慢性肾功能衰竭的发生机制及防治原则,尿毒症的功能代谢变化。

8-17 教学PPT

各种病因导致肾脏功能严重障碍,进而引起水、电解质和酸碱平衡紊乱,代谢产物及毒物

在体内潴留,同时伴有肾脏内分泌功能障碍的病理过程,称为肾功能衰竭。根据发病急缓与病程长短,分为急性肾功能衰竭和慢性肾功能衰竭两种,两者发展到严重阶段的最终表现是尿毒症。

一、急性肾功能衰竭

急性肾功能衰竭(acute renal failure,ARF)是指各种原因引起肾脏泌尿功能在短期内急剧下降,导致机体内环境严重紊乱的病理过程。ARF病情凶险,是临床上较为常见的一种危重症,但如能及时诊治,预后较好。

(一)急性肾功能衰竭的原因

8-18　视频:
急性肾功能
衰竭的原因

1.肾前性因素　肾脏血流量急剧减少,引起肾小球滤过率显著下降。常见于失血、失液、急性心力衰竭等所致的休克早期。此时肾脏并无器质性病变,一旦肾血流量恢复,肾功能也可迅速恢复,又称功能性ARF。

2.肾性因素　由肾脏器质性病变引起,即器质性ARF。常见的原因有:

(1)肾缺血　各类休克未得到及时有效的治疗,造成持续的肾缺血,导致肾小管损伤甚至坏死。

(2)肾中毒　包括某些药物(庆大霉素、卡那霉素、新霉素等)、化学试剂(甲醇、氯仿、四氯化碳等)、重金属(汞、砷、铅等)、生物毒素(蕈毒、蛇毒、蜂毒等)、内源性肾毒性物质(血红蛋白、肌红蛋白等)等,在经肾排泄时均可引起肾小管损害。

(3)肾脏本身疾患　肾小球、肾间质及肾血管病变,如急性肾小球肾炎、急性间质性肾炎、肾动脉栓塞、肾移植排斥反应等,均可引起广泛性肾实质损害。

3.肾后性因素　由尿路梗阻引起,见于尿道结石、炎症、肿瘤、前列腺肥大等。多具有可逆性,及时解除梗阻后,肾功能可很快恢复。

(二)急性肾功能衰竭的发生机制

不同原因所致ARF的机制不尽相同,但其中心环节是肾小球滤过率下降。

1.肾缺血

(1)肾灌注压下降　肾前性因素往往导致动脉血压低于80mmHg,肾血流因失去自身调节作用而明显减少,肾小球毛细血管血压下降,使有效滤过压降低,肾小球滤过率下降。

(2)肾血管收缩　肾缺血或肾中毒可导致体内儿茶酚胺水平升高、肾素-血管紧张素系统激活、前列腺素E_2和激肽等扩血管物质减少,从而引起肾血管收缩,尤其是入球小动脉收缩更为明显,结果使有效滤过压下降,肾小球滤过减少,出现少尿或无尿。

(3)肾血管阻塞　当肾缺血达到一定时间后再恢复血液灌注,可因产生大量氧自由基而损伤肾组织细胞和血管内皮细胞,使血管管腔狭窄甚至闭塞,加重肾功能障碍。此外,部分患者发生肾内DIC,微血栓可阻塞肾血管,使肾小球滤过率下降。

2.肾小管阻塞　肾缺血或肾中毒导致坏死脱落的肾小管上皮细胞、红细胞溶血产生的血红蛋白、挤压综合征肌损伤释放的肌红蛋白等,均可阻塞肾小管,使肾小囊内压增高,造成有效滤过压降低,肾小球滤过率下降而发生少尿。

3.肾小管液返漏　肾缺血、肾中毒引起肾小管上皮细胞广泛坏死脱落、基底膜断裂,肾小管液可经受损的部位漏入周围肾间质,发生间质水肿,压迫肾小管和管周毛细血管,从而使肾小管阻塞和肾缺血加重,肾小球滤过率进一步下降、肾损害进一步加重,形成恶性循环。

(三)急性肾功能衰竭时机体的功能代谢变化

根据患者尿量减少与否,ARF 分为少尿型(成人尿量少于 400mL/d)和非少尿型(成人尿量在 400~1000mL/d)。非少尿型 ARF 患者症状较轻、病程较短,预后也较好。临床上,大多数患者属于少尿型 ARF,一般可分为少尿期、多尿期和恢复期三个发展过程。

1. 少尿期 此期是病情最危重的时期,主要表现为少尿、尿成分异常及内环境严重紊乱。少尿期一般持续数天至数周,持续时间愈长,预后愈差。

8-19 视频:急性肾功能衰竭的功能代谢变化

(1)尿的变化 ①少尿、无尿:与肾血流减少、肾小管阻塞、肾小管液返漏等因素有关。②尿相对密度降低:常固定于 1.010~1.012,是由于肾小管损伤造成水的重吸收减少。③尿钠增高:肾小管对钠的重吸收障碍,导致尿中钠含量增高。④血尿、蛋白尿和管型尿:由于肾小球滤过膜通透性增加以及肾小管受损,尿中可出现蛋白质、红细胞、白细胞等成分,这些有形成分在通过肾小管时可被浓缩凝固形成管型。

(2)氮质血症 血中尿素、肌酐、尿酸等非蛋白氮含量显著增高,称为氮质血症。当肾小球滤过率下降时,尿量减少,不能充分排出代谢产物。若伴发创伤、烧伤和感染时,患者体内蛋白质分解增加,导致氮质血症。

(3)水中毒 此期由于肾排水减少、体内分解代谢加强致内生水增多,补液过多或过快导致体内水潴留,严重者可引起急性肺水肿、脑水肿和心力衰竭。因此,对少尿期患者应严密观察和记录出入水量,严格控制补液速度和补液量,以防水中毒的发生。

(4)高钾血症 高钾血症是 ARF 少尿期最严重的并发症,可引起传导阻滞、心律失常,严重时可出现心室颤动和心脏停搏,是少尿期患者死亡的主要原因。引起高钾血症的主要因素:①尿量减少使钾排出减少。②组织损伤、分解代谢增强,钾从细胞内转至细胞外。③酸中毒使细胞内 K^+ 移向细胞外。

(5)代谢性酸中毒 因体内分解代谢加强、肾小球滤过率降低以及肾排酸保碱功能障碍,使酸性代谢产物在体内蓄积,引起代谢性酸中毒。酸中毒可抑制心血管系统和中枢神经系统的功能,并促进高钾血症的发生,使病情更为严重。

2. 多尿期 当尿量增加至 400mL/d 以上时,标志患者已进入多尿期,表明病情趋向好转。多尿期尿量明显增多,可达 3~5L/d 或更多。产生多尿的机制是:①肾血流量和肾功能逐渐恢复,肾小球滤过率增加。②肾小管阻塞解除,肾间质水肿消退,使尿路通畅。③少尿期潴留在血中的尿素等代谢产物从肾小球大量滤出,引起渗透性利尿。④新生的肾小管上皮功能还不完善,重吸收功能低下。

3. 恢复期 此期肾功能已显著改善,尿量逐渐恢复正常,血中非蛋白氮含量也接近正常。但肾功能恢复到正常需要数月至一年或更长时间,少数患者可发展为慢性肾功能衰竭。

(四)急性肾功能衰竭的防治原则

1. 积极治疗原发病、消除病因 如尽快补足血容量、清除肾毒性物质、疏通尿路等。

2. 纠正水、电解质及酸碱平衡紊乱 在少尿期应严格控制输液量以防水中毒,控制高钾血症,及时纠正代谢性酸中毒等。多尿期注意补充水、钠、钾等电解质,防止发生脱水、低钠和低钾血症。

3. 控制氮质血症 限制蛋白质摄入,给予葡萄糖及必需氨基酸,以促进蛋白质合成,降低尿素氮含量。

4.透析疗法　应用腹膜透析、血液透析可清除患者体内毒素,使其安全度过危险期,降低死亡率。

二、慢性肾功能衰竭

慢性肾功能衰竭(chronic renal failure,CRF)是指各种原因造成肾单位进行性破坏,以致有功能的肾单位日益减少,导致代谢产物在体内潴留,水、电解质、酸碱平衡紊乱以及肾内分泌功能障碍的病理过程。

(一)慢性肾功能衰竭的原因

1.肾脏疾病　慢性肾小球肾炎、慢性肾盂肾炎、肾结核、肾肿瘤、系统性红斑狼疮等均可引起 CRF,其中以慢性肾小球肾炎最为常见,约占 CRF 病因的 60%。

2.肾血管疾病　高血压性肾小动脉硬化、糖尿病性肾小动脉硬化症、结节性动脉周围炎等也可引起 CRF。

3.尿路慢性梗阻　如尿路结石、前列腺肥大、肿瘤、尿道狭窄等。

(二)慢性肾功能衰竭的发生机制

CRF 的发生机制至今尚未完全明了,下面介绍两种主要学说。

1.健存肾单位学说　慢性肾脏疾病导致肾单位进行性破坏,健存的肾单位发生代偿性肥大,使肾小球滤过功能和肾小管重吸收分泌功能增强,以进行代偿。但随着疾病的发展,健存的肾单位日趋减少,即使加倍工作也不足以排出代谢废物,机体内环境发生紊乱,出现肾功能衰竭的临床表现。

2.矫枉失衡学说　矫枉失衡学说是指矫正过度而出现新的失衡。当肾损害引起肾单位进行性破坏时,机体在肾小球滤过率降低的适应过程中发生新的失衡,使机体进一步受到损害。如肾功能衰竭晚期,由于肾小球滤过率明显降低,尿磷排出减少,引起血磷升高、血钙降低,机体的适应性反应是甲状旁腺激素分泌增加,虽促进磷排出而起到"矫枉"作用,但同时可导致溶骨作用引起骨营养不良症等甲状旁腺功能亢进的表现,使内环境进一步紊乱,出现失衡。

(三)慢性肾功能衰竭的发展过程

1.代偿期　部分肾单位受损,但健存的肾单位可代偿受损肾单位的功能,内生肌酐清除率在正常值的 30% 以上。此时机体内环境尚能维持稳定,基本无临床表现。

2.肾功能不全期　肾实质损害加重,内生肌酐清除率降至正常值的 25%～30%。出现夜尿和多尿、轻至中度氮质血症,并有乏力、轻度贫血和酸中毒等临床表现。

3.肾功能衰竭期　肾功能显著恶化,内生肌酐清除率降至正常的 20%～25%。临床表现明显,多尿、夜尿明显,有较重的氮质血症、酸中毒、高磷血症、低钙血症,并出现严重贫血,也可伴有轻度高钾血症。

8-20　知识拓展:内生肌酐清除率

4.尿毒症期　肾衰竭发展到最严重的阶段,内生肌酐清除率降至正常的 20% 以下。出现全身性中毒症状,有明显的水、电解质和酸碱平衡紊乱,并出现继发性甲状旁腺功能亢进症及各系统功能障碍。

(四)慢性肾功能衰竭时机体的功能代谢变化

1.尿的变化

(1)夜尿、多尿　CRF 患者早期突出的表现是夜尿、多尿,一般 24h 尿量在

2000～3000mL。CRF 时,健存肾单位发生代偿性滤过过度,原尿生成增多,在通过肾小管时流速加快,导致重吸收减少,引起多尿。夜尿的发生机制目前尚不清楚。

(2)少尿、无尿 CRF 晚期,肾单位极度减少,尽管健存有功能的单个肾单位生成尿液仍较多,但每日尿量还是少于 400mL,甚至少于 100mL。

(3)尿渗透压的变化 临床上常以尿相对密度来判断尿渗透压的变化。CRF 早期,肾浓缩功能减弱,尿相对密度最高只能达 1.020,出现低渗尿。CRF 晚期,肾浓缩和稀释功能均丧失,尿相对密度固定在 1.008～1.012,为等渗尿。

(4)尿成分的变化 由于肾小球滤过膜和肾小管损伤,蛋白质滤出增多而重吸收减少,出现蛋白尿,甚至出现血尿。上述成分可在肾小管内形成各种管型,随尿排出。

2. 水、电解质和酸碱平衡紊乱

(1)水代谢紊乱 CRF 晚期,肾对水的调节能力很差,易发生水代谢紊乱。当水摄入过多时,因不能相应增加水的排泄而发生水潴留,甚至水中毒;当摄水不足或伴有呕吐等原因丢失过多水时,因不能减少水的排泄而出现血容量减少、脱水。因此,对 CRF 晚期患者,应严密控制液体摄入量。

(2)钠代谢紊乱 CRF 时,易出现低钠血症。其发生的主要机制:①渗透性利尿加重尿钠丢失。②肾小管重吸收钠减少。③过度限制钠盐的摄入。因此 CRF 患者可适当补充钠盐,以防低钠血症的发生。但 CRF 晚期,肾丧失调节钠的能力,尿钠排出减少,血钠增高,故补钠应慎重。

(3)钾代谢紊乱 CRF 早期,肾小球滤过率虽降低,但由于多尿、远曲小管泌钾代偿性增多,血钾可维持正常。如患者因厌食使钾摄入不足,或因呕吐、腹泻引起钾丢失过多,可出现低钾血症。CRF 晚期,肾小球滤过率极度降低、肾小管泌钾功能障碍、组织分解加强、酸中毒等则可导致高钾血症。

(4)钙磷代谢紊乱 CRF 时可发生血磷升高,血钙降低。CRF 晚期,肾小球滤过率显著下降,虽有甲状旁腺激素继发性增多,但仍不能使磷充分排出;而甲状旁腺激素的增多又加强溶骨活动,使骨磷释放增多,导致血磷上升。由于肾实质破坏,$1,25-(OH)_2-D_3$ 生成减少,使肠道吸收钙减少;另一方面,血磷增高时肠道排磷增多,在肠道内与钙结合成难以吸收的磷酸钙,妨碍钙的吸收。

(5)代谢性酸中毒 在 CRF 早期,肾小管泌 H^+ 产 NH_3 能力下降,引起酸中毒。严重或晚期的 CRF 患者,肾小球滤过率显著下降,酸性代谢产物不能随尿排出,在体内积蓄引起酸中毒。

3. 肾性高血压 肾性高血压是指由肾脏疾病引起的高血压。肾性高血压的发生机制:①钠水潴留:CRF 时,肾排钠、排水功能降低,引起钠水潴留,血容量和心输出量增多,血压升高,又称为钠依赖性高血压。②肾素分泌增多:各种肾脏疾病引起肾血流量降低,激活肾素-血管紧张素系统,使血管收缩,外周阻力增加,血压升高,又称为肾素依赖性高血压。③肾分泌舒血管物质减少:肾实质破坏时,肾合成前列腺素 PGA_2 和 PGE_2 等舒血管物质减少,血管收缩,也引起血压升高。

8-21 视频:
肾性高血压

4. 肾性骨营养不良 肾性骨营养不良又称肾性骨病,是指 CRF 时,由钙磷及维生素 D 代谢障碍所引起的骨骼病变,包括幼儿的肾性佝偻病,成人的骨质软化、纤维性骨炎、骨质疏松等。其发病机制为:①钙磷代谢障碍及继发性甲状旁腺功能亢进。②维生素 D_3 代谢障碍。

③酸中毒：CRF 常伴有代谢性酸中毒，引起骨盐动员缓冲血液中过多的 H^+，使骨盐溶解、骨质脱钙。

8-22　视频：
肾性骨营养
不良

5.肾性贫血　肾性贫血是 CRF 最常见的并发症，约 97% 的 CRF 患者伴有贫血。其发生机制是：①红细胞生成减少：肾实质破坏，肾产生促红细胞生成素减少，同时潴留的毒性物质抑制骨髓造血。②红细胞破坏加速：体内潴留的毒性物质破坏红细胞，引起溶血。③出血：CRF 患者常有出血倾向或出血，加重了肾性贫血。

6.出血倾向　CRF 患者常有出血倾向，表现为皮下出血、鼻出血、牙龈出血及胃肠道出血等，这是由于毒性物质潴留抑制血小板功能。

三、尿毒症

尿毒症是指急性肾功能衰竭和慢性肾功能衰竭发展到最严重的阶段，代谢产物和内源性毒物在体内蓄积，水、电解质和酸碱平衡紊乱及内分泌功能失调，引起一系列自体中毒症状。

（一）尿毒症毒素

尿毒症患者血浆中有 200 余种代谢产物或毒性物质，这些毒素的蓄积与尿毒症的发生密切相关。

1.甲状旁腺激素（PTH）　在尿毒症患者中，几乎都有继发性甲状旁腺功能亢进和 PTH 含量增多。发生尿毒症时出现的许多症状、体征与 PTH 升高密切相关。PTH 升高可引起中枢及周围神经受损、肾性骨营养不良、皮肤瘙痒、高脂血症、贫血等。

2.其他的尿毒症毒素　尿毒症毒素还包括胍类化合物、尿素、胺类、肌酐、尿酸以及中分子毒性物质（相对分子质量在 500～5000 的一类物质，包括正常代谢产物、细胞代谢紊乱产生的多肽、细菌或细胞碎裂产物等）。

（二）尿毒症时机体的功能代谢变化

尿毒症时，除了泌尿功能障碍引起水、电解质和酸碱平衡紊乱，贫血，出血，高血压等症状进一步加重外，还出现各系统的功能障碍。

1.神经系统　①中枢神经系统功能障碍：早期患者表现为疲乏、头痛、头晕、注意力不集中、记忆力减退等症状，严重者出现烦躁不安、惊厥、精神错乱，最后出现嗜睡和昏迷。②周围神经病变：表现为下肢麻木、疼痛，严重者出现腱反射减弱、运动障碍等。

2.心血管系统　心血管系统并发症是尿毒症患者死亡的重要原因之一，主要表现为心律失常、心肌损害和心力衰竭，晚期可出现尿毒症性心包炎（多为纤维素性心包炎），临床上可听到心包摩擦音。

3.呼吸系统　尿毒症患者常伴有酸中毒，酸中毒使呼吸加深加快，患者常出现深大呼吸甚至潮式呼吸，且呼出气体有氨味。严重时可发生肺水肿、纤维素性胸膜炎或肺钙化等病变。

4.消化系统　消化系统症状是尿毒症患者出现最早、最突出的症状，表现为厌食、恶心、呕吐、腹泻、口腔黏膜溃疡及消化道出血等。

5.皮肤　皮肤瘙痒是尿毒症患者的常见症状，可能与继发性甲状旁腺功能亢进使钙盐沉积在皮肤和神经末梢有关，并常有皮肤色素沉着、尿素霜和皮炎。

6.免疫功能　尿毒症患者由于免疫功能低下，极易并发感染，感染也是其主要死因之一。

（三）慢性肾功能衰竭及尿毒症的防治原则

1.治疗原发疾病　防止肾实质进一步损害。

2.纠正加重肾功能衰竭的因素　如控制感染,纠正水和酸碱平衡紊乱,控制高血压,避免使用肾毒性药物等。

3.饮食疗法　限制高蛋白饮食、给予优质低蛋白饮食,对水肿、高血压和少尿患者限制食盐的摄入。

4.透析疗法　采用腹膜透析和血液透析,可延长患者生命。

5.肾移植　可使肾功能得到恢复,是目前治疗尿毒症最根本的方法。

8-23　知识拓展:透析疗法

 习题

一、名词解释

1.肾小球滤过率　2.滤过分数　3.肾糖阈　4.渗透性利尿
5.少尿　6.无尿　7.急性肾功能衰竭　8.尿毒症

8-24　案例:急性肾功能衰竭　　8-25　案例:慢性肾功能衰竭

二、问答题

1.试分析影响肾小球滤过作用的因素。

2.简述 ADH 的生理作用及其分泌释放的调节因素。

3.简述醛固酮的生理作用及其分泌释放的调节因素。

4.简述引起急性肾功能衰竭的原因。

5.试分析肾性高血压的发生机制。

8-26　习题答案

（况　炜　杜　宏）

第九章

水和电解质代谢及紊乱

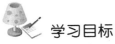

学习目标

1. 掌握高渗性脱水、低渗性脱水、水肿、低钾血症和高钾血症的概念。

2. 熟悉三种脱水类型的原因及对人体的影响,水肿的发生机制及特点,低钾血症和高钾血症的原因、机制及对人体的影响。

3. 了解水和电解质的正常代谢,水、电解质代谢障碍的防治原则。

9-1 教学 PPT

第一节 水和电解质的正常代谢

一、水代谢

(一)体液的含量和分布

体液由水和溶解在其中的无机盐、有机化合物等各种物质共同构成。正常成年男性的体液总量约占体重的 60%,其中细胞内液约占体重的 40%,细胞外液约占体重的 20%。细胞外液主要指血浆和组织液,其中血浆约占体重的 5%,组织液约占体重的 15%。

(二)水的生理功能

9-2 知识拓展:不同个体的缺水耐受性

水是人体内含量最多的组成成分,是维持人体正常生理活动的重要物质之一。

1. 促进物质代谢 水是良好的溶剂,体内的许多营养物质和代谢产物溶解于水,这是体内生物化学反应得以顺利进行的重要条件。水还直接参与体内的代谢反应,如水解、加水、脱氢等。

2. 调节体温 水的比热大,能吸收较多的热能而本身的温度升高不明显。水的蒸发热高,蒸发少量的汗液就能帮助机体散发大量的热。水的流动性大,物质代谢产生的热量能随血液循环迅速扩布至全身,并通过体表散发到外界环境中。

3. 润滑作用 水是一种天然的润滑剂,如唾液有利于吞咽及湿润咽部,泪液能防止眼球干燥,关节腔的滑液可减少关节活动的摩擦。

(三)体内水的平衡

正常人每日水的摄入和排出处于动态平衡中。体内水的来源包括饮水、食物中的水及代谢产生的水,机体排出水分主要通过肾、皮肤、肺及消化道等途径。正常成人每日水的摄入量和排出量大致相等,约为 2500mL(表 9-1)。

一个人如果不能进水,每日仍会经皮肤、呼吸道、粪便丢失约 1000mL 的水分,而正常人每日尿量必须不少于 500mL 才能排出体内产生的代谢废物。因此,成人每日的最低需水量为 1500mL。临床上补液的原则是保证水的供给大于机体的最低需水量,一般每日给予 2000mL 左右。

表 9-1 正常成人每日水的出入量

水的入量		水的出量	
途径	量/mL	途径	量/mL
饮水	1200	肾排水	1500
食物水	1000	皮肤蒸发	500
代谢水	300	呼吸道蒸发	350
		粪便排水	150
总量	2500		2500

二、电解质代谢

(一)体液中电解质的含量和分布

体液中的各种无机盐、有机酸和蛋白质均以离子状态存在,称为电解质。各部分体液中阳离子总数和阴离子总数相等,呈电中性状态。细胞内、外液中电解质分布有明显差异(表 9-2)。细胞内液的阳离子主要为 K^+,阴离子主要为 HPO_4^{2-} 和蛋白质离子;而细胞外液的阳离子主要为 Na^+,阴离子主要为 Cl^- 和 HCO_3^-。

表 9-2 细胞内、外液主要电解质含量 单位:$mmol \cdot L^{-1}$

	阳离子		阴离子	
细胞外液(血浆)	Na^+	Ca^{2+}	Cl^-	HCO_3^-
	140	2.5	104	24
细胞内液	K^+	Mg^{2+}	HPO_4^{2-}	蛋白质离子
	150	26	100	65

(二)无机盐的生理功能

1. 维持体液的渗透压 体液的渗透压主要取决于离子的浓度,Na^+、Cl^- 是维持细胞外液渗透压的主要离子,K^+、HPO_4^{2-} 是维持细胞内液渗透压的主要离子。

2. 维持体液的酸碱平衡 体液中的离子可组成许多缓冲体系,如碳酸氢盐缓冲体系、磷酸氢盐缓冲体系,以调节体液的酸碱平衡。

3. 维持神经及肌肉的兴奋性 神经及肌肉的兴奋性高低与血中的某些离子浓度有关,如低血钙时,神经肌肉的兴奋性增高,可出现肌肉抽搐。

4. 参与细胞的正常代谢 许多酶的辅助因子或激活剂中含有离子,如糖原、蛋白质的合成需要 K^+ 的参与,Cl^- 是淀粉酶的激活剂。

5. 构成组织成分 如钙、磷是骨骼的组成成分,铁是血红蛋白的组成成分。

(三)钠的代谢

正常人体内含钠总量约 1g/kg 体重,60kg 体重的正常成人体内的钠总量约为 60g,其中 45% 分布于细胞外液,45% 分布于骨骼,10% 分布于细胞内液。正常人的血钠浓度为 130~150mmol/L。一般成人每天钠的需要量为 5~6g,天然食物中含钠甚少,人体所需的钠主要来自食盐。摄入的钠主要由小肠吸收,肾对钠的排出具有较强的调节能力,即"多吃多排,少吃少排,不吃不排"。正常情况下钠的摄入量与排出量基本相等。

(四)钾的代谢

正常人体内钾的含量约为 2g/kg 体重,60kg 体重的正常成人体内钾总量约为 120g,其中98%分布于细胞内液,2%分布于细胞外液。正常人的血钾浓度为 3.5～5.5mmol/L。成人每天需钾 2～3g,主要来自各种动植物食品。钾在细胞内外液的交换依赖钠泵的主动转运,平衡速度较慢,一般需 15h,故临床补钾不宜过快,以防发生高血钾。钾通过肾、皮肤和肠道等途径排出,其中以肾排出为主,排泄特点为"多吃多排,少吃少排,不吃亦排"。

第二节　水和电解质代谢紊乱

9-3　教学
PPT

一、脱水

脱水是指机体的体液容量明显减少。根据脱水时细胞外液渗透压的改变,将脱水分为三种类型,即高渗性脱水、低渗性脱水和等渗性脱水。

(一)高渗性脱水

高渗性脱水是指失水多于失钠,血 Na^+ 浓度>150mmol/L,血浆渗透压>310mmol/L,细胞外液、细胞内液均减少,又称低容量性高钠血症。

1.原因和机制

(1)水摄入不足　见于水源断绝、昏迷患者,口咽或食管疾患引起吞咽困难的患者等。

9-4　视频:
高渗性脱水
对机体的影
响

(2)水丢失过多　①经皮肤失水:大量出汗、发热等情况时,可经皮肤丢失大量低渗液体。②经肾丢失水:尿崩症患者因肾远曲小管和集合管对水的重吸收减少,排出大量低渗尿;因治疗使用甘露醇、高渗葡萄糖或鼻饲高蛋白饮食等,引起渗透性利尿而失水过多。③经呼吸道失水:发热、代谢性酸中毒时呼吸加快,呼吸道黏膜水分蒸发增加。④经胃肠道失水:消化液通常为等渗液,故只有部分婴儿腹泻为水样便时,才使失水多于失钠;此外,胃液含钠较少,严重呕吐也可使失水多于失钠。

2.对机体的影响　高渗性脱水的基本变化是细胞外液减少,细胞外液渗透压升高(图 9-1)。高渗性脱水对机体的影响主要表现在以下几方面。

(1)口渴　由于细胞外液渗透压升高,刺激下丘脑的渴觉中枢,产生渴感。

(2)尿量减少　细胞外液高渗,刺激下丘脑的渗透压感受器,引起 ADH 分泌增加,使肾小管对水的重吸收增加,因而尿量减少。

(3)细胞内液向细胞外转移　由于细胞外液高渗,水分从细胞内向细胞外转移,一定程度上可减轻细胞外液量的不足,但同时引起细胞脱水。

(4)中枢神经系统功能障碍　重度高渗性脱水患者,因脑细胞严重脱水,可引起中枢神经系统功能障碍,出现

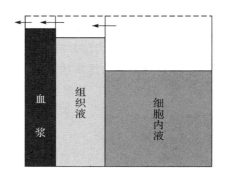

图 9-1　高渗性脱水

幻觉、躁动甚至昏迷。脑体积由于脱水明显缩小时，颅骨与大脑皮层之间的血管张力增大，可导致静脉破裂，出现局部脑出血和蛛网膜下腔出血。

（5）脱水热　严重者可由于从皮肤蒸发的水分减少、机体散热障碍导致体温升高，称为脱水热。这在体温调节功能不完善的婴幼儿较常见。

3. 防治原则　防治原发病，去除病因。补充水分，不能口服者可静脉输入 5% 葡萄糖溶液。由于也有钠的丢失，故应适当补钠，以免细胞外液量恢复时发生低渗性脱水。

（二）低渗性脱水

低渗性脱水是指失钠多于失水，血 Na^+ 浓度＜130mmol/L，血浆渗透压＜280mmol/L，伴有细胞外液的明显减少，又称低容量性低钠血症。

9-5　视频：低渗性脱水对机体的影响

1. 原因和机制

（1）经肾失钠　①长期使用排钠利尿剂：如呋塞米、依他尼酸和噻嗪类药物，可抑制髓袢升支对 Na^+ 的重吸收，导致钠从尿中大量丢失。②肾实质病变：如慢性间质性肾疾患，可使肾髓质结构破坏和髓袢功能受损，Na^+ 的重吸收减少。③肾上腺皮质功能不全：醛固酮分泌不足导致 Na^+ 排出增多。

（2）肾外失钠　①丢失消化液：呕吐、腹泻可导致大量含 Na^+ 消化液丢失。②放体腔液过多过快：对大量胸水或腹水患者反复抽放时，丢失大量体液。③经皮肤失液：如大面积烧伤时，血浆从创面大量渗出。上述原因引起等渗性脱水或高渗性脱水，若只补充水分而未补钠时，可导致低渗性脱水。

2. 对机体的影响　低渗性脱水的基本变化是细胞外液明显减少，细胞外液渗透压降低（图 9-2）。低渗性脱水对机体的影响主要表现在以下几方面。

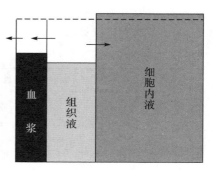

图 9-2　低渗性脱水

（1）易发生休克　低渗性脱水时，由于细胞外液低渗，水分从细胞外液向细胞内转移，进一步加重细胞外液的减少，导致血容量明显减少。同时，由于细胞外液渗透压降低，低渗性脱水早期不能刺激渴觉中枢，也不能刺激 ADH 释放，患者无渴感、尿量不减少，使细胞外液不能得到补充。因此，低渗性脱水易发生低血容量性休克，表现为直立性眩晕、动脉血压降低、脉搏细速、静脉塌陷等。

（2）组织脱水　由于血容量减少、血液浓缩，血浆胶体渗透压升高，组织液向血管内转移，导致组织液显著减少，患者表现为皮肤弹性减退、眼窝凹陷及婴幼儿囟门凹陷等脱水征。

（3）尿量变化　在低渗性脱水早期，由于血浆渗透压降低，可抑制 ADH 释放，肾远曲小管和集合管对水的重吸收减少，一般尿量不减少；但在晚期血容量显著降低时引起 ADH 释放，出现尿量减少。

（4）尿钠变化　由于细胞外液钠减少，刺激醛固酮分泌，肾小管重吸收 Na^+ 增加，尿钠减少。但经肾失钠的低渗性脱水患者，尿钠含量增多。

3. 防治原则　防治原发病，去除病因。补充生理盐水，恢复细胞外液容量和渗透压。严重者可补高渗盐水（3% NaCl）。对休克患者应积极抢救。

(三)等渗性脱水

等渗性脱水是指水和钠等比例丢失,血 Na^+ 浓度和血浆渗透压在正常范围以内。

1.原因和机制 等渗性体液在短时间内大量丢失引起的脱水都属于等渗性脱水,可见于呕吐、腹泻、大面积烧伤、大量抽放胸水或腹水等。

2.对机体的影响

(1)细胞外液减少 等渗性液体丢失可使细胞外液容量减少,但由于血浆渗透压正常,因此对细胞内液量影响不大(图 9-3)。由于组织液减少,患者可表现为皮肤弹性降低、眼窝凹陷及婴幼儿囟门凹陷等脱水征。血容量减少严重者也可发生低血容量性休克。

(2)ADH 和醛固酮分泌增加 细胞外液容量减少,可刺激醛固酮和 ADH 分泌,促进肾小管对钠和水的重吸收,因此尿量减少;细胞外液减少也可刺激渴觉中枢,引起口渴。由此,可对细胞外液容量不足进行代偿。

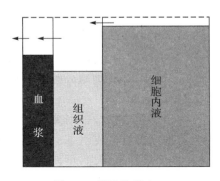

图 9-3 等渗性脱水

因此,等渗性脱水既有低渗性脱水症状,也有高渗性脱水症状,但细胞内、外液移动不明显。等渗性脱水若不及时补液,通过皮肤和呼吸道水分蒸发而进一步失水,可转变为高渗性脱水;若处理不当,只补水而未适当补钠,可转变低渗性脱水。

3.防治原则 防治原发病,合理补充水分和氯化钠。

三类脱水比较见表 9-3。

表 9-3 三种类型脱水的比较

	高渗性脱水	低渗性脱水	等渗性脱水
水、钠丢失比例	失水>失钠	失钠>失水	钠、水等比例丢失
血钠浓度/(mmol·L^{-1})	>150	<130	130～150
血浆渗透压/(mmol·L^{-1})	>310	<280	280～310
原因	摄水不足、失水过多	肾外、肾内失钠只补充水	消化液、组织液大量丢失
细胞外液量	减少	显著减少	明显减少
细胞内液量	显著减少	增加	有所减少
临床主要表现 口渴	有	早期无	有
临床主要表现 尿量	减少	早期无明显减少,晚期减少	减少
临床主要表现 血压	早期可正常,严重时降低	降低,易引起周围循环衰竭	降低,周围循环衰竭
临床主要表现 其他	细胞脱水,脱水热	细胞水肿、脱水征	脱水征
水钠补充原则	补水为主	补钠为主	等比例补充水、钠

二、水肿

过多的液体在组织间隙或体腔中积聚,称为水肿。一般将过多的体液积聚在体腔内称为积水,如胸腔积水、腹腔积水、心包积水、脑积水等。水肿按分布范围可分全身性水肿和局部性水肿;按发病原因可分肾性水肿、肝性水肿、心性水肿、炎症性水肿、营养不良性水肿、淋巴性水肿等;按发生部位可分皮下水肿、肺水肿、脑水肿等。

(一)水肿的原因和发生机制

正常机体组织液的总量处于相对恒定状态,主要依赖于两种因素,即体内外液体交换的平衡和血管内外液体交换的平衡,当平衡失调时,就可能引起水肿。

9-6 视频:水肿的发生机制

1.血管内外液体交换失衡,导致组织液增多

(1)毛细血管血压增高 毛细血管血压增高的原因主要是静脉回流受阻,常见于:①右心衰竭引起体循环静脉压升高,导致全身性水肿。②左心衰竭引起肺静脉压增高,导致肺水肿。③肝硬化致门静脉高压,引起腹水。④静脉血栓形成、肿瘤或外力压迫血管等阻碍静脉回流,引起局部水肿。

(2)血浆胶体渗透压降低 血浆胶体渗透压的高低取决于血浆白蛋白含量的多少,其含量减少将引起血浆胶体渗透压降低,组织液生成增加,导致水肿。血浆白蛋白降低见于:①摄入不足,如营养不良或肠道吸收功能障碍。②丢失过多,如肾病综合征时,大量蛋白质从尿中丢失。③合成障碍,如肝硬化时,蛋白质合成减少。

(3)微血管壁通透性增高 在正常情况下,毛细血管壁只允许微量的小分子蛋白质滤过。某些病因如烧伤、冻伤、感染、过敏性疾病、缺氧等,可使微血管壁通透性增高,血浆蛋白质滤出增多,造成血浆胶体渗透压下降、组织液胶体渗透压升高,使组织液生成增多,导致水肿。

(4)淋巴液回流受阻 淋巴液回流是组织液生成增多时重要的抗水肿因素。在某些病理情况下,如肿瘤压迫、丝虫阻塞、手术摘除淋巴结等,可使淋巴管被切断或阻塞,淋巴液回流受阻,引起含蛋白质的组织液积聚在组织间隙中,导致相应部位的水肿。

2.体内外液体交换失衡,导致钠水潴留

(1)肾小球滤过率下降 ①广泛的肾小球病变,如急性肾小球肾炎、慢性肾小球肾炎等,可导致肾小球滤过率下降。②有效循环血量减少,如充血性心力衰竭、肾病综合征或肝硬化伴腹水等,使肾血流量减少,肾小球滤过率下降,导致钠水潴留。

(2)近曲小管重吸收钠水增多 当有效循环血量减少时,可引起近曲小管对钠水的重吸收增多,导致钠水潴留。引起近曲小管重吸收钠水增多的机制有心房钠尿肽分泌减少、肾小球滤过分数增加等。

(3)远曲小管和集合管重吸收钠水增多 有效循环血量减少,使肾血流量下降,激活了肾素-血管紧张素-醛固酮系统。同时,有效循环血量减少,使左心房壁和胸腔大血管壁的容量感受器所受的刺激减弱,反射性地引起 ADH 释放增多。

(二)水肿的临床病理特点

1.皮下水肿的皮肤特点 皮下水肿是全身性或局部性水肿的重要体征。当皮下组织液过多积聚时,表现为皮肤肿胀、苍白发亮、弹性降低、皱纹浅平,用手指按压可出现凹陷,称为凹陷性水肿,又称显性水肿。

2.全身性水肿的体重变化 全身性水肿的发生主要是由于钠水潴留,因而体重的变化能敏感地反映细胞外液量的变化。故患者体重的动态变化是诊断和观察水肿的重要指标。如慢性心力衰竭患者在显性水肿出现之前,已有较大量的组织液积聚,体重可增加 10%,而此时皮

肤凹陷体征并不明显,称为隐性水肿。

3.全身性水肿的分布特点　常见的全身性水肿有心性水肿、肾性水肿和肝性水肿。各种水肿首先出现的部位各不相同,其分布特点与重力和体位、组织结构及局部血液动力等因素有关。心性水肿首先出现于低垂部位,下肢最早出现水肿且表现明显,下午加重;肾性水肿首先出现于面部,眼睑部最为明显,晨起更明显;肝性水肿则以腹水多见。

(三)水肿对机体的影响

9-7　知识拓展:肺水肿和脑水肿

水肿对组织器官功能的影响取决于水肿发生的部位、程度、发展速度及持续时间。多数情况下,水肿会给机体带来不利影响。水肿发生在四肢和体表时,影响较小,引起局部组织压迫、血液循环和淋巴循环障碍、细胞营养不良等。但若发生在重要器官,则可造成严重后果,如脑水肿引起颅内压升高甚至脑疝危及生命,肺水肿可引起严重缺氧。在某些情况下,水肿也可为机体带来一定的有利影响,如炎性水肿起到稀释毒素、输送抗体等抗损伤作用。

三、钾代谢紊乱

(一)低钾血症

血钾浓度<3.5mmol/L,称为低钾血症。

1.原因和发生机制

(1)钾摄入不足　主要见于不能进食或手术后禁食患者,在静脉输液时未同时补钾,而肾脏每天仍继续排 K^+,引起血钾降低。

(2)钾丢失过多　①经消化道失钾:是临床上引起低钾血症最常见的原因,见于频繁呕吐、严重腹泻、胃肠减压及肠瘘等患者。因消化液富含钾,且消化液丢失可导致血容量减少而引起醛固酮分泌增加,也促使肾排 K^+ 增多。②经肾失钾:长期大量使用排钾类利尿剂或肾上腺皮质激素等原发性或继发性醛固酮增多症,均可促使肾排 K^+ 增多。③经皮肤失钾:汗液含钾不多,一般出汗不会引起低钾血症,但在炎热环境下进行剧烈体力活动时,可因大量出汗导致失 K^+ 增多。

(3)钾分布异常　钾分布异常是指细胞外的钾进入细胞内过多,引起低钾血症,但机体的钾总量并不减少。促使细胞外液 K^+ 进入细胞内的因素有碱中毒、胰岛素使用过多、低钾血症性周期性麻痹等。

2.对机体的影响

9-8　视频:低钾血症对机体的影响

(1)对神经肌肉的影响　神经肌肉症状是低钾血症的突出表现,主要表现在骨骼肌和胃肠道平滑肌,以下肢肌肉最为常见。一般当血钾浓度低于3mmol/L 时,可出现四肢无力;低于 2.5mmol/L 时,可出现软瘫,严重时可累及呼吸肌,造成呼吸肌麻痹而致死。胃肠道平滑肌受累,表现为胃肠运动减弱、肠鸣音减少或消失,出现腹胀、便秘等症状,严重时可出现麻痹性肠梗阻。

低钾血症引起上述症状主要与细胞的兴奋性降低有关。当细胞外液 K^+ 浓度降低时,细胞内外 K^+ 浓度差增大,细胞内 K^+ 外流增加,使静息电位负值增大,细胞处于超极化状态,与阈电位之间的距离增大,因此细胞的兴奋性降低。

(2)对心脏的影响　低钾血症对心脏的影响是引起心律失常,如房性或室性早搏、心动过速等,严重时可出现心室纤维颤动。心电图特征性的变化:S-T 段压低,T 波低平增宽,T 波后常出现 U 波(图 9-4),严重时可出现 P-R 间期延长、QRS 波群增宽。

低钾血症引起心脏上述变化的主要机制是低钾对心肌生理特性的影响,与细胞外液 K^+ 浓度降低以及心肌细胞膜在低血钾时对 K^+ 的通透性降低有关,表现为心肌兴奋性增高、传导性降低、自律性增高、收缩性增强。但严重缺钾时,因心肌代谢障碍,可引起心肌收缩性减弱。

(3)对酸碱平衡的影响　低血钾时,易发生碱中毒。其发生机制:低钾血症时,细胞内 K^+ 外流,细胞外的 H^+ 则进入细胞,导致细胞外液 H^+ 浓度降低而引起碱中毒;同时,肾小管上皮细胞 $K^+ - Na^+$ 交换减少,而 $H^+ - Na^+$ 交换增加,促使肾排 H^+ 增多而引起碱中毒。由于肾排 H^+ 增加,使尿液呈酸性,而血液为碱性,称反常性酸性尿。

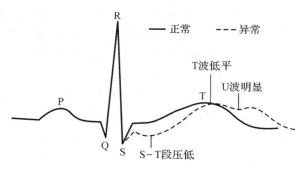

图 9-4　低钾血症时心电图的变化

(4)对肾脏的影响　慢性缺钾患者,由于肾远曲小管和集合管上皮细胞受损,对 ADH 的反应性降低,此外,肾髓质渗透梯度形成障碍,表现为多尿、尿渗透压偏低等尿浓缩功能减弱的症状。

3.防治原则

(1)去除病因,积极治疗原发疾病。

(2)补钾。首选口服补钾,病情危重或不能口服时,可静脉滴注,切忌直接静脉推注。静脉补钾时须注意:①见尿补钾,即每日尿量在 500mL 以上才能从静脉补钾。②限速限量,严格控制剂量和速度,应注意低浓度、慢滴速。

(二)高钾血症

血钾浓度>5.5mmol/L,称为高钾血症。

1.原因和发生机制

(1)输入钾过多　当静脉输钾过多过快,尤其是肾功能降低时,可发生严重的高钾血症。此外,大量输入库存血也可发生高钾血症。

(2)肾排钾障碍　这是引起高钾血症最主要的原因,常见于:①肾功能衰竭:主要见于急、慢性肾功能衰竭的少尿期,肾小球有效滤过率下降,使 K^+ 排出受阻。②利尿剂使用不当:长期大量使用螺内酯、氨苯蝶啶等保钾利尿剂,前者有拮抗醛固酮的作用,后者能抑制远曲小管对 K^+ 的分泌,从而引起高钾血症。③醛固酮分泌减少:肾上腺皮质功能减退,由于醛固酮分泌减少,引起 K^+ 潴留。

(3)细胞内 K^+ 移到细胞外　在某些病理情况下,细胞内 K^+ 会迅速转移至细胞外,当超过肾排 K^+ 能力时,可导致血钾升高。常见于:大量溶血和严重组织损伤,严重缺氧,酸中毒,高钾性周期性麻痹发作,高血糖合并胰岛素缺乏,β-受体阻滞剂(普萘洛尔)、洋地黄类药物中毒等。

2.对机体的影响

(1)对心脏的影响　高钾血症对心脏有明显的毒性作用,主要表现为:心率减慢,心律失常(如传导阻滞)、心肌收缩力减弱;严重者可发生心室颤动和心搏骤停,这是重症高钾血症的主要危险之一。心电图的特征性变化是:T 波高尖,P 波和 QRS 波群低平增宽、P-R 间期延长等

（图 9-5）。

9-9　视频：
高钾血症对
机体的影响

严重高钾血症可引起心肌兴奋性、传导性、自律性降低及收缩性减弱，这与细胞外液 K^+ 浓度增大以及心肌细胞膜在高血钾时对 K^+ 的通透性增加有关。但在轻度高血钾时，心肌的兴奋性增高。

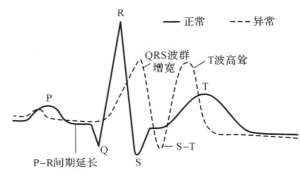

图 9-5　高钾血症时心电图的变化

（2）对神经肌肉的影响　发生急性轻度高钾血症时，肌细胞兴奋性增高，临床表现为手足感觉异常、肌肉震颤、腹痛腹泻等症状。而发生严重高钾血症（>7mmol/L）时，肌细胞兴奋性降低，出现肌无力，甚至发生肌麻痹。

（3）对酸碱平衡的影响　高血钾时，易发生酸中毒。高钾血症时，因细胞外液 K^+ 增多而移入细胞内，细胞内 H^+ 则移至细胞外，引起酸中毒；由于细胞内 K^+ 增多，使肾小管上皮细胞 K^+-Na^+ 交换增强，而 H^+-Na^+ 交换减弱，肾排 H^+ 减少，引起酸中毒。由于肾排 H^+ 减少，使尿液呈碱性，而血液为酸性，称反常性碱性尿。

3.防治原则

（1）去除病因，积极治疗原发疾病，轻度高钾血症患者多能自行缓解。

（2）对重度高钾血症患者，应尽快采取有效措施，降低血钾浓度、保护心脏。可采用：①静脉注射高渗葡萄糖溶液加胰岛素，或静脉注射碱性药物（如碳酸氢钠），可促使 K^+ 进入细胞内而降低血钾浓度。②静脉注射葡萄糖酸钙、高渗氯化钠溶液，提高心肌的兴奋性、传导性、自律性和收缩性，拮抗 K^+ 对心脏的毒性作用。③应用离子交换树脂，必要时使用腹膜或血液透析，加速 K^+ 从体内排出。

9-10　案例：
脱水

9-11　习题
答案

 习题

一、名词解释

1.高渗性脱水　2.低渗性脱水　3.水肿　4.低钾血症　5.高钾血症

二、问答题

1.试比较高渗性脱水、低渗性脱水的原因及对人体的影响。

2.简述水肿的发生机制。

3.试述高钾血症对心脏的影响。

（杜　宏　陈慧玲）

第十章

酸碱平衡及紊乱

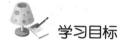

学习目标

1.掌握酸碱平衡紊乱的概念和类型,代谢性酸中毒、呼吸性酸中毒的概念,代谢性酸中毒的原因、特点及对机体的影响。

2.熟悉体内酸碱平衡的调节机制,反映酸碱平衡的常用指标及其临床意义,呼吸性酸中毒的原因、特点及对机体的影响。

3.了解体内酸碱物质的来源,代谢性碱中毒和呼吸性碱中毒的原因、特点及对机体的影响,单纯型酸碱平衡紊乱的防治原则,混合型酸碱平衡紊乱。

第一节　酸碱平衡的调节

适宜的酸碱度是机体的组织、细胞进行正常代谢的基本条件。在生命活动过程中,机体不断地生成酸性和碱性代谢产物,也不断从食物中摄取酸性和碱性物质,通过体内调节,体液 pH 在 7.35～7.45 维持相对稳定的过程,称为酸碱平衡。

10-1　教学 PPT

一、体内酸碱物质的来源

在化学反应中,能释放出 H^+ 的化学物质称为酸性物质,如 HCl、H_2CO_3、$CH_3CHOHCOOH$(乳酸)等;反之,能接受 H^+ 的化学物质称为碱性物质,如 OH^-、HCO_3^-、NH_3 等。

(一)酸性物质的来源

体内的酸性物质主要来自物质的分解代谢过程,分为挥发性酸和固定酸两大类。

1.挥发性酸　挥发性酸即碳酸(H_2CO_3)。糖、脂肪、蛋白质在氧化分解代谢过程中生成 CO_2,CO_2 和水在碳酸酐酶催化下生成 H_2CO_3。H_2CO_3 可释出 H^+,也可生成 CO_2 气体经肺排出体外,故称挥发性酸。H_2CO_3 是体内产生最多的酸性物质。

2.固定酸　固定酸主要来源于体内糖、脂肪、蛋白质的分解代谢,包括乙酰乙酸、β-羟丁酸、硫酸、磷酸、乳酸、尿酸等。这些酸性代谢产物只能经肾随尿排出,不能转变成气体经肺呼出,故称固定酸。

(二)碱性物质的来源

体内的碱性物质主要来源于食物。食物中的有机酸盐,如蔬菜、水果中含有的苹果酸盐、柠檬酸盐、草酸盐等,这些强碱弱酸盐的酸根被氧化生成 CO_2 后,剩余的 Na^+、K^+ 在血液中生成

$NaHCO_3$、$KHCO_3$,增加了血浆的碱性成分。体内物质代谢也可产生碱性物质,如氨基酸脱氨基生成氨,但由于氨在肝脏转变为尿素,故对体液酸碱度影响不大。

二、体内酸碱平衡的调节机制

10-2 视频:
体内酸碱平衡的调节机制

(一)血液的缓冲作用

血液的缓冲系统由弱酸及其弱酸盐组成,最主要的是碳酸氢盐缓冲系统(表 10-1)。血浆的 pH 主要取决于血浆中$[HCO_3^-]$和$[H_2CO_3]$的比值,正常为 20:1,pH 为 7.4。碳酸氢盐缓冲系统可缓冲所有的固定酸,但不能缓冲挥发性酸。挥发性酸的缓冲主要靠非碳酸氢盐缓冲系统,如血红蛋白缓冲系统。血液缓冲系统反应迅速,即刻就能起作用,但由于缓冲系统自身被消耗,故其作用不能持久。

表 10-1　全血的缓冲系统

缓冲系统	构成	占全血缓冲系统的比例/%
碳酸氢盐	HCO_3^-/H_2CO_3	53
血红蛋白	Hb^-/HHb 及 $HbO_2^-/HHbO_2$	35
血浆蛋白	$Pr^-/H-Pr$	7
磷酸盐	$HPO_4^{2-}/H_2PO_4^-$	5

(二)肺的调节作用

肺通过改变肺泡通气量控制 CO_2 排出量来调节血浆中 H_2CO_3 浓度,以维持血液 pH 的相对恒定。当 $PaCO_2$ 升高或 pH 降低时,通过中枢和外周化学感受器,使延髓呼吸中枢兴奋,呼吸加深加快,CO_2 排出量增加,从而降低 $PaCO_2$ 或 H_2CO_3 浓度;相反,当 $PaCO_2$ 下降或 pH 升高时,呼吸变浅变慢,增加了血浆中的 H_2CO_3 含量。肺的调节比较快,数分钟后即可发挥作用,30min 时达到最高峰,但仅对 CO_2 有调节作用。

(三)肾的调节作用

肾主要通过改变排酸保碱的量来调节血浆 HCO_3^- 浓度,从而维持血液 pH 的相对稳定。当 pH 降低时,肾小管上皮细胞分泌 H^+、重吸收 HCO_3^- 以及分泌 NH_3 的量均增加,从而增强肾的排酸保碱功能,H^+ 排出量增多,尿液呈酸性;反之,当 pH 升高时,肾的排酸保碱功能减弱,尿液呈碱性。肾的调节比较慢,一般在酸碱平衡紊乱发生数小时后才发挥作用,3~5d 达到高峰,但调节能力强大、作用持久。

(四)组织细胞的调节作用

机体的组织细胞可通过离子交换对酸碱平衡进行调节,红细胞、肌细胞和骨组织均能发挥此作用。当酸中毒时,由于细胞外液 H^+ 浓度增加,H^+ 可弥散入细胞内,而细胞内的 K^+、Na^+ 或 Ca^{2+} 则移至细胞外,同时 HCO_3^- 和 Cl^- 也可通过细胞膜进行交换,从而缓冲细胞外液中过多的 H^+;而碱中毒时,则相反。细胞的缓冲多在酸碱平衡紊乱 2~4h 后发生,调节能力虽强,但常可引起血钾异常。

第二节 酸碱平衡紊乱

在病理情况下,各种因素引起酸碱负荷过重或调节机制障碍,导致机体内环境酸碱稳态被破坏,称为酸碱平衡紊乱。酸碱平衡紊乱在临床上十分常见,是许多疾病或病理过程的继发性变化,一旦发生酸碱平衡紊乱,会使病情更复杂、更严重,对患者的危害极大。

10-3 教学 PPT

一、酸碱平衡紊乱常用检测指标

(一)pH

pH即H^+浓度的负对数,是判断酸碱中毒的首要指标。正常人动脉血pH维持在7.35～7.45,平均为7.4。血浆pH值取决于血浆中$[HCO_3^-]$和$[H_2CO_3]$的比值,若比例小于20∶1,pH<7.35,为失代偿性酸中毒;若比例大于20∶1,pH>7.45,为失代偿性碱中毒。

但pH正常也不能排除酸碱平衡紊乱,这是因为在代偿性酸、碱中毒时,$[HCO_3^-]$和$[H_2CO_3]$的绝对值虽已发生变化,但通过机体调节,$[HCO_3^-]$和$[H_2CO_3]$的比值仍可维持在20∶1,故pH可在正常范围内。此外,在某些混合型酸碱平衡紊乱时,因pH的变化相反而被相互抵消,故pH也可在正常范围内。

(二)动脉血CO_2分压

动脉血CO_2分压($PaCO_2$)是血浆中以物理溶解状态的CO_2分子产生的张力,正常值为35～45mmHg,平均为40mmHg。$PaCO_2$相当于肺泡气CO_2分压,肺泡通气不足时$PaCO_2$升高,肺泡通气过度时$PaCO_2$下降,因此$PaCO_2$是反映呼吸性酸碱平衡紊乱的重要指标。

$PaCO_2$高于正常上限,表示肺泡通气不足,有CO_2潴留,见于呼吸性酸中毒或代偿后的代谢性碱中毒;$PaCO_2$低于正常下限,表示肺泡通气过度,CO_2排出过多,见于呼吸性碱中毒或代偿后的代谢性酸中毒。

(三)标准碳酸氢盐和实际碳酸氢盐

标准碳酸氢盐(standard bicarbonate,SB)是指全血在标准条件下(温度38℃,血红蛋白氧饱和度100%,用$PaCO_2$40mmHg的气体平衡)所测得的血浆HCO_3^-含量。由于测定时排除了呼吸性因素,因此SB是反映代谢性酸碱平衡紊乱的重要指标,正常值为22～27mmol/L,平均24mmol/L。SB在代谢性酸中毒时降低,在代谢性碱中毒时升高。但在呼吸性酸中毒或碱中毒时,由于肾的代偿,SB也可继发性增高或降低。

实际碳酸氢盐(actual bicarbonate,AB)是指隔绝空气的血液标本,在实际$PaCO_2$、体温和血红蛋白氧饱和度条件下测得的血浆HCO_3^-含量。AB受呼吸和代谢两方面因素的影响,正常情况下,AB=SB;两者均下降,见于代谢性酸中毒;两者均增高,见于代谢性碱中毒。AB与SB的差值反映了呼吸性因素对酸碱平衡的影响:若SB正常,而AB>SB时,表明有CO_2潴留,见于呼吸性酸中毒;若AB<SB,表明CO_2排出过多,见于呼吸性碱中毒。

(四)缓冲碱

缓冲碱(buffer base,BB)是指血液中一切具有缓冲作用的负离子的总和,包括HCO_3^-、Hb^-、HbO_2^-、Pr^-和HPO_4^{2-}等,正常值为50±5mmol/L。BB是反映代谢性酸碱平衡紊乱的指标,代谢性酸中毒时 BB 减少,而代谢性碱中毒时 BB 升高。

(五)碱剩余

碱剩余(base excess,BE)是指在标准条件下,用酸或碱滴定全血标本至 pH 为 7.4 时所消耗的酸或碱的量,正常值为 0 ± 3mmol/L。如需用酸滴定,表示被测血样的碱过多,BE 用正值表示;如需用碱滴定,说明被测血样的碱缺乏,BE 用负值表示。BE 正值增大,见于代谢性碱中毒;BE 负值增大,见于代谢性酸中毒。在呼吸性酸中毒或碱中毒时,由于肾的代偿,BE 也可增加或减少。

(六)阴离子间隙

阴离子间隙(anion gap,AG)是指血浆中未测定的阴离子(UA)与未测定的阳离子(UC)含量的差值,即 AG=UA-UC。由于细胞外液的阴阳离子总量相等,故 AG 可用血浆中常规可测定的阳离子(Na^+)和阴离子(Cl^- 和 HCO_3^-)的差算出。正常 AG 值=Na^+-(HCO_3^-+Cl^-)=140-(24+104)=12mmol/L,正常值为 12 ± 2mmol/L。

AG 增高,常见于固定酸增多的情况:如乳酸堆积、酮体过多、磷酸盐和硫酸盐潴留等,目前多以 AG>16mmol/L 作为判断 AG 增高型代谢性酸中毒的界限。AG 的测定对于区分不同类型代谢性酸中毒和诊断混合型酸碱平衡紊乱具有重要意义。

二、单纯型酸碱平衡紊乱

根据原发的改变是代谢因素还是呼吸因素,单纯型酸碱平衡紊乱可分为四种类型:①代谢性酸中毒;②呼吸性酸中毒;③代谢性碱中毒;④呼吸性碱中毒(图 10-1)。

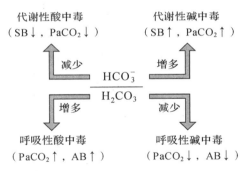

图 10-1　单纯型酸碱平衡紊乱的类型

(一)代谢性酸中毒

10-4 视频:代谢性酸中毒的原因和机制

代谢性酸中毒是指细胞外液 H^+ 增加和/或 HCO_3^- 丢失而引起的以血浆 HCO_3^- 原发性减少、H_2CO_3 继发性下降以及 pH 降低趋势为特征的酸碱平衡紊乱。代谢性酸中毒是临床上最常见的酸碱平衡紊乱类型。

1. 原因和机制　根据 AG 的变化,代谢性酸中毒可分为以下两大类:

(1)AG 增高型代谢性酸中毒　其特点是体内固定酸增多,AG 增高,使血浆 HCO_3^- 减少而引起酸中毒,但血 Cl^- 基本正常(图 10-2),又称正常血氯型代谢性酸中毒。常见于:①乳酸酸中毒:休克、肺部疾患、心跳呼吸骤停、严重贫血、心力衰竭等引起的缺氧,使细胞内无氧酵解增强而引起乳酸增加。②酮症酸中毒:糖尿病、酒精中毒和严重饥饿等情况下,大量脂肪分解,导致酮体生成增加。③肾排酸功能障碍:严重肾功能衰竭患者,固定酸不能随尿排出而潴留在体内。④水杨酸中毒:大量摄入水杨酸制剂(如阿司匹林),可消耗 HCO_3^- 引起酸中毒。

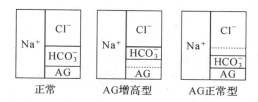

图 10-2 代谢性酸中毒的类型

(2)AG 正常型代谢性酸中毒 其特点是血浆 HCO_3^- 因直接丢失而减少,AG 正常,但血 Cl^- 代偿性增高(图 10-2),又称高血氯型代谢性酸中毒。常见于:①消化道丢失 HCO_3^- :由于肠液、胰液和胆汁中的 HCO_3^- 含量均高于血浆,因此严重腹泻、小肠和胆道瘘管、肠引流术等可导致 HCO_3^- 大量丢失。②肾丢失 HCO_3^- :肾小管性酸中毒或大量使用碳酸酐酶抑制剂(乙酰唑胺),可使肾小管泌 H^+ 障碍、HCO_3^- 重吸收减少,导致 HCO_3^- 从尿液中大量丢失。

2.机体的代偿调节

(1)血液的缓冲作用 AG 增高型代谢性酸中毒时,固定酸增加,过多的 H^+ 即刻与血浆 HCO_3^- 及其他缓冲碱结合,使缓冲碱(HCO_3^-)不断被消耗而减少。

(2)肺的代偿调节 血液 H^+ 浓度升高,刺激外周化学感受器,反射性引起延髓呼吸中枢兴奋,使呼吸加深加快,出现深大呼吸,这是代谢性酸中毒的主要临床表现。其代偿意义是增加 CO_2 的排出,血浆中 H_2CO_3 浓度随之降低,使 $[HCO_3^-]$ 和 $[H_2CO_3]$ 的比值接近 20:1,血液 pH 可维持在正常范围。

(3)肾的代偿调节 代谢性酸中毒时,肾排 H^+、泌 NH_4^+ 作用加强,重吸收 HCO_3^- 增多,尿液 pH 降低,但肾小管性酸中毒可引起反常性碱性尿。若是由肾功能障碍引起的代谢性酸中毒,则肾的代偿作用丧失。

(4)细胞内外离子交换 酸中毒时,H^+ 通过离子交换方式进入细胞内,同时细胞内 K^+ 外移,可导致高钾血症。在严重的慢性代谢性酸中毒时,骨骼中的 Ca^{2+} 可通过 $H^+ - Ca^{2+}$ 交换释放入血,引起骨质脱钙等病理改变。

代谢性酸中毒时,血气分析参数变化如下:pH 下降(代偿阶段正常),AB、SB、BB 均降低,BE 负值增加,$PaCO_2$ 继发性下降。

3.对机体的影响 代谢性酸中毒主要引起心血管系统、中枢神经系统的功能障碍。

10-5 视频:代谢性酸中毒对机体的影响

(1)心血管系统功能障碍 ①心律失常:酸中毒时出现的心律失常与血钾升高密切相关,严重时可引起心脏传导阻滞,甚至心室颤动及心脏停搏。②心肌收缩力减弱:轻度酸中毒时肾上腺素被刺激释放,对心脏有正性肌力作用;但严重酸中毒时,这一作用可被阻断,使心肌收缩力减弱,心输出量减少。此外,H^+ 增多可抑制心肌 Ca^{2+} 内流、抑制肌质网释放 Ca^{2+} 及抑制 Ca^{2+} 与肌钙蛋白结合,从而使心肌收缩力减弱。③血管系统对儿茶酚胺的反应性降低:尤其是毛细血管前括约肌最为明显,使毛细血管扩张,回心血量减少,血压下降,严重时发生休克。

(2)中枢神经系统功能障碍 代谢性酸中毒时,表现为中枢神经系统功能抑制,可出现乏力、反应迟钝、倦怠,严重者发生嗜睡、昏迷。其发生可能与脑组织能量供应不足、抑制性神经

递质 γ-氨基丁酸生成增多等有关。

4.防治原则　积极治疗原发病,去除引起代谢性酸中毒的病因。同时注意纠正水、电解质紊乱,对严重酸中毒患者,可补充碱性药物,通常首选碳酸氢钠溶液。

(二)呼吸性酸中毒

10-6　视频:呼吸性酸中毒的原因和机制

呼吸性酸中毒是指 CO_2 排出障碍或吸入过多而引起的以血浆 H_2CO_3 浓度原发性升高、HCO_3^- 继发性增多和 pH 呈降低趋势为特征的酸碱平衡紊乱。

1.原因和机制

(1)CO_2 排出障碍　临床上呼吸性酸中毒大多是由于通气功能障碍,见于各种原因引起的呼吸中枢抑制、呼吸肌麻痹、慢性阻塞性肺疾病及胸廓病变等。此外,若呼吸机使用不当,通气量过小也可使 CO_2 排出减少。

(2)CO_2 吸入过多　在通风不良的环境中,如矿井、坑道等,由于 CO_2 浓度过高,机体吸入过多 CO_2,引起呼吸性酸中毒。

2.机体的代偿调节　呼吸性酸中毒的主要发病环节是肺通气功能障碍,故肺很难发挥调节作用,而且血液碳酸氢盐缓冲系统不能缓冲 H_2CO_3,所以机体的调节方式主要如下。

(1)细胞内外离子交换和细胞内缓冲　这是急性呼吸性酸中毒的主要代偿方式。①细胞内外 K^+ 和 H^+ 的交换:由于 CO_2 潴留,血浆 H_2CO_3 升高,H_2CO_3 解离为 H^+ 和 HCO_3^-,H^+ 进入细胞内可被蛋白质缓冲,但 K^+ 出胞引起血钾升高。②红细胞内外 HCO_3^- 和 Cl^- 的交换:血浆中的 CO_2 通过弥散进入红细胞,在碳酸酐酶催化下生成 H_2CO_3,然后解离为 H^+ 和 HCO_3^-。H^+ 被血红蛋白缓冲,HCO_3^- 则与血浆中 Cl^- 交换,使血浆 HCO_3^- 有所增加。

但这种离子交换和缓冲调节十分有限,$PaCO_2$ 升高 10mmHg,血浆 HCO_3^- 仅增高 1mmol/L,难以维持 $[HCO_3^-]$ 和 $[H_2CO_3]$ 的正常比值,因此急性呼吸性酸中毒往往是失代偿的。

(2)肾的代偿调节　这是慢性呼吸性酸中毒的主要代偿方式。其代偿机制表现为肾小管上皮细胞分泌 H^+、分泌 NH_4^+ 及重吸收 HCO_3^- 的量增加,使 H^+ 随尿排出增多,进而使血浆 HCO_3^- 增加,$[HCO_3^-]$ 和 $[H_2CO_3]$ 的比值接近 20∶1。

10-7　视频:呼吸性酸中毒对机体的影响

慢性失代偿呼吸性酸中毒的血气分析参数变化如下:pH 降低,$PaCO_2$ 升高,AB、SB、BB 值均升高,AB>SB,BE 正值加大。

3.对机体的影响

(1)中枢神经系统功能障碍　呼吸性酸中毒对中枢神经系统的危害更为突出。早期表现为头痛、烦躁不安等,进一步发展可出现震颤、精神错乱、嗜睡甚至昏迷,临床上称肺性脑病。其机制:①CO_2 通过血-脑屏障形成 H_2CO_3,使脑脊液 pH 明显下降,影响脑细胞的功能代谢。②CO_2 可直接扩张脑血管,引起颅内高压,严重时可出现脑水肿。慢性呼吸性酸中毒时,由于肾的代偿,临床症状往往不明显。

(2)心血管系统功能改变　呼吸性酸中毒也可引起血钾升高而对心脏有损害作用。此外,呼吸性酸中毒常伴有缺氧,缺氧可使肺小动脉收缩,引起肺动脉高压。重度呼吸性酸中毒时,由于大量 CO_2 潴留,使外周血管扩张,患者出现面部潮红,呈"醉酒样面容"。

4.防治原则　积极治疗原发病,改善肺通气功能,有利于 CO_2 排出,必要时可做气管插管、气管切开或使用人工呼吸机以改善通气。由于呼吸性酸中毒时肾的代偿已使 HCO_3^- 增高,所以应慎用碱性药物,以免并发代谢性碱中毒,使病情加重。

(三)代谢性碱中毒

代谢性碱中毒是指细胞外液 H^+ 丢失或碱增多而引起的以血浆 HCO_3^- 原发性增加、H_2CO_3 继发性升高和 pH 呈升高趋势为特征的酸碱平衡紊乱。

10-8　视频:
代谢性碱中
毒的原因和
机制

1.原因和机制　按照代谢性碱中毒的发病机制及生理盐水的治疗效果,可分为两类。

(1)盐水反应性碱中毒　见于 H^+ 丢失过多。①经胃失 H^+ 过多:常见于剧烈呕吐及胃液持续吸引,导致 HCl 大量丢失,发生低氯性碱中毒。②经肾失 H^+ 过多:常见于大量使用利尿剂(如呋塞米)的患者,大量利尿剂抑制了髓袢升支对 Cl^-、Na^+ 的重吸收,增加了远端小管 Na^+ 浓度,促进了 H^+ 的分泌和 HCO_3^- 的重吸收,引起低氯性碱中毒。这种低氯性碱中毒用生理盐水治疗常可得到纠正。

(2)盐水抵抗性碱中毒　见于 HCO_3^- 摄入增多。①醛固酮分泌过多:醛固酮促进肾小管和集合管对 Na^+ 的重吸收,促进 K^+、H^+ 的排出及 HCO_3^- 的重吸收,引起低钾性碱中毒。②缺钾:低钾血症时,细胞内 K^+ 向细胞外转移,而 H^+ 向细胞内转移;同时,肾小管上皮细胞内缺 K^+,导致排 H^+ 增多、HCO_3^- 重吸收增加,发生低钾性碱中毒。③碱性物质摄入或输入过多:过量口服或静脉输入 $NaHCO_3$,或大量输入库存血(抗凝剂柠檬酸盐经代谢可产生 HCO_3^-),均可引起代谢性碱中毒。这类原因引起的代谢性碱中毒用生理盐水治疗无效。

2.机体的代偿调节

(1)血液的缓冲作用　碱中毒由弱酸缓冲,但缓冲系统中碱性成分远多于酸性成分,故血液对代谢性碱中毒的缓冲能力较弱。

(2)肺的代偿调节　由于 pH 升高,呼吸中枢兴奋性降低,呼吸变浅变慢,肺通气量减少,血浆 $PaCO_2$ 上升,以维持$[HCO_3^-]$和$[H_2CO_3]$的比值接近正常。但这种代偿是有限的,因为当 $PaCO_2 > 55mmHg$ 或肺通气量减少引起 $PaO_2 < 60mmHg$ 时,可反射性引起呼吸中枢兴奋,引起呼吸加深加快。

(3)肾的代偿调节　碱中毒时,肾排 H^+、泌 NH_4^+ 和重吸收 HCO_3^- 均减少,使血液 HCO_3^- 浓度降低,尿液呈碱性。但由缺钾或肾排 H^+ 增多引起的碱中毒,尿液呈酸性,称反常性酸性尿。

(4)细胞内外离子交换　碱中毒时,细胞外液 H^+ 浓度降低,细胞内 H^+ 外移补偿,同时细胞外液 K^+ 移入细胞,造成细胞外液低钾,发生低钾血症。

代谢性碱中毒时,血气分析参数变化如下:pH 升高,AB、SB、BB 均升高,BE 正值增加,$PaCO_2$ 继发性升高。

3.对机体的影响　轻度代谢性碱中毒患者大多无明显症状,严重者可出现如下变化。

10-9　视频:
代谢性碱中
毒对机体的
影响

(1)中枢神经系统功能变化　严重碱中毒患者可出现烦躁不安、精神错乱、谵妄甚至昏迷等症状。其发生机制:①γ-氨基丁酸减少:pH 升高,谷氨酸脱羧酶活性降低,而 γ-氨基丁酸转氨酶活性增高,使 γ-氨基丁酸分解加强而生成减少,对中枢神经系统的抑制作用减弱,出现兴奋症状。②脑组织缺氧:血液 pH 升高,使血红蛋白氧离曲线左移,氧合血红蛋白释放氧减少,造成脑组织供氧不足。

(2)对神经肌肉的影响 严重急性碱中毒患者,神经肌肉的兴奋性增高,可出现腱反射亢进、四肢麻木、手足搐搦等症状。这与血液 pH 升高引起血浆游离 Ca^{2+} 浓度降低有关,但伴有低钾血症时,这些症状可被掩盖,表现为肌无力或麻痹。

4.防治原则 积极治疗原发病。对使用生理盐水治疗有效的轻度患者,只需输入生理盐水或葡萄糖盐水即可纠正,失氯失钾者还需补充氯化钾。严重的代谢性碱中毒患者可给予一定量的弱酸性药物或酸性药物治疗。对使用生理盐水治疗无效的患者,可用碳酸酐酶抑制剂如乙酰唑胺,减少 H^+ 的排出和 HCO_3^- 的重吸收。对醛固酮分泌过多的患者,可使用抗醛固酮药物,如螺内酯,同时注意适当补钾。

(四)呼吸性碱中毒

10-10 视频:呼吸性碱中毒的原因和机制

呼吸性碱中毒是指肺通气过度引起血浆 H_2CO_3 浓度原发性减少、HCO_3^- 继发性降低和 pH 呈升高趋势为特征的酸碱平衡紊乱。

1.原因和机制 各种原因引起肺通气过度,CO_2 排出过多是呼吸性碱中毒发生的基本机制。常见于如下情况。

(1)低氧血症 如肺炎、肺水肿导致外呼吸功能障碍,初入高原或在通风不良的环境下工作,均可使 PaO_2 降低,反射性兴奋呼吸中枢,引起通气过度,CO_2 排出过多。

(2)呼吸中枢受到直接刺激 见于颅脑损伤、脑血管障碍、脑肿瘤、脑炎、剧烈疼痛和精神性通气过度(如癔症发作)等,可刺激呼吸中枢引起过度通气。另外,某些药物如水杨酸、氨等也可兴奋呼吸中枢,造成通气过度。

(3)人工呼吸机使用不当 因通气量过大而引起呼吸性碱中毒。

2.机体的代偿调节

(1)细胞内外离子交换和细胞内缓冲 这是急性呼吸性碱中毒的主要代偿方式。急性呼吸性碱中毒大约 10min 内,H^+ 从细胞内移出并与细胞外 HCO_3^- 结合成 H_2CO_3,使 H_2CO_3 有所增加而 HCO_3^- 继发减少;但同时细胞外的 K^+ 进入细胞内,可引起低血钾。此外,血浆 HCO_3^- 与红细胞内 Cl^- 交换,进入红细胞并与 H^+ 结合生成 H_2CO_3 产生 CO_2,CO_2 可弥散入血,与水反应形成 H_2CO_3,使血浆 H_2CO_3 浓度有所回升。但这种缓冲作用是有限的,$PaCO_2$ 每下降 10mmHg,血浆 HCO_3^- 浓度仅降低 2mmol/L,难以维持[HCO_3^-]和[H_2CO_3]的正常比值,所以急性呼吸性碱中毒往往是失代偿的。

(2)肾的代偿调节 肾的调节是慢性呼吸性碱中毒的主要代偿方式。慢性呼吸性碱中毒时,肾泌 H^+、泌 NH_4^+ 减少,HCO_3^- 重吸收减少而随尿排出增加,因此血浆 HCO_3^- 浓度代偿性降低。

呼吸性碱中毒时,血气分析参数变化如下:pH 升高,$PaCO_2$ 下降。AB、SB、BB 均降低,AB<SB,BE 负值增大。

3.对机体的影响 呼吸性碱中毒对中枢神经系统和神经肌肉的影响与代谢性碱中毒相似,但更易出现手足搐搦等症状,严重者可发生惊厥。神经系统功能障碍除与碱中毒对脑功能的损伤有关外,还与 $PaCO_2$ 下降引起脑血管收缩和脑血流量减少有关。

4.防治原则 积极治疗原发病,去除引起过度通气的原因。急性呼吸性碱中毒患者可吸入含 5% CO_2 的混合气体,或嘱患者反复屏气,也可用纸袋罩于患者口鼻使其反复吸入呼出的 CO_2,以维持血浆 H_2CO_3 浓度。对精神性通气过度患者可用镇静剂。对手足抽搐患者,可给予葡萄糖酸钙静脉注射。

三、混合型酸碱平衡紊乱

混合型酸碱平衡紊乱是指患者同时发生两种或两种以上的单纯型酸碱平衡紊乱。临床上有双重性酸碱平衡紊乱和三重性酸碱平衡紊乱。双重性酸碱平衡紊乱是指患者同时发生两种单纯型酸碱平衡紊乱，如呼吸性酸中毒合并代谢性酸中毒、呼吸性碱中毒合并代谢性碱中毒、代谢性酸中毒合并呼吸性碱中毒、代谢性酸中毒合并代谢性碱中毒等。三重性酸碱平衡紊乱是指患者同时发生三种单纯型酸碱平衡紊乱，如呼吸性酸中毒合并 AG 增高性代谢性酸中毒和代谢性碱中毒、呼吸性碱中毒合并 AG 增高性代谢性酸中毒和代谢性碱中毒。

总之，临床上酸碱平衡紊乱比较复杂，必须在充分了解原发疾病的基础上，结合实验室血气和电解质检查，综合分析病情，才能作出准确的判断，并给予恰当的治疗。

 习题

一、名词解释

1.酸碱平衡紊乱　　2.代谢性酸中毒　　3.呼吸性酸中毒

二、问答题

1.代谢性酸中毒时机体如何进行代偿调节？

2.代谢性酸中毒对机体主要有哪些影响？

（杜　宏　陈慧玲）

10-11　案例：代谢性酸中毒

10-12　习题答案

第十一章

感觉器官

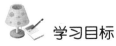

学习目标

1. 掌握眼视近物时的调节过程,两类感光细胞的特点,视力、视野及暗适应的概念。

2. 熟悉眼的折光异常及矫正,声波的传导途径,耳蜗对音调的初步分析。

3. 了解光的折射和成像,视网膜的光化学,色觉,中耳的功能,前庭器官的适宜刺激与功能,眼球震颤。

感觉是客观事物在人脑中的主观反映。感觉的形成过程,首先是各种刺激作用于相应的感受器或感觉器官,然后刺激信号转变为神经冲动,并沿着一定的神经通路传入大脑皮层的相应部位,产生特定的主观感觉。如游离神经末梢是最简单的感受器,可以产生痛觉;而眼、耳等感觉器官可以产生视觉、听觉、位置觉等。

11-1 教学
PPT

第一节 视觉器官的功能

人的视觉器官是眼,由折光系统和感光系统构成。折光系统的作用是将外界物体的光射到视网膜上并形成清晰的物像。感光系统的作用是将物像的光信号转变为电信号,经视神经传入中枢。

11-2 视频:
眼的折光功能

一、眼的折光功能

眼的折光系统由角膜、房水、晶状体和玻璃体构成(图 11-1)。光线入眼的折射主要发生部位在角膜前表面。

(一)眼的折光与成像

眼的折光系统是一个复杂的光学系统,每个折光结构的折光率和曲率半径都不相同,光线要经过这些结构的多次折射才能到达视网膜。为研究和应用方便,可用简化眼来说明其成像原理(图 11-2)。

简化眼设定眼球的前后径为 20mm,折光系数为 1.33,外界光线进入眼球时折射 1 次,折射面的曲率半径为 5mm。此模型和正常安静时的人眼一

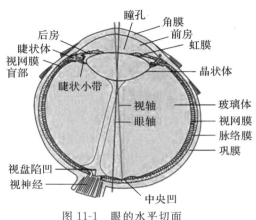

图 11-1 眼的水平切面

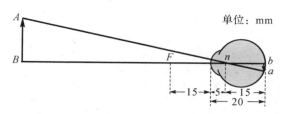

AB:物体大小；F:前焦点；n:节点；ab:视网膜上物像的大小

图 11-2　简化眼成像

样，正好能使 6m 以外的物体发射来的光线聚焦在视网膜上，形成清晰的物像。

(二)眼的调节

正常人眼视远物(6m 以外)时，可以清楚看见，原因是来自 6m 以外物体的光线可以视为平行光线，眼的折光系统未经调节就能清晰成像在视网膜上。当眼视近物(6m 以内)时，由于物距移近，物像将成于视网膜之后，此时眼就要做必要的调节，包括晶状体变凸、瞳孔缩小和眼球会聚，才能在视网膜上清晰成像。

1.晶状体的调节　晶状体形似双凸透镜，透明而富有弹性，其周边借悬韧带与睫状体相连。眼安静时，晶状体受悬韧带的牵拉处于扁平状态。视近物时，模糊的物像信息传到大脑皮层后，反射性地引起睫状体内的环形睫状肌收缩，睫状体前移，悬韧带松弛。晶状体由于自身的弹性而凸起，眼的折光能力增强，使原本成于视网膜后的物像前移，成像在视网膜上(图 11-3)。

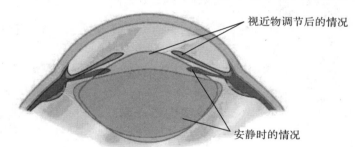

图 11-3　调节前后晶状体和睫状体的改变

晶状体的调节能力有一定的限度，其最大调节能力可用近点来表示。近点是指眼做最大能力调节时所能看清物体的最近距离。近点越近，表明晶状体的弹性越好，调节能力越强。随年龄增长，晶状体的弹性逐渐变差，因此近点也越来越远。如青年人平均为 10.4cm，在 45 岁以后调节能力显著减退，近点明显变远，60 岁时近点可至 83.3cm。这时看远物正常，看近物模糊，称为老视(即老花眼)，看近物时可戴凸透镜(老花镜)来矫正。

2.瞳孔的调节　视近物时，双侧瞳孔反射性缩小，称为瞳孔近反射，也称瞳孔调节反射，其意义在于减少视近物时由折光系统造成的球面像差和色像差。在光照增强时，瞳孔也可反射性缩小，称为瞳孔对光反射，其意义在于调节进光量，以保护视网膜。

3.眼球会聚　视近物时，两眼球同时内收，视轴向鼻侧聚拢，称为眼球会聚。其意义在于使物像对称成于两侧视网膜感光最敏锐的部位。

(三)眼的折光异常

由于眼球的形态异常或折光能力异常，致使平行光线不能在未调节眼的视网膜上成像，称为眼折光异常或屈光不正，包括近视、远视和散光。

1.近视　眼球的前后径过长或者折光力过强，致使平行光线聚焦在视网膜之前，因而视远物模糊不清，分别称为轴性近视或屈光性近视。近视眼的形

11-3　视频：
眼的折光异常

成有先天遗传因素,但许多患者是后天用眼不当造成的,如阅读姿势不正确、照明不足、阅读持续时间过长、字迹过小或字迹不清等。近视可通过佩戴合适的凹透镜矫正(图11-4)。

2. 远视　眼球前后径过短或折光能力过弱,眼在未做调节时,远物所形成的物像落在视网膜之后,晶状体要作出调节才能看清物体。远视的特征是近点远移,远视眼看近物时,即使晶状体作最大调节也难以看清,可佩戴合适的凸透镜矫正(图11-4)。

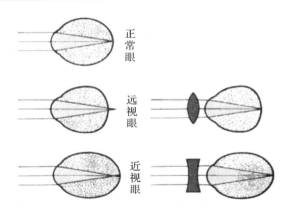

图11-4　眼的折光异常及其矫正

3. 散光　散光是由于眼的折光结构在不同方向的曲率半径不同、折光能力不一致,光线经折射后不能在视网膜聚集成单一的焦点,因而视物不清。散光可通过佩戴合适的柱面镜或角膜镜矫正。

11-4　知识拓展:准分子激光原位角膜磨镶术

二、眼的感光功能

眼感受光刺激的细胞是视网膜上的感光细胞,它们的适宜刺激是波长370～740nm的电磁波(可见光)。外界物体在视网膜上的像(本质是光)刺激感光细胞产生生物电信号并传入中枢,经视觉中枢分析处理后形成主观视觉(图11-5)。

(一)眼的感光系统

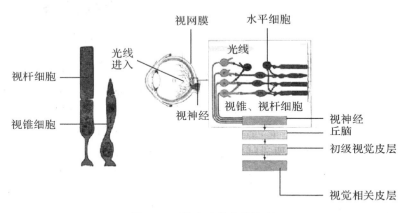

图11-5　视冲动的传导途径

眼的感光系统包括视杆系统和视锥系统。视杆和视锥细胞内都含有感光色素,能感受光刺激。

1. 视杆系统　视杆系统又称为暗视觉系统,主要由视杆细胞与有关的双极细胞和神经节细胞等组成,分布在视网膜的周边部位。视杆系统的特点是:对光的敏感度较高,可在弱光刺激时引起视觉;无辨色能力;分辨能力较低,视物精确程度较差。

2. 视锥系统　视锥系统又称明视觉系统,由视锥细胞与有关的双极细胞

11-5　视频:眼的感光换能功能

和神经节细胞等组成,主要分布在视网膜的中心部位。视锥系统的特点是:在中央凹的感光细胞几乎全部为视锥细胞,对光的敏感度较低,只在强光时起作用;能分辨颜色;分辨能力较强,视物时辨别精确。

(二)视网膜的光化学反应

视杆细胞内的感光色素是视紫红质,是一种结合蛋白质,在光照时可迅速分解为视蛋白和视黄醛,在暗处又可重新合成。实际上,无论暗处还是明处,视紫红质的合成与分解都在同时进行。在暗处,视紫红质的合成大于分解,能不断感受弱光;光照时,视紫红质分解大于合成,视杆细胞几乎丧失感光能力,此时人的视觉主要依靠视锥系统来完成。其中视黄醛由维生素A在酶的催化下氧化而成,若长期维生素A摄入不足,使视紫红质合成较少,可导致视杆细胞功能障碍而影响人在暗光时的视力,引起夜盲症。

视锥细胞有三种,含不同的视色素,能分别感受红、绿、蓝三种基本颜色。不同颜色的光刺激视网膜时,三种视锥细胞以一定的比例兴奋,这样的信息传入中枢就形成了不同颜色感觉。如红、绿、蓝三种视锥细胞兴奋程度的比例为 $4:1:0$ 时,产生红色的视觉;比例为 $2:8:1$ 时产生绿色的视觉;而三种视锥细胞兴奋程度相同时,则产生白色视觉。

11-6 视频:与视觉有关的几种生理现象

三、与视觉有关的几种生理现象

(一)视力

视力也称视敏度,是指眼对一定距离物体细微结构的分辨能力,通常以视角,即眼能分辨两点间最小距离的大小作为衡量标准。受试者能分辨的视角越小,其视力就越好。按国际标准视力表,正常视力为 $1.0\sim1.5$。视力主要与视锥细胞的功能有关,由于黄斑中心凹处视锥细胞分布最密集,因此黄斑中心凹处视力最高,若黄斑受损,视力往往低于 0.1;视网膜周边处的视锥细胞数目少,因而周边部分视力和分辨力较低。

11-7 知识拓展:房水与青光眼

(二)视野

单眼固定注视前方一点时所能看到的空间范围,称为视野。物体颜色影响视野大小。白色视野最大,其次为黄色、蓝色,再次为红色,绿色视野最小。另外,由于面部结构的影响,颞侧与下方视野大,鼻侧与上方视野小(图 11-6)。临床上检查视野,有助于诊断视网膜、视神经或视觉传导通路和视觉中枢的病变。

(三)暗适应和明适应

人从亮处进入暗处时,最初看不清楚任何物体,经过一定时间,视觉敏感度才逐渐增加,恢复了在暗处的视力,这称为暗适应。相反,人从暗处突然来到明亮处,最初感到一片耀眼的光亮,不能看清物体,只有稍待片刻才能恢复视觉,这称为明适应。

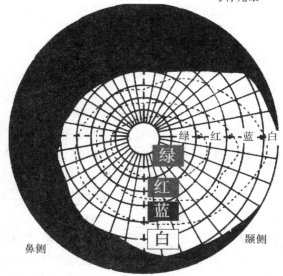

图 11-6 人右眼视野

　　暗适应过程产生的机制：人原先处于亮处，视杆细胞中的视紫红质大量分解，储存量极少，突然到暗处后视杆细胞感光能力不足，而视锥细胞又不感受弱光，所以，开始阶段什么也看不清。在暗处过一段时间后，随视紫红质合成量的增多，视杆细胞感光能力逐步恢复，视觉也就逐步恢复。

　　明适应过程产生的机制：人原先在暗处，视杆细胞内蓄积了大量视紫红质，到亮处时遇强光迅速分解，强大的传入信息掩盖了视锥细胞的作用，因而产生耀眼的光感而不能视物。待视紫红质大量分解，储存量变少后，视锥细胞发挥作用，维持明视觉。

11-8　教学
PPT

第二节　听觉器官的功能

　　听觉的感觉器官是耳，由外耳、中耳和内耳的耳蜗组成。声波经外耳、中耳传至内耳，刺激耳蜗中的听毛细胞产生生物电变化，经蜗神经传入中枢，最后经大脑皮层听觉中枢分析综合，产生主观听觉(图11-7)。

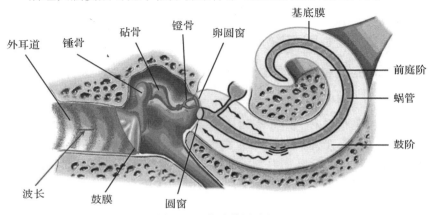

图 11-7　声波传导途径

一、外耳和中耳的传音功能

(一)外耳的功能

　　外耳由耳郭和外耳道组成。耳郭有利于收集声波，在帮助辨别声音的来源、方向上的作用尤为重要。外耳道是声波传导的通路。

11-9　视频：
听觉生理

(二)中耳的功能

　　中耳由鼓膜、听骨链、鼓室和咽鼓管等结构组成，在声波传向内耳的过程中起着重要的作用。鼓膜可与声波同步振动，有利于把声波振动如实地传给听骨链。听骨链由锤骨、砧骨和镫骨连接而成。声波由鼓膜经听骨链到达卵圆窗膜时，其振动的压强增大，但振幅较小，既提高了传音的效果，又可避免声波对内耳和卵圆窗膜造成损伤(图11-8)。咽鼓管是连通鼓室和鼻咽部的管道，鼓室借此与大气相通。咽鼓管的主要功能是平衡鼓室内和大气的压力差，以保持鼓膜正常的位置、形状和振动性能。咽鼓管通常处于关闭状态，当吞咽、打哈欠或打喷嚏时开放。咽鼓管因炎症等阻塞时，鼓室内空气被组织吸收后压力下降，可造成鼓膜内陷，产生鼓膜疼痛、耳闷、听力下降等症状。

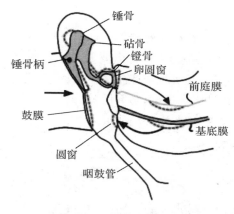

图 11-8　人中耳与耳蜗

（三）声波传入内耳的途径

声波传入内耳主要通过气传导与骨传导两种途径，以气传导为主。

1. 气传导　声波经外耳道空气传导引起鼓膜振动，再经听骨链和卵圆窗，传入内耳耳蜗，这种传导途径称为气传导。气传导是引起正常听觉的主要途径。当鼓膜大穿孔或听骨链严重损坏时，声波也可通过外耳道和鼓室内的空气传至圆窗，再传入内耳，使听觉功能得到部分代偿，但这时的听力大为降低（图 11-8）。

2. 骨传导　声波直接引起颅骨及耳蜗骨壁振动，从而引起耳蜗内淋巴的振动，这种传导途径称为骨传导。骨传导的效率比气传导低得多。在平时，我们接触到的一般声音不足以引起颅骨的振动，只有较强的声波或是自己的说话声，才能引起颅骨较明显的振动。

11-10　知识拓展：音叉检查

二、内耳的感音功能

内耳由耳蜗和前庭器官组成。耳蜗被前庭膜和基底膜分成前庭阶、蜗管和鼓阶三个管腔。耳蜗是听觉的感受装置，而前庭器官则是平衡觉和运动觉的感受装置。真正的声音感受器是位于基底膜上的螺旋器，又称柯蒂器，由内、外毛细胞及支持细胞等组成。每个毛细胞的顶部都有数百条整齐排列的听毛，是感受声波刺激的结构（图 11-9）。

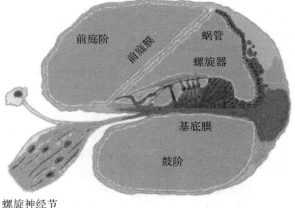

图 11-9　耳蜗管横断面

(一)听觉的产生

当声波传至内耳振动基底膜时,由于螺旋器上的听毛细胞与盖膜的振动不一致导致听毛弯曲(图 11-10),毛细胞因此受刺激而兴奋,将声波振动的机械信号转化为生物电变化。这个电变化属于感受器电位,进而可引起听神经产生动作电位,完成螺旋器的换能作用。听神经的神经冲动通过听觉传入通路传到听觉中枢,引起听觉。

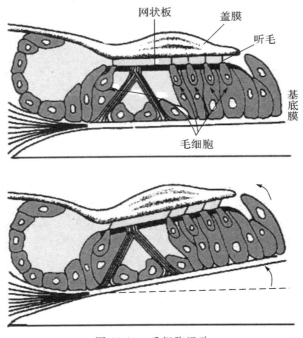

图 11-10　毛细胞运动

(二)耳蜗对声音的初步分析

基底膜的振动是以物理学上的行波学说进行的。振动最先发生在靠近卵圆窗的基底膜,随后以行波的方式沿基底膜向耳蜗顶部传播,就像有规律地抖动一条绸带,形成的波浪向远端传播一样。声波频率不同,行波传播距离和最大振幅出现的部位也不同。高频声波只能推动耳蜗底部小范围内的基底膜振动;反之,声音频率越低,行波传播距离越远,最大振幅出现在越靠近蜗顶的部位(图 11-11)。因此耳蜗底部受损时主要影响高频听力,而耳蜗顶部受损时主要影响低频听力。

11-11　知识
拓展:听阈

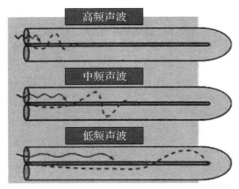

图 11-11　行波学说

第三节　前庭器官的功能

11-12　教学PPT

前庭器官包括椭圆囊、球囊和半规管(图 11-12),能感受人体自身的运动状态和头部空间位置,在调节姿势和维持身体平衡中起重要作用。

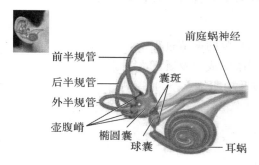

图 11-12　前庭器官结构

前半规管
后半规管
外半规管
壶腹嵴
椭圆囊
球囊
囊斑
前庭蜗神经
耳蜗

11-13　视频:平衡觉功能

11-14　图片:前庭器官结构

一、椭圆囊和球囊的功能

椭圆囊和球囊的囊壁内面有一斑块状隆起,分别称为椭圆囊斑和球囊斑,是位觉感受器,均能感受头部空间位置和直线变速运动的刺激,信息传到中枢后,可产生头部空间位置的感觉和直线变速运动的感觉,同时引起姿势反射来调整骨骼肌运动,以维持身体平衡。

二、半规管的功能

人体每侧内耳有三个两两相互垂直的半规管。半规管根部均膨大,称为壶腹。膜性壶腹内各有一个隆起,称为壶腹嵴,也是位觉感受器。壶腹嵴能感受到头部空间和旋转变速运动的刺激。当身体绕不同方位的轴做旋转变速运动时,均有相应壶腹嵴内毛细胞上的纤毛因内淋巴的惯性运动而兴奋,最终引发动作电位沿前庭神经传入中枢。

三、前庭反应

前庭器官的传入冲动,除引起运动觉和位置觉外,还能引起各种骨骼肌反射和自主神经功能的改变,这些现象称前庭反应。如人在乘车突然加速、减速时,或者被动旋转时,可刺激椭圆囊和球囊或半规管,反射性地改变颈部和四肢肌紧张的强度,以保持姿势和平衡。

前庭反应中最特殊的是躯体做旋转运动时,会引起眼球发生特殊的不随意往返运动,称为眼震颤。眼震颤主要是由于半规管受刺激,反射性地引起某些眼外肌兴奋和另一些眼外肌抑制,而且眼震颤的方向与受刺激的半规管有关。人脑可根据来自两侧半规管传入信息的不同,来判定旋转的状态和旋转方向,如两侧的外半规管引起水平方向的眼震颤,前半规管引起垂直方向的眼震颤,后半规管引起旋转性眼震颤(图 11-12)。临床上通过检查眼震颤以判断前庭器官功能状态,震颤时间过长或过短,或出现自发性眼球震颤,均提示前庭功能可能出现异常。

此外,人类前庭器官受到过强或过久的刺激,常可引起自主神经系统活动的改变,从而表现出一系列相应的内脏反应,如恶心、呕吐、眩晕、皮肤苍白、心率加快和血压下降等。有些人容易晕船、晕车或有航空病,可能是因为其前庭器官过于敏感。

习题

11-15 习题
答案

一、名词解释

1.近点 2.瞳孔近反射 3.视力 4.视野 5.暗适应

二、问答题

1.试述正常人视近物时眼的调节过程。

2.简述近视眼和远视眼的成因及矫正方法。

3.试比较视网膜两类感光细胞的分布及功能特点。

4.简述气传导的具体途径。

（高　虹）

第十二章

神经系统

神经系统是人体内的主导调节系统。人体不同组织和器官各有不同分工,通过以神经系统为主导的调节,它们的功能活动才能协调有序、相互配合。内、外环境的各种变化(刺激)作用于感受器引起相应反射,从而使得机体能够适应内、外环境的变化。由于神经系统的高度进化,人类不仅能被动地适应环境的变化,而且能主动改造环境。

第一节　概　述

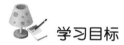 学习目标

1.掌握受体、神经递质的概念。

2.熟悉经典化学性突触的结构及信息传递过程。

3.了解神经纤维兴奋传导的特征,神经的营养性作用,中枢兴奋传递的特征,中枢抑制及其类型。

12-1　教学PPT

神经系统通常被分为中枢神经系统和周围神经系统。中枢神经系统包括脑和脊髓,周围神经系统包括脑神经、脊神经及其分支。脑神经和脊神经及其分支主要由神经纤维构成,分布于全身各处,负责中枢神经系统与外周组织之间的信息联系。

一、神经系统的细胞及其基本功能

神经系统的细胞主要有两类,即神经细胞和神经胶质细胞。神经细胞又称神经元。

(一)神经元和神经纤维

1.神经元　神经元是神经系统的基本结构与功能单位,其主要功能是接受、整合和传递信息。神经元的结构可分为胞体和突起两部分。突起又分为树突和轴突。树突一般较短、分支较多,一个神经元可有一个或多个树突。轴突一般较长,一个神经元只有一个轴突。胞体是接受信息、处理信息的部位,树突是接受信息的部位,轴突是传出信息的部位。

12-2　图片:
运动神经元
模式

2.神经纤维　神经元的长突起加上外面包裹的神经胶质细胞构成神经纤维,其主要功能是传导信息。将外周信息传向中枢的神经纤维,称为感觉神经纤维;将中枢指令信息传至外周效应器官的神经纤维,称为运动神经纤维。一些运动神经纤维还对所支配的组织、器官有营养性作用。

(1)神经纤维的信息传导功能　沿神经纤维传导的兴奋称为神经冲动,神经纤维传导冲动

具有以下特征。

①结构和功能的完整性:这是神经纤维传导兴奋的必要条件。如果神经纤维受到损伤或被切断,神经冲动将不能通过受损部位。即使神经纤维结构完整,麻醉药或低温等也可使其生理功能受到影响,不能正常传导动作电位。

②绝缘性:一根神经干中包含很多神经纤维,这些神经纤维传导冲动基本互不干扰。其意义在于保证神经传导的准确性。

③相对不疲劳性:相比突触处的兴奋传递,神经纤维传导动作电位的能力很强,可以较长时间传导高频率动作电位。

④双向性:实验条件下,如果刺激神经纤维上的任何一点,产生的动作电位可同时向两侧传导,称为神经冲动传导的双向性。但在人体内,由于突触传递的单向性,神经纤维传导冲动一般是单向的。

12-3 知识拓展:小儿麻痹症

(2)神经的营养性作用 运动神经纤维通过释放神经递质改变所支配器官、组织的功能活动,这称为神经纤维的功能性作用。同时,一些运动神经末梢还能释放某些物质,持续影响所支配组织的代谢活动和结构变化,称为神经纤维的营养性作用。实验切断运动神经后,其所支配的肌肉会逐渐萎缩。脊髓灰质炎患者的脊髓前角运动神经元发生病变,其所支配的肌肉会发生明显萎缩。

(二)神经胶质细胞

神经系统的另一重要组成是神经胶质细胞,其数量约为神经元的 $10\sim50$ 倍。在周围神经系统,神经胶质细胞主要有形成髓鞘的施万细胞和脊神经节中的卫星细胞;中枢神经系统中的胶质细胞种类较多,有星形胶质细胞、少突胶质细胞和小胶质细胞等。神经胶质细胞的主要功能是维持神经元生长发育、引导神经元突起生长、对神经元进行机械支持和保护、为神经元提供营养和运送代谢产物、形成血-脑屏障和神经纤维的髓鞘等。

二、神经元之间的信息传递

神经元之间传递信息主要通过突触实现,也存在非突触性化学传递的方式。突触是神经元之间相互接触部位形成的传递信息的结构,而神经元与效应细胞间相互接触并传递信息的结构通常称接头。突触处传递信息的媒介可有化学物质(神经递质)或生物电。

12-4 图片:经典化学性突触基本结构

(一)经典化学性突触

1.经典化学性突触的结构 由突触前膜、突触间隙和突触后膜三个部分组成(图 12-1)。前一神经元的轴突末端分成许多小支,小支的终末部分膨大称为突触小体。突触小体内有许多含高浓度神经递质的囊泡。突触前膜就是突触小体贴近下一神经元的部分膜。与突触前膜相对的后一神经元的膜则称为突触后膜。突触前膜、后膜之间为突触间隙。

据神经元之间形成突触的部位不同,化学性突触主要有轴突-胞体式、轴突-树突式和轴突-轴突式(图 12-2)。通过突触传递作用,一个神经元可以影响多个其他神经元,也可接收多个其他神经元的影响。

2.经典化学性突触的传递过程 突触前神经元兴奋时,动作电位传到突触前膜,引起突触前膜去极化。突触前膜上的电压门控 Ca^{2+} 通道开放,Ca^{2+} 从细胞外液进入突触小体。由于突触小体 Ca^{2+} 浓度升高,突触小泡向突触前膜移动,通过出胞作用,递质被释放到突触间隙。递质扩散到达突触后膜,与相应受体结合,引起突触后膜上某些离子通道开放。不同离子的流动引起突触后膜去极化或超极化,分别形成兴奋性或抑制性突触后电位。

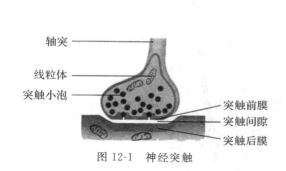

图 12-1　神经突触

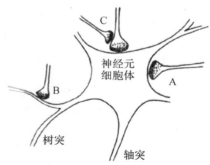

A:轴突-胞体式;B:轴突-树突式;

C:轴突-轴突式

图 12-2　突触类型

(1)兴奋性突触后电位　突触前神经元释放的兴奋性递质与受体结合后,主要增加突触后膜对 Na^+ 的通透性。Na^+ 内流引起突触后膜产生去极化局部电位,称为兴奋性突触后电位(excitatory postsynaptic potential,EPSP)。当突触活动增强或空间靠近的多个兴奋性突触同时活动时,这种局部去极化电位可以总和,若达到阈电位水平,则突触后神经元细胞膜上将产生动作电位。如果去极化不足以引起动作电位,这种局部去极化亦可使突触后神经元兴奋性提高。

12-5　图片:经典化学突触传递过程

(2)抑制性突触后电位　突触前神经元释放的抑制性递质与受体结合后,主要提高突触后膜对 Cl^- 的通透性。Cl^- 内流使突触后膜超极化。这个超极化的局部电位即抑制性突触后电位(inhibitory postsynaptic potential,IPSP)。超极化使突触后神经元不易产生兴奋,而呈现抑制效应。

(二)兴奋传递的其他方式

1.非突触性化学传递　非突触性化学传递首先在交感神经对平滑肌和心肌的支配中被发现。这种神经元轴突末端的分支上有许多念珠状膨大结构,称为曲张体。曲张体内含有大量的去甲肾上腺素递质小泡(图 12-3)。当动作电位传到曲张体时,曲张体释放的去甲肾上腺素扩散到达效应器细胞,激动细胞膜上的相应受体而发挥调节作用。非突触性化学传递的形式在中枢神经系统中亦有发现,如中脑黑质的多巴胺能神经元和脑干的 5-羟色胺能神经元均用这种方式传递信息。

2.电突触传递　电突触的结构基础是缝隙连接。在两个神经元紧密接触的部位,细胞膜的间隙仅有 2~3nm。两侧膜上有连通两细胞胞浆的水相通道,允许离子通过。这种通道的电阻低,局部电流可以从中通过。当其中一个细胞膜兴奋时,动作电位可直接传至另一细胞膜,传递速度快,几乎不存潜伏期。电突触的信息传递一般为双向,无突触前膜和后膜之分,其作用可能是促进不同神经元的同步性活动。

(三)神经递质

神经递质是指由突触前神经元合成并释放,通过激动突触后神经元或效应器细胞上的特异性受体而传递信息的一些化学物质。根据其存在部位,神经递质可分为外周神经递质和中枢神经递质。

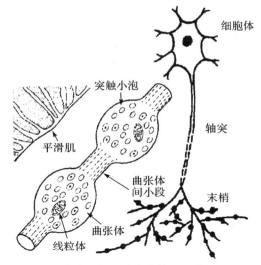

图 12-3　交感神经肾上腺素能神经元作用于平滑肌

外周神经递质主要有乙酰胆碱(acetylcholine，Ach)和去甲肾上腺素(noradrenaline，NA)。此外,近年来还发现有嘌呤类或肽类等外周神经递质。关于外周神经递质的分布和相应受体分类、功能将在后文神经系统对内脏运动调节部分详细介绍。

中枢神经系统内递质主要有乙酰胆碱、单胺类、氨基酸类和肽类四大类。

(四)受体

受体是指细胞膜或细胞内的一些特殊蛋白质,这些蛋白质能与某些化学信号物质(如递质、调质、激素等)特异性结合并引起生物效应。

能与受体特异性结合的化学物质称为配体,能引发生物效应的配体称为受体激动剂,不能引起生物效应的配体则称为受体拮抗剂(或称阻断剂)。

三、反射活动的一般规律

(一)中枢神经元的联系方式

在中枢神经系统,神经元的联系方式非常复杂,神经元之间基本的联系方式有辐散式、聚合式、链锁式、环路式等(图 12-4)。

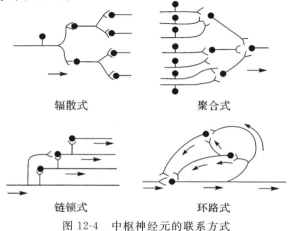

图 12-4　中枢神经元的联系方式

（二）中枢兴奋传递的特征

与动作电位在外周神经纤维上的传导不同,由于兴奋在中枢部分传递必须经过一个或更多的突触,因而具有以下特征。

1.单向传递　是由突触传递的单向性决定的。反射活动中,兴奋只能由突触前神经元传向突触后神经元。

2.中枢延搁　相比动作电位在外周神经纤维上的传导,兴奋在中枢部分的传递比较缓慢。这是因为突触传递比较费时。据测定,兴奋通过一个突触约需 $0.3\sim0.5ms$。因而反射弧中突触数目越多,反射耗时越长。

3.总和　在反射活动中,单根神经纤维传入的单一活动,一般不能引起反射效应。但同一神经纤维连续向同一中枢发放冲动,或多个神经纤维同时向同一中枢发放冲动,这些冲动的效应会叠加起来,引起中枢活动改变而产生传出冲动,这种现象称为总和。这种总和以突触传递的总和为基础。

4.对内环境变化的敏感性和易疲劳性　在反射活动中,突触部位是兴奋传递中最易疲劳的环节,可能与神经递质的耗竭有关。由于突触间隙暴露在内环境,突触传递也易受内环境理化变化的影响。缺氧、CO_2 过多、酸性代谢产物和一些药物等均可改变突触的传递能力。

（三）中枢抑制

中枢神经系统内,神经元间的影响既有兴奋,也有抑制,两者相辅相成,共同保证反射活动的有序进行。例如,屈肌反射进行时与之相拮抗的伸肌即受抑制、吞咽时呼吸停止等。

1.突触后抑制　突触后抑制都是通过抑制性中间神经元的活动实现的。抑制性中间神经元释放抑制性递质,使与其发生突触联系的突触后膜产生 IPSP,故突触后抑制属于超极化抑制。根据抑制性中间神经元的功能和联系方式的不同,突触后抑制又分为传入侧支性抑制(又称交互抑制)[图 12-5(A)]和回返性抑制[图 12-5(B)]。

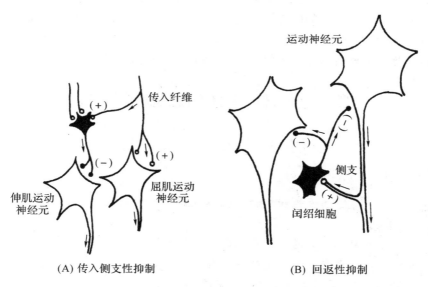

(A) 传入侧支性抑制　　　　　(B) 回返性抑制

黑色神经元:抑制性中间神经元

图 12-5　两类突触后抑制

2.突触前抑制　突触前抑制是通过轴突–轴突式突触的活动而产生的。如图 12-6 所示,轴突 A 和神经元 C 形成兴奋性突触。轴突 B 与轴突 A 形成轴突–轴突式突触,而与神经元 C 无直接突触联系,轴突 B 的单独活动并不引起神经元 C 的膜电位变化[图 12-6(B)]。当轴突 A 单独兴奋时可以引起神经元 C 产生一个约 10mV 的兴奋性突触后电位[图 12-6(A)]。如果在轴突 A 兴奋之前先兴奋轴突 B,则神经元 C 的去极化幅度大大减小,仅有 5mV[图 12-6(C)]。

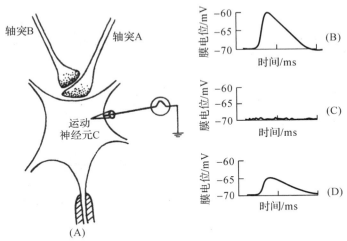

(A)突触前抑制
(B)单独刺激轴突 A 引起的兴奋性突触后电位
(C)单独刺激轴突 B 不引起突触后电位
(D)先刺激轴突 B,再刺激轴突 A 引起突触后电位去极化幅度减小

图 12-6　突触前抑制

一般认为突触前抑制的机制是:轴突 B 兴奋使轴突 A 产生局部去极化,轴突 A 的动作电位传到末梢时幅度变小,Ca^{2+} 的内流数量减少,释放的兴奋性递质随之减少,最终导致神经元 C 上的兴奋性突触后电位变小,从而呈现抑制效应。由于这种抑制是改变了突触前膜的活动而发生的,因此称为突触前抑制。这种抑制的机制是突触前膜去极化,属于去极化抑制。

第二节　神经系统的感觉分析功能

学习目标

12-6　教学 PPT

　　1.掌握特异性和非特异性感觉投射系统及其功能,牵涉痛的概念及临床意义。
　　2.熟悉丘脑的三类细胞群及其主要功能,内脏痛的特点。
　　3.了解脊髓与脑干的感觉传导功能,脑干网状结构上行激动系统及其作用,大脑皮层的主要感觉区及其特点。

　　人体内外环境中的各种刺激,首先作用于遍布体表和体内的感受器,通过感受器的换能作用转换为动作电位,再通过各自的传导通路传向中枢,最后经中枢分析和综合,形成各种感觉或引发传出冲动。根据感觉信息的来源,神经系统的感觉功能又分为躯体感觉功能和内脏感觉功能。躯体感觉传入研究较多,传导途径也较清楚。下文主要介绍躯体感觉传入。

一、脊髓与脑干的感觉传导功能

躯干和四肢等处的各种躯体感觉信息,基本通过三级神经元的接替到达大脑皮层相应区域。传导这些躯体感觉的神经纤维形成薄束、楔束、脊髓丘脑束或内侧丘系等神经纤维束,经过脊髓和脑干后向上投射。以上感觉信息在向大脑皮层投射的过程中,其传导纤维均在脊髓或脑干交叉对侧(图 12-7)。脊髓和脑干是重要的感觉传导通路,如果其中某一传导束被破坏,身体相应部位的感觉会丧失。

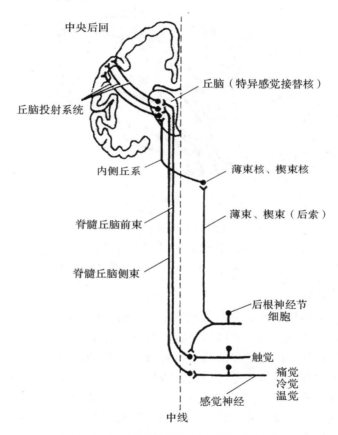

图 12-7　四肢和躯干的体表感觉传导通路

二、丘脑及感觉投射系统

丘脑内有近四十个神经核。各种感觉通路(嗅觉除外)均在此换神经元,再向大脑皮层投射。因此,丘脑被称为感觉投射的换元站、接替站或中继站,同时丘脑也能对感觉传入进行初步的分析与综合。

(一)丘脑的核团

根据我国已故神经生理学家张香桐先生的意见,丘脑的各种细胞核群大致分为三大类(图 12-8)。

12-7　视频：
丘脑功能概
述

　　1.感觉接替核　感觉传入纤维在这类核团换元后，进一步投射到大脑皮层的特定感觉区。感觉接替核又称为特异性核团，主要包括后腹核（中继躯干、肢体、头面部躯体感觉信息）、内侧膝状体（中继听觉信息）和外侧膝状体（中继视觉信息）。

　　2.联络核　接受丘脑感觉接替核和其他皮层下中枢的纤维，换元后的纤维投射到大脑皮层某些特定区域。在功能上与各种感觉信息在丘脑和大脑皮层水平的联系协调有关，称为联络核，主要包括丘脑前核、外侧腹核、丘脑枕等。

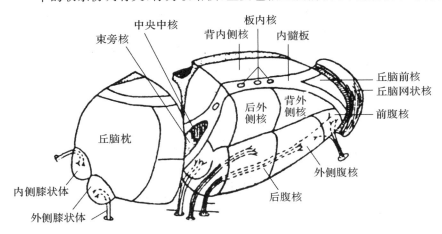

图 12-8　右侧丘脑主要核团

　　3.髓板内核群　是靠近中线的内髓板以内的各种结构，主要包括中央中核、束旁核、中央外侧核等。这些核群接受来自脑干网状结构的纤维，经过多次接替换元后，向大脑皮层广泛区域弥散投射，起着维持大脑皮层兴奋状态的重要作用。髓板内核群又称非特异投射核。

（二）感觉投射系统

12-8　视频：
感觉投射系
统

　　根据丘脑各部分向大脑皮层投射的特征，感觉投射分为两大系统，即特异性感觉投射系统与非特异性感觉投射系统（图 12-9）。

　　1.特异性感觉投射系统　各种感觉神经纤维的传入信息，经丘脑感觉接替核的神经元接替后，投射到大脑皮层的特定区域。这种投射在感受器和大脑皮层接受投射的区域之间有较好的点对点对应关系，故称为特异性感觉投射系统。特异性感觉投射系统的主要功能是引起特定感觉，并（或）激发大脑皮层发出神经冲动。

　　2.非特异性感觉投射系统　传导躯体感觉的第二级传导纤维经过脑干时，发出侧支与脑干网状结构的神经元发生联系，多次换元后到达丘脑髓板内核群，然后弥散地投射到大脑皮层的广泛区域，称为非特异性感觉投射系统。这一投射途径不具有点对点的投射特征，是各种不同感觉的共同上传途径。非特异性投射系统的功能是维持和提高大脑皮层的兴奋状态。大脑皮层保持兴奋状态是其各种功能的基础。

　　脑干网状结构的上行冲动，经丘脑非特异核团中继后，引起大脑皮层广泛区域的兴奋，这一作用称为脑干网状结构上行激动作用。相应的传导系统则称脑干网状结构上行激动系统。当该系统功能阻滞时，大脑皮层将受到抑制。这可能是乙醚和巴比妥类麻醉药的作用机制。

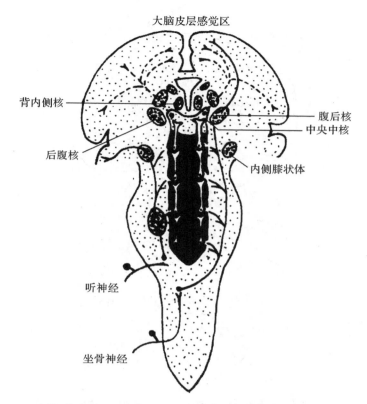

大脑皮层感觉区

背内侧核

腹后核
中央中核

后腹核

内侧膝状体

听神经

坐骨神经

实线：特异性感觉投射系统，虚线：非特异性感觉投射系统

图 12-9　感觉投射系统

三、大脑皮层的感觉功能

大脑皮层是感觉分析的最高级中枢。各种感觉冲动，最终投射到大脑皮层，通过分析和综合，产生主观感觉。不同性质、不同部位的感觉信息投射到大脑皮层的不同部位。

12-9　视频：体表感觉区功能特点

（一）体表感觉代表区

大脑皮层接受并处理体表感觉主要区域为第一感觉区，位于中央后回及中央旁小叶的后部，相当于 Brodmann 分区的 3-2-1 区（图 12-10）。

第一感觉区接受感觉投射的规律为：①左右交叉：一侧躯干和四肢的感觉冲动向对侧皮层感觉区投射，但头面部的感觉投射是双侧性的。因此，一侧大脑半球受损时，可出现对侧半偏身感觉障碍。②代表区大小与体表部位的感觉分辨程度有关：分辨精细的部位代表区大。③倒置：身体下部的感觉投射到中央后回的顶部和中央旁小叶的后部，而身体上部的感觉投射到中央后回的中间部位，头面部感觉投射到中央后回的底部，但头面部代表区的内部安排是正立的（图 12-11）。

（二）本体感觉代表区

本体感觉又称深感觉，指肌肉、肌腱、骨膜和关节等的位置觉、运动觉和振动觉。本体感觉代表区位于中央前回，与躯体运动区基本重合。

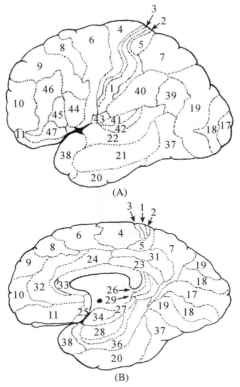

（A）大脑半球外侧面；（B）大脑半球内侧面

图 12-10　人类大脑皮层分区

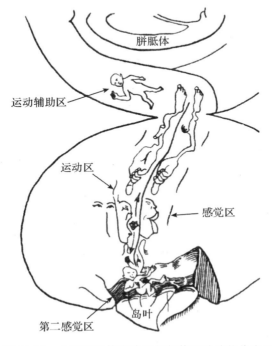

图 12-11　大脑皮层体表感觉与躯体运动功能代表区

(三)内脏感觉代表区

接受内脏感觉的皮层区域混杂在体表感觉代表区之中。此外,运动辅助区和边缘系统的皮层部位也接受内脏感觉的投射。

(四)视觉代表区

视觉代表区位于枕叶距状沟周围的皮层(Brodmann 分区的 17 区)。大脑左半球视觉代表区接受左眼颞侧视网膜(鼻侧视野)和右眼鼻侧视网膜(颞侧视野)的视觉投射;而右半球视觉代表区接受右眼颞侧视网膜(鼻侧视野)和左眼鼻侧视网膜(颞侧视野)的视觉投射(图 12-12)。因此,如一侧枕叶皮层受损则引起双眼对侧半视野视觉障碍(偏盲)。

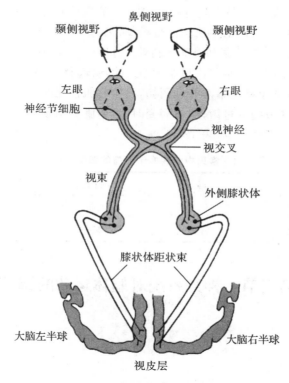

图 12-12 视网膜向大脑皮层投射

(五)听觉代表区

人的听觉皮层代表区位于颞横回和颞上回,听觉信息的投射是双侧性的。

四、痛觉

痛觉是机体受到伤害性刺激时产生的一种不愉快的感觉,通常伴有防卫反应和情绪变化。痛觉是一种保护性感觉,可引起防御性反射,使机体免受进一步伤害。由于疾病与疼痛关系密切,认识痛觉的产生及其规律对于临床工作具有重要意义。

12-10 视频:
痛觉

(一)痛觉感受器

痛觉感受器是游离的神经末梢,适宜刺激为 K^+、H^+、组胺、5-羟色胺、缓激肽等一些化学物质,这类物质被称为致痛物质。但当各种类型的刺激强度达到伤害性强度时,可引起组织损伤并释放致痛物质,引起痛觉感受器兴奋。

(二)皮肤痛觉

皮肤受到伤害性刺激时,可先后出现两种不同性质的痛觉,即快痛和慢痛。快痛在受到刺激时即刻产生,特点是尖锐而定位明确。慢痛一般在受到刺激后 0.5~1.0s 才产生,是一种定位不明确的"烧灼痛"。慢痛强烈而难以忍受,撤除刺激后还可持续几秒钟,并伴有心血管和呼吸等方面的变化及情绪反应。

(三)内脏痛和牵涉痛

12-11　案例:
牵涉痛

1.内脏痛　与皮肤痛相比,内脏器官受到伤害性刺激时产生的疼痛感觉具有如下特点:①缓慢、持续、定位模糊;②内脏对切割、烧灼等刺激不敏感,而对缺氧、缺血、牵拉、痉挛和炎症等刺激十分敏感;③内脏器官病变可引起牵涉痛。

2.牵涉痛　某些内脏器官疾病可引起体表特定部位产生痛觉或痛觉过敏,这种现象称为牵涉痛。例如,发生心肌梗死时,心前区、左肩和左臂尺侧可出现疼痛或痛觉过敏;胆囊病变时,右肩胛会出现疼痛;阑尾炎初期,可感到上腹部或脐区疼痛等(表 12-1)。

表 12-1　常见内脏疾病牵涉痛的部位和压痛区

患病器官	心	胃、胰	肝、胆囊	肾	阑尾
牵涉痛部位	心前区 左臂尺侧	左上腹 肩胛间	右上腹 右肩胛	腹股沟区	上腹部 脐区

第三节　神经系统对躯体运动的调节

 学习目标

12-12　教学
PPT

1.掌握运动单位概念,骨骼肌牵张反射的概念、类型及其意义,脊休克的概念、主要表现及特点。

2.熟悉脑干网状结构对肌紧张的调节,去大脑僵直的概念及产生机制,小脑的功能,基底神经节损伤的主要表现及发生机制。

3.了解牵张反射的反射弧,大脑皮层的主要运动区及其特点,运动传导通路。

躯体运动由骨骼肌的收缩和舒张引起骨围绕关节运动而产生。人的神经系统通过对骨骼肌的支配调节各种躯体运动。人体内每一个骨骼肌细胞都至少受到一个躯体运动神经末梢分支的支配。

一、脊髓对躯体运动的调节

脊髓是调节躯体运动的最基本中枢。直接支配躯干和四肢大多数骨骼肌的神经元细胞体位于脊髓灰质前角,同时脊髓内存在一些简单躯体运动反射的低级中枢。

(一)脊髓前角运动神经元和运动单位

脊髓灰质前角的运动神经元,主要分为α和γ两类。这两类神经元发出躯体运动神经纤维支配骨骼肌。躯体运动神经纤维的末梢与所支配骨骼肌细胞形成神经-肌肉接头,神经-肌肉接头的结构及功能参见前文相关章节。

1. α运动神经元和运动单位　α运动神经元发出的纤维支配梭外肌细胞,引起梭外肌兴奋和收缩。α运动神经元既接受来自外周深、浅感受器的传入信息,又接受来自大脑皮层、脑干等高位中枢的下行信息。各种信息在α运动神经元总和,再由α运动神经元支配梭外肌。α运动神经元被认为是支配躯干和四肢骨骼肌运动的"最后公路"。

12-13　视频:
运动单位

α运动神经元的轴突末端分成许多小支,每一个小支支配一根骨骼肌纤维。一个α运动神经元及其所支配的所有肌纤维组成的功能单位,称为运动单位。不同运动单位的大小相差很大。一个四肢肌肉的α运动单位可有2000根左右肌纤维,有利于肌肉收缩时产生较大的肌张力。而一个眼外肌的α运动单位仅有6~12根肌纤维,这有利于神经系统对肌肉活动的精细调节。

2. γ运动神经元　γ运动神经元数目较少,胞体也较小。其发出的神经纤维支配骨骼肌的梭内肌纤维,可调节肌梭的敏感性,从而间接影响骨骼肌的运动。

(二)骨骼肌牵张反射

神经支配完好的骨骼肌受到外力牵拉时,该被牵拉肌肉可反射性地收缩,这种反射称为骨骼肌牵张反射。

12-14　视频:
骨骼肌牵张
反射

1. 牵张反射的类型　牵张反射可分为两种类型,即肌紧张和腱反射。

(1)肌紧张　当肌肉受到持久缓慢牵拉时,牵张反射表现为受牵拉肌肉产生紧张性收缩,肌肉张力增加但无明显缩短。肌紧张反射是维持躯体姿势的最基本反射。例如,在重力作用下支持体重的关节趋向弯曲,相应伸肌受到持续牵拉引起张力增加,可对抗关节的屈曲,维持站立。

(2)腱反射　肌腱受到快速牵拉时,牵张反射表现为受牵拉肌肉迅速明显地缩短,又称位相性牵张反射。叩击髌韧带(股四头肌肌腱),股四头肌即发生一次收缩,称为膝反射(图12-13);叩击跟腱,小腿腓肠肌即发生收缩,称为跟腱反射;叩击肱二头肌肌腱或肱三头肌肌腱可引起相应肌肉收缩,导致屈肘或伸肘,分别称为肱二头肌反射或肱三头肌反射。腱反射的反射弧较简单。

在机体内,牵张反射受高位中枢调节。临床上常用测定腱反射的方法来了解神经系统的功能状态。腱反射的减弱或消失,常提示反射弧的传入、传出通路或脊髓中枢损伤;而腱反射亢进,则常提示高位中枢的病变,如锥体束综合征等。常用的腱反射见表12-2。

表 12-2　常用的腱反射

名称	检查方法	中枢部位	效应
肱二头肌反射	叩击肱二头肌肌腱	颈髓 5-7 节	肘部屈曲
膝反射	叩击髌韧带	腰髓 2-4 节	小腿伸直
跟腱反射	叩击跟腱	腰髓 5 节-骶髓 2 节	踝关节跖屈

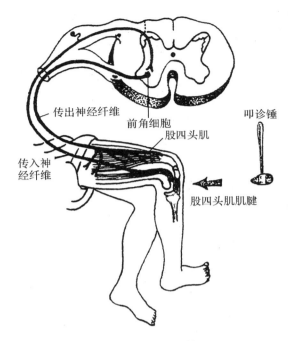

图 12-13　膝反射

2.牵张反射的反射弧　牵张反射的感受器是肌梭。肌梭呈梭形,长约几毫米,位于一般肌纤维之间,有结缔组织的囊包裹。肌梭囊内一般含有 6～12 根肌纤维,称为梭内肌纤维,而囊外的一般肌纤维称为梭外肌纤维。肌梭附着于梭外肌纤维上,与其平行排列呈并联关系。梭内肌纤维的中间部为感受装置,上有螺旋状和花杆状的感觉神经末梢分布。收缩部分位于纤维的两端,与感受装置呈串联关系(图 12-14)。

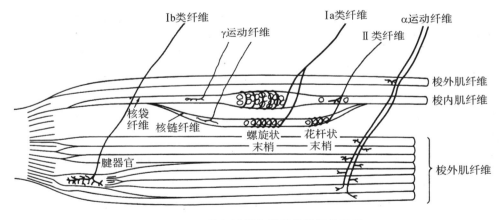

图 12-14　肌梭与腱器官及其神经纤维联系

当梭外肌纤维被牵拉而变长时,肌梭随之变长,肌梭内的感受装置受到刺激而兴奋;梭内肌收缩时也对感受器构成刺激。感受装置产生的神经冲动经传入纤维到达脊髓灰质前角,兴奋 α 运动神经元,引起同一肌肉的梭外肌收缩,完成牵张反射。

肌肉内的另外一种感受装置是腱器官,分布于肌腱胶原纤维之间,与梭外肌纤维呈串联关系。腱器官能感受肌肉张力的变化,属于张力感受器。当梭外肌收缩而张力增大时,腱器官兴奋,传入冲动可抑制支配同一块肌肉的 α 运动神经元。当肌张力过高时,腱器官兴奋,对牵张反射起抑制作用,减弱肌肉收缩力,避免肌肉过度收缩而受损。

(三)脊休克

人或动物的脊髓与高位中枢离断后,断面以下的脊髓暂时丧失反射活动的能力,处于无反应状态,这种现象称为脊休克。脊休克主要表现为:横断面以下脊髓所支配的骨骼肌紧张性减低甚至消失,外周血管扩张、血压下降,发汗反射消失,大小便潴留等。

12-15 视频:脊休克

一段时间后,脊髓的一些反射活动可以逐渐恢复。恢复的速度与动物的进化水平有关,蛙在脊髓离断后数分钟内反射即恢复,犬则需几天,而人类外伤导致的脊休克,则需数周乃至数月才能恢复。这说明,越高等的动物脊髓功能对高位中枢的依赖程度越高。在恢复过程中,比较简单、原始的反射先恢复(如屈肌反射、腱反射等),比较复杂的反射恢复较慢(如对侧伸肌反射、搔爬反射等)。反射恢复后,血压可逐渐上升到一定水平,排便与排尿反射也逐渐恢复。有些反射甚至比正常时更强并广泛扩散,例如屈肌反射、发汗反射等。

脊休克的产生与恢复,说明脊髓可以独立完成一些简单的反射,同时说明正常的脊髓功能受高位中枢调节。如果脊髓完全离断,脊髓内的上行与下行的神经纤维束不能重新接通,离断水平以下的各种感觉和随意运动会永久丧失,排便、排尿反射不再受意识支配。

12-16 案例:脊休克

(四)屈肌反射与对侧伸肌反射

人或动物的皮肤受到伤害性刺激时,可反射性引起受刺激侧的肢体屈曲,称为屈肌反射。屈肌反射的强度和范围与刺激强度有关,例如足部的较弱刺激只引起踝关节屈曲,刺激强度加大时,膝关节及髋关节也可发生屈曲。刺激强度进一步增加时,发生同侧屈肌反射的同时可出现对侧肢体的伸直,称对侧伸肌反射。屈肌反射使肢体避开有害刺激,对侧伸肌反射具有维持姿势的作用,两者都属于保护性反射。

12-17 知识拓展:巴宾斯基征

二、脑干网状结构对肌紧张的调节

低位脑干在肌紧张的调节中发挥重要作用。在动物实验中观察到,电刺激脑干网状结构的一些区域可使肌紧张增强,这些区域被称为易化区;而刺激另一些区域则使肌紧张减退,这些区域被称为抑制区。抑制区较小,主要位于延髓网状结构的腹内侧部分。易化区范围较广,包括延髓网状结构的背外侧部分、脑桥被盖、中脑的中央灰质和被盖等脑干中央区域以及下丘脑、丘脑中线核群等部位。通常,易化区的活动较强,抑制区的活动较弱,但两者之间保持着一定的平衡,以维持正常的肌紧张。

中脑上、下丘之间离断的动物,会表现出伸肌(抗重力肌)紧张性亢进的现象,如四肢伸直、头尾昂起、脊柱挺硬等,称为去大脑僵直(图 12-15)。发生去大脑僵直的主要原

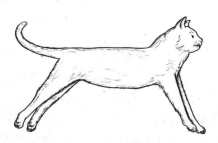

图 12-15 去大脑僵直

12-18　视频：
去大脑僵直

因是：由于脑干网状结构抑制区与大脑皮层运动区和尾状核等部位失去联系，抑制区活动减弱，易化区的活动相对变强，导致伸肌（抗重力肌）紧张过度。

　　人类在患某些疾病时，也可出现类似现象。如蝶鞍上囊肿导致皮层与皮层下失去联系时，患者可出现下肢明显的伸肌僵直及上肢的半屈状态，称为去皮层僵直。人类中脑出现疾患时，有时可出现头后仰、上下肢僵硬伸直、臂内旋、手指屈曲（图 12-16）等类似去大脑僵直现象，是预后不良的信号。

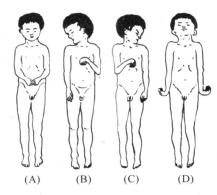

（A）、（B）和（C）去皮层僵直；（A）仰卧、头部姿势正常时上肢半屈；
（B）和（C）转动头部时上肢姿势；（D）去大脑僵直，上下肢均伸直
图 12-16　人类去皮层僵直及去大脑僵直

三、小脑对躯体运动的调节

　　小脑的功能主要是调节躯体运动，在维持平衡、调节肌紧张、协调随意运动等方面起着重要作用。小脑可分为前庭小脑、脊髓小脑和皮层小脑三个部分（图 12-17）。

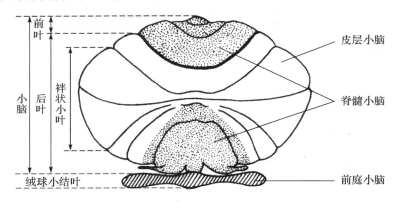

图 12-17　灵长类小脑分部

（一）前庭小脑

　　前庭小脑主要指绒球小结叶，主要参与维持身体平衡。其反射途径为：前庭器官→前庭核→前庭小脑束→绒球小结叶→前庭核→前庭脊髓束→脊髓前角运动神经元→骨骼肌。第四脑室附近的肿瘤可压迫绒球小结叶，使患者平衡功能严重失调，出现站立不稳、容易跌倒的现象，但对其肌肉随意运动的协调影响不大。

（二）脊髓小脑

脊髓小脑包括小脑前叶和后叶的中间部分,其功能主要是协调随意运动和调节肌紧张。肌肉、肌腱、关节等处的本体觉冲动可经脊髓小脑束传至脊髓小脑。脊髓小脑也接受视觉和听觉传入的信息。

小脑后叶中间带接受脑桥纤维的投射,并与大脑皮层运动区之间有环路联系,在执行大脑皮层发动的随意运动方面有重要作用。这部分小脑损伤后,随意动作的力量、方向及限度将发生很大紊乱。患者不能完成精巧动作,在进行随意动作时肌肉抖动而把握不住方向,称为意向性震颤;行走时摇晃呈蹒跚状;不能进行拮抗肌轮替快复动作(例如上臂不断交替进行内旋与外旋)。但患者静止时肌肉无异常运动。以上小脑损伤后的随意动作协调障碍,称为小脑性共济失调。

脊髓小脑的另一重要功能是调节肌紧张,包括易化和抑制的双重作用。脊髓小脑对肌紧张的调节作用通过脑干网状结构易化区和抑制区来实现。人类脊髓小脑易化肌紧张的作用较强,小脑损伤后主要表现为肌无力等症状。

（三）皮层小脑

皮层小脑是指小脑半球的外侧部,其在随意运动的协调和精巧动作的完成中起重要作用。皮层小脑仅接受大脑皮层(感觉区、运动区、联络区)的纤维,同时发出纤维向大脑皮层运动区投射。

在学习某种精巧运动(如打字、弹琴等)的开始阶段,动作往往并不协调。在练习过程中,大脑皮层与小脑之间反复联系,校正误差,皮层小脑内逐步形成并储存了一整套程序。当大脑皮层发动精巧运动时,首先激活小脑中的相关程序,通过小脑的传出纤维到达大脑皮层运动区,再通过锥体束发动运动。这样,运动可以非常协调、精巧和快速。

四、基底神经节对躯体运动的调节

基底神经节是指包埋在大脑白质中的灰质团块,与运动调节有关的基底神经节结构主要是纹状体,包括在进化上较新的尾状核、壳核(新纹状体),以及较古老的苍白球(旧纹状体)。此外,丘脑底核、中脑的黑质和红核在结构和功能上与基底神经节联系密切,故也归入其中。基底神经节与随意运动的产生和稳定、肌紧张的调节、本体感受器传入信息的处理以及运动控制程序的编制均有关系。

12-19　视频:基底神经节的功能

人类基底神经节损伤后的主要临床表现有两大类,一类如帕金森病,表现为肌紧张过强而随意运动过少;另一类如亨廷顿病和手足徐动症,表现为肌紧张减退,非随意运动过多等。

帕金森病又称震颤麻痹,其主要表现为全身肌紧张增高、肌肉强直、随意运动减少、动作缓慢、面部表情呆板,常伴有静止性震颤。帕金森病患者的随意运动在起始和结束时出现障碍,一般运动发起后影响较小。目前认为帕金森病是双侧黑质病变,多巴胺能神经元功能受损,导致胆碱能神经元功能亢进。临床上给予多巴胺的前体左旋多巴,可明显改善症状。此外,M 受体阻断剂如阿托品、东莨菪碱或苯海索等也用于帕金森病的治疗。

12-20　视频:帕金森病

亨廷顿病又称舞蹈病,主要表现为头面部和上肢出现不自主的、无目的的舞蹈样动作,并伴有肌张力降低等。亨廷顿病主要病变部位在双侧新纹状体。其中的胆碱能神经元和γ-氨基丁酸能神经元功能减退,但黑质-纹状体通路完好无损,脑内多巴胺含量也正常。用利舍平消耗多巴胺类递质,使其对纹状体的抑制减弱,可缓解本病的症状。

五、大脑皮层对躯体运动的调节

(一)大脑皮层的运动区

12-21 视频:
大脑皮层的运
动区

大脑皮层是调节躯体运动的最高级中枢。人类大脑皮层的主要运动区在中央前回和中央旁小叶的前部,对躯体运动的控制有以下特征:

1.交叉支配 一侧大脑皮层运动区支配对侧躯体的骨骼肌运动。但在头面部,除眼裂以下表情肌和舌肌接受对侧支配外,其余均为双侧支配。

2.倒置分布 运动区对骨骼肌的支配在空间上分工安排明确,总体呈倒置,但头面部代表区内部的安排仍是正立的(图 12-18)。

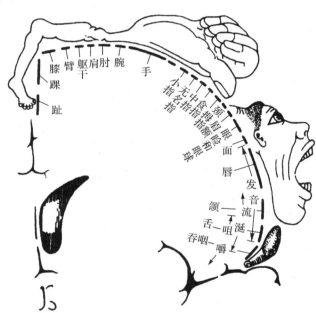

图 12-18 大脑皮层运动区的代表区分布

12-22 知识
拓展:三偏综
合征

3.代表区大小与运动精细程度成正比 手、头面部、舌等需要运动灵活精巧的部位,在皮层运动区的代表区较大,而躯干等在皮层运动区中的代表区却小得多(图 12-18)。

在大脑半球内侧面还有运动辅助区,刺激该区可引起双侧肢体运动和发声等,额叶和枕叶皮层的某些部位也与躯体运动有关。

(二)运动传导通路

由大脑皮层发出、经内囊到脑干运动核的传导束,称皮质脑干束,支配头面部运动。由大脑皮层发出、经内囊、延髓锥体下行到达脊髓灰质前角传导束,称皮质脊髓束。皮质脊髓束的大部分纤维在延髓锥体处交叉到对侧,在脊髓外侧索下行形成皮质脊髓侧束。皮质脊髓束中约有20%的纤维并不交叉到对侧,而在同侧脊髓的前索下行,构成皮质脊髓前束。皮质脊髓侧束控制四肢远端的肌肉,与精细、技巧性的运动有关,而皮质脊髓前束则主要控制躯干及四肢近端肌肉,与姿势的维持和粗大运动有关。

　　皮质脑干束和皮质脊髓束合称为锥体系,一般认为其功能为发起随意运动,调节精细动作。将锥体系以外的所有控制脊髓运动神经元的下行通路称为锥体外系。锥体外系包括基底核、丘脑、脑干和小脑等处发出的下行纤维组成的网状脊髓束、顶盖脊髓束、红核脊髓束和前庭脊髓束等。这些皮层下核团又接受来自大脑皮层广泛区域的下行纤维以及锥体系的侧支的联系。锥体外系具有调节肌紧张、协调肌群运动的功能。

12-23　视频：大脑皮层对随意运动的支配

　　由于锥体系和锥体外系在皮层的起源上相互重叠,两者在脑内下行途中不断发生纤维联系,所以皮层到脑干之间各种病理过程产生的运动障碍,往往难以分清是因为锥体系的损伤还是锥体外系的损伤。临床上所谓的锥体束综合征或上运动神经元麻痹,实际上也是锥体系和锥体外系合并损伤的结果。近年来临床医学中已较少使用锥体系和锥体外系的概念。

第四节　神经系统对内脏活动的调节

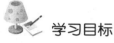 学习目标

　　1.掌握自主神经系统的主要功能及其意义,自主神经的外周递质及受体的分类、生理作用。

　　2.了解自主神经系统的结构功能特点,各级中枢对内脏活动的调节。

12-24　教学PPT

　　神经系统的内脏运动功能就是指其对心肌、平滑肌和腺体的调节。内脏运动一般不受意识支配,多数内脏信息传入也不引起主观感觉,调节内脏活动的神经系统称为自主神经系统。

一、自主神经系统对内脏活动的调节

　　自主神经包括支配内脏的传入神经和传出神经,但习惯上仅指传出神经,又称植物性神经。自主神经有交感和副交感两种纤维。

(一)自主神经系统的结构特征

　　中枢发出的内脏运动神经纤维称为节前神经纤维,需在自主神经节内更换神经元。自主神经节内的这个神经元发出的神经纤维称节后纤维。直接支配内脏器官的是自主神经的节后纤维,但也有例外,肾上腺髓质接受交感神经节前纤维的直接支配。一根交感节前纤维往往和多个节后神经元发生突触联系,而副交感神经则和较少的节后神经元发生联系。因此交感神经的效应比较弥散,而副交感神经的效应比较局限。

12-25　视频：自主神经系统的结构特征

　　自主神经节前神经元细胞体所在位置称自主神经的低级中枢。交感神经起自脊髓胸、腰段的灰质侧角,副交感神经起自脑干和脊髓骶段的副交感神经核。交感神经的支配比副交感神经更加广泛,大多数内脏器官接受交感和副交感神经的双重支配,但竖毛肌、汗腺、肾上腺髓质、大多数的血管平滑肌等接受交感神

12-26　视频：自主神经系统的主要功能

经的单一支配(图 12-19)。

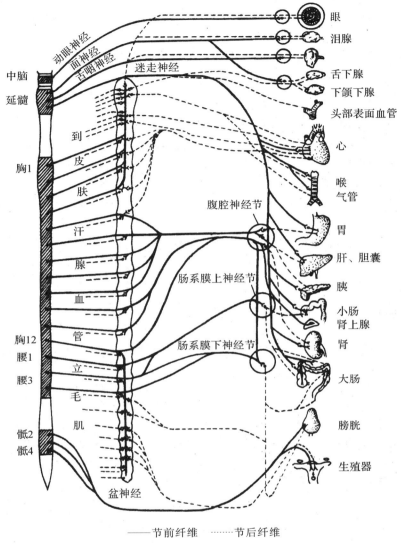

——节前纤维   ······节后纤维

图 12-19   自主神经系统分布

(二)自主神经系统的功能

1. 自主神经系统的主要功能   自主神经的主要功能见表 12-3。

2. 自主神经的功能活动特点

12-27   视频：
自主神经的功
能特点

(1)对同一效应器的双重支配   许多组织器官均接受交感神经和副交感神经的双重支配,两者的作用往往相互拮抗。例如,交感神经兴奋心肌而副交感神经抑制心肌,交感神经抑制消化活动而副交感神经促进消化活动等。但交感神经和副交感神经均促进唾液分泌,只是副交感神经引起的唾液分泌量多而稀薄。

(2)紧张性作用   自主神经纤维上经常有低频的神经冲动传出至效应器,称为紧张性作用。切断支配心脏的迷走神经,心率增加;切断心交感神经,则心率变慢。自主神经的紧张性源于中枢的紧张性活动。

表 12-3　自主神经系统的主要功能

	交感神经	副交感神经
循环系统	心率加快,心肌收缩力加强,腹腔内脏、皮肤血管显著收缩,骨骼肌血管收缩(肾上腺素能)或舒张(胆碱能)	心率减慢,心肌收缩力减弱,外生殖器血管等少数血管舒张
呼吸系统	支气管平滑肌舒张	支气管平滑肌收缩,促进呼吸道黏膜腺体分泌
消化系统	促使胃、肠、胆囊平滑肌舒张,括约肌收缩,促使唾液腺分泌黏稠的唾液	促进胃、肠、胆囊平滑肌收缩,促使括约肌舒张,促进唾液分泌稀薄唾液,促使胃液、胰液、胆汁分泌增多
泌尿生殖系统	促进膀胱逼尿肌舒张,尿道内括约肌收缩,抑制排尿,引起未孕子宫平滑肌舒张,已孕子宫平滑肌收缩	促进膀胱逼尿肌收缩,尿道内括约肌舒张,促进排尿
眼	促进虹膜辐射状肌收缩,瞳孔开大	促使虹膜环状肌收缩,瞳孔缩小,促进泪腺分泌
皮肤	汗腺分泌,竖毛肌收缩	
内分泌腺和新陈代谢	促进肾上腺髓质分泌激素,促进肝糖原分解	促进胰岛素分泌

(3)受效应器所处功能状态的影响　自主神经对效应器的作用与效应器本身的功能状态有关。如,刺激交感神经可使无孕子宫的运动抑制,而使有孕子宫的运动加强;胃幽门处于收缩状态时,刺激迷走神经可使其舒张,而原来处于舒张状态时,刺激迷走神经则使其收缩。

3.自主神经系统对整体生理功能调节的意义　交感神经系统的活动范围比较广泛,常涉及整个系统。在紧张、恐惧、剧烈运动、窒息、失血或寒冷等情况下,交感神经系统的紧张性增强,同时伴有肾上腺髓质的分泌增多。一般认为,交感-肾上腺髓质作为一个系统活动,能调动机体的各种潜能,以适应内外环境的急剧变化,这种反应称为应急反应。

当机体处于安静状态时,副交感神经系统的紧张性相对较高。副交感神经系统活动的意义主要为促进机体休整恢复、促进消化吸收、积蓄能量以及加强排泄和生殖功能等。

(三)自主神经的外周递质和受体

1.递质　自主神经的外周递质主要有乙酰胆碱和去甲肾上腺素。以乙酰胆碱作为递质的神经纤维,称为胆碱能纤维。交感神经和副交感神经的节前纤维、副交感神经的节后纤维、支配汗腺的交感神经节后纤维、支配骨骼肌血管的交感舒血管纤维和躯体运动神经纤维都是胆碱能纤维。以去甲肾上腺素作为递质的神经纤维,称为肾上腺素能纤维。大部分交感神经节后纤维属于肾上腺素能纤维。

12-28　视频:自主神经的外周递质和受体

2.受体

(1)胆碱能受体　以乙酰胆碱为配体的受体称为胆碱能受体,分为两种:毒蕈碱型受体(muscarinic receptor,M 受体)和烟碱型受体(nicotinic receptor,N 受体)。

①毒蕈碱型受体(M 受体):这类受体分布在副交感节后纤维、胆碱能交感节后纤维所支配的效应器细胞膜上。该受体被激动后,可产生胆碱能自主神经节后纤维兴奋的效应,称为毒蕈碱样作用(M 样作用)。M 样作用包括心脏活动抑制,支气管和胃肠平滑肌、膀胱逼尿肌、虹膜括约肌收缩,消化腺、汗腺分泌增加和骨骼肌血管舒张等。阿托品能阻断 M 受体,从而拮抗

M 样作用。

②烟碱型受体(N 受体):N 受体又分 N_1 和 N_2 亚型。N_1 受体存在于所有自主神经节神经元的膜上,N_1 受体被激动可兴奋自主神经节后神经元。N_2 受体存在于神经-肌肉接头的终板膜上,N_2 受体被激动后引起骨骼肌细胞兴奋。这些效应被称为烟碱样作用(N 样作用)。筒箭毒是 N 受体的阻断剂,六烃季胺是 N_1 受体的阻断剂,十烃季胺是 N_2 受体的阻断剂。

(2)肾上腺素能受体　能与肾上腺素和去甲肾上腺素结合的受体称为肾上腺素能受体,分为两类:α 受体和 β 受体。

①α 肾上腺素能受体(α 受体):肾上腺素、去甲肾上腺素与 α 受体结合产生的平滑肌效应主要是兴奋性的,如血管平滑肌收缩、子宫平滑肌收缩、虹膜辐射状肌收缩等;也有抑制性的,如小肠舒张。酚妥拉明为 α 受体的阻断剂,可阻断 α 受体的缩血管效应而降低血压。

②β 肾上腺素能受体(β 受体):可分为 β_1 和 β_2 等亚型。β_1 受体主要分布于心脏组织,如窦房结、房室传导系统、心肌等处,其兴奋使心率加快、心缩力加强。β_2 受体分布于支气管、胃、肠、子宫及许多血管平滑肌细胞上,刺激该受体使这些平滑肌舒张。普萘洛尔(心得安)是重要的 β 受体阻断剂。阿替洛尔阻断 β_1 受体的作用较强,丁氧胺对 β_2 受体阻断作用较强。

12-29　案例: 有机磷中毒

胆碱能受体、肾上腺素能受体的作用及阻断剂列于表 12-4 中。

临床上应根据病情选择恰当的受体拮抗剂,这样才能起到治疗作用。例如,心绞痛患者应用普萘洛尔可以降低心肌的代谢和活动,得到治疗效果。但普萘洛尔阻断 β 受体的作用很广泛,应用后可同时致支气管平滑肌收缩,对伴有呼吸系统疾病的患者,应采用阿替洛尔,以免发生支气管痉挛。

表 12-4　胆碱能受体、肾上腺素能受体的作用及阻断剂

受体		主要作用	阻断剂
胆碱能受体	M 受体	心脏活动抑制,支气管平滑肌、胃肠平滑肌、膀胱逼尿肌、虹膜括约肌收缩,消化腺以及汗腺分泌增加,骨骼肌血管舒张等	阿托品
	N 受体		筒箭毒
	N_1 受体	自主神经节的节后神经元兴奋	六烃季胺
	N_2 受体	骨骼肌终板膜兴奋	十烃季胺
肾上腺素能受体	α 受体	大多数血管平滑肌、子宫平滑肌、虹膜辐射状肌收缩,小肠平滑肌舒张	酚妥拉明
	β 受体		普萘洛尔
	β_1 受体	心肌兴奋	阿替洛尔
	β_2 受体	支气管、胃、肠、子宫及一些血管平滑肌舒张	丁氧胺

二、各级中枢对内脏活动的调节

(一)脊髓

脊髓是调节内脏活动的初级中枢。交感神经和部分副交感神经的低级中枢位于脊髓;同时,脊髓也可以完成一些简单的内脏运动反射,如发汗反射、血管张力反射、排尿反射、排便反射及勃起反射等。但在正常情况下,这些反射受高位中枢的调节。以上内容在脊休克及恢复部分已有介绍。

（二）低位脑干

部分副交感神经的低级中枢位于脑干的运动副核。延髓网状结构内存在许多与内脏活动功能有关的中枢，如心血管活动基本中枢、自主呼吸运动节律基本中枢、吞咽反射中枢和呕吐中枢等。延髓的心血管中枢和呼吸运动节律基本中枢被称为生命中枢。延髓受到压迫或损伤，可出现心跳、呼吸停止。脑桥中有呼吸运动调整中枢和角膜反射中枢，中脑有瞳孔对光反射中枢。吞咽反射、角膜反射和瞳孔对光反射在临床可用于判断脑干状态。

（三）下丘脑

下丘脑在内脏活动调节中起着十分重要的作用。

1.调节摄食行为　实验中，下丘脑外侧区被破坏的动物将拒食，而电刺激该区域则引起动物多食，因此认为该区域存在摄食中枢。破坏下丘脑腹内侧核，动物食量增大，而电刺激该区域，动物摄食减少，因此认为该区域存在饱中枢。

2.调节水平衡　水平衡的调节包括对摄水和排水的调节。动物摄食中枢的后方被破坏后，饮水明显减少，表明该部位存在饮水中枢。下丘脑前部存在渗透压感受器，能感受血浆晶体渗透压的变化，通过影响下丘脑分泌抗利尿激素来调节肾脏对水的排出。具体参见泌尿系统章节有关内容。

3.调节体温　下丘脑被认为是体温调节的基本中枢所在，在维持体温的相对稳定中起十分重要的作用。具体参见能量代谢与体温章节。

4.调节内分泌功能　下丘脑内有内分泌神经元可合成分泌调节性多肽，经垂体门脉运送至腺垂体，调节腺垂体激素的分泌。具体参见内分泌部分。

5.调节情绪反应　情绪是人类的一种心理现象，但伴随着情绪活动也会发生一系列生理变化，称为情绪生理反应。情绪生理反应在自主神经系统中常表现为交感神经系统活动的相对亢进。例如人在发怒时，可以出现心率加快、血压上升、胃肠运动抑制、脚掌出汗、汗毛竖立、瞳孔散大、血糖浓度上升和呼吸加深加快等现象。若人类患下丘脑疾病，常伴随异常情绪反应。

6.调节生物节律　生理活动按一定时间顺序发生周期性、节律性的变化，称为生物节律。周期小于一天的心动、呼吸等节律称为高频节律；体温波动、促肾上腺皮质激素分泌波动等日周期活动，称为中频节律；而月经周期现象等称为低频节律。生物节律是生物在长期的进化及适应过程中形成的，其中日节律是最重要的生物节律。据研究，日节律的控制中心可能在下丘脑的视交叉上核，外环境的昼夜光照变化可影响视交叉上核的活动，从而使体内日周期节律与外环境的昼夜节律同步。女性月经周期是一种月节律，其形成也与下丘脑关系密切，具体参见内分泌章节。

（四）大脑皮层

与内脏活动关系密切的大脑皮层主要在边缘叶，另外，新皮层的一些区域也参与对内脏活动的调节。

第五节　脑的高级功能

12-30　教学PPT

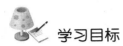

学习目标

1. 熟悉不同睡眠时相的特点及其意义。
2. 了解条件反射的建立与消退及其意义，第一、第二信号系统及意义，大脑皮层的语言中枢，脑电图的主要波形及其意义。

学习、记忆、语言、思维和意识等的形成称为脑的高级功能，这些高级功能往往和大脑新皮层有关。

一、条件反射

（一）经典条件反射

12-31　视频：
经典条件反射

条件反射学说由俄国生理学家巴甫洛夫提出。进食引起狗唾液分泌，这是一个本能的反射。进食是引起反射的刺激，称为非条件刺激。而铃声刺激不会引起狗唾液分泌，称为无关刺激。但若每次喂食前先给予铃声刺激，经过一段时间，只有铃声而并不喂食，狗的唾液分泌也会增加。此时的铃声刺激称为条件刺激，由条件刺激引起的反射则称为条件反射。形成条件反射的条件是无关刺激与非条件刺激在时间上反复结合，这个过程称为强化。

条件反射与非条件反射有着本质的区别。条件反射是后天建立的、通过学习形成的，而非条件反射是先天建立的、与生俱来的；条件反射可建立、可消退，还可分化和泛化，而非条件反射比较稳定；条件反射可以不断建立，理论上是无限的，非条件反射的数量虽多却是有限的。条件反射可依据各种不同的环境变化而建立，可以理解为是人类或动物通过学习对先天能力的扩增，可以使人类或动物的活动具有更强的预见性和更广泛的适应性。

（二）信号系统

条件反射由信号刺激引起，大脑皮质对信号起反应的功能系统则称为信号系统。信号通常分为两类：一类为第一信号，指光、声等现实具体的信号，这些信号本身的某些理化性质可作为刺激，建立条件反射；另一类为第二信号，指语言、文字等抽象信号。人类和动物都具有第一信号系统，而第二信号系统为人类独有，这是人类大脑皮层功能区别于动物的主要特征。以第二信号建立条件反射可以进一步提高人类的适应能力。

二、大脑皮层的语言中枢和大脑皮层的一侧优势

（一）大脑皮层的语言中枢

听、说、读、写四种语言技能分别在大脑皮层有着不同的代表区。临床发现，大脑皮层不同区域的损伤，可引起不同的语言功能障碍。中央前回底部前方的 Broca 三角区受损时，患者可看懂文字，也能听懂别人的谈话，却不会说话，称为运动性失语症；额中回后部接近

中央前回手部代表区的部位损伤时，出现失写症，患者可听懂别人说话，看懂文字，也会说话，手的功能正常却不会写字；颞上回后部损伤时，患者能讲话、书写、看懂文字，听力正常却听不懂别人说话，称感觉性失语症；角回受损时，出现失读症，患者视觉正常，但看不懂文字的含义（图 12-20）。由此可见，完整的语言功能与大脑皮层多个区域的活动有关。

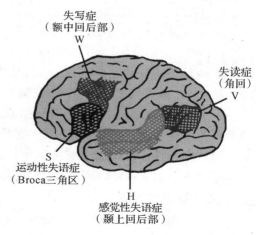

图 12-20　人类大脑皮层语言功能的区域

（二）大脑皮层功能的一侧优势

与语言有关的中枢主要集中在一侧大脑皮层。惯用右手者，其优势半球在左侧，大脑左半球相关区域受损时，会出现上述各种语言功能障碍，而右半球的损伤对语言功能影响较小。大脑皮层语言功能的一侧优势的形成有遗传因素，但与习惯使用右手关系十分密切。这种一侧优势一般在 10 至 12 岁时就逐步建立。

大脑皮层语言中枢的一侧优势现象说明，人类两侧大脑半球的功能是不对称的。左侧半球在语言功能上占优势，而右侧半球则在非语言性的认识功能上占优势，如空间辨认、深度知觉和触觉认识、音乐欣赏等。但这种优势也是相对的，左半球也有一定的非语言性认识功能，而右半球也有简单的语词功能。

三、脑电活动与觉醒睡眠

（一）人的脑电活动

将电极置于头皮的一定部位，用仪器可记录到一些有规律的电位变化图形，称为脑电图。将电极直接置于大脑皮层表面，记录到的图形则称为皮层电图。脑电图和皮层电图均是大脑皮层神经细胞的生物电活动的综合体现。

在没有特殊外界刺激的情况下，大脑皮层自发产生的节律性电位变化，称为自发脑电活动，记录得出的脑电图称自发脑电图。当外加某种刺激时，在皮层特定区域可记录到与刺激相关的脑电变化，称为皮层诱发电位。

根据频率与振幅，人类正常的自发脑电图可分为 α、β、θ、δ 四种基本波形（图 12-21）。

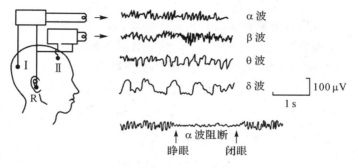

图 12-21　正常人脑电图的几种基本波形

1.α波　频率为每秒8～13次,波幅为20～100μV。睁开眼睛或受到其他刺激时,α波立即消失而出现β波,这一现象称为α波阻断。α波主要在成人安静、清醒且闭眼时出现。

2.β波　频率最快,为每秒14～30次;波幅最小,为5～20μV。当受试者睁眼视物或受到其他刺激时,出现β波。一般认为β波反映大脑皮层处于紧张活动状态。

3.θ波　频率为每秒4～7次,波幅为100～150μV,成人一般在困倦时出现此波。

4.δ波　频率最慢,为每秒0.5～3次;波幅最大,为20～200μV。成人极度疲劳、睡眠和大脑器质性病变等时可记录到此波。在婴儿期常可见到此波。

低频率、高振幅的脑电波称为同步化脑电波,一般认为表示大脑皮层处于抑制状态;当脑电波转化为低振幅、高频率时,称为去同步化,表示大脑皮层兴奋的增强。

(二)觉醒与睡眠

人的觉醒和睡眠两种生理活动状态交替出现。在觉醒状态下,人能进行学习、工作、劳动和其他活动;而睡眠状态时,人体的精力和体力可以得到恢复。

1.觉醒状态　觉醒状态可分为脑电觉醒和行为觉醒两种状态。处于行为觉醒状态时,人或动物表现出觉醒时的各种行为。脑电觉醒状态时,人或动物的脑电图呈去同步化快波,但不表现出觉醒行为。中脑黑质多巴胺递质系统可能参与维持行为觉醒状态,蓝斑上部的去甲肾上腺素递质系统被认为可能与维持脑电觉醒有关。脑干网状结构上行激动系统(乙酰胆碱递质系统)对上述作用起调制作用。

12-32　视频:
睡眠

2.睡眠状态　通过对睡眠过程的观察发现,睡眠由慢波睡眠和快波睡眠两种不同的时相组成。

(1)慢波睡眠　在慢波睡眠时相,脑电图主要为同步化的慢波。其主要生理表现为:嗅、视、听、触等感觉功能暂时减退;骨骼肌反射活动和肌紧张减退;血压下降、心率减慢、呼吸变慢、体温下降、代谢率降低、瞳孔缩小、尿量减少、唾液分泌减少和发汗功能增强等。此时相中生长素分泌明显增多。一般认为慢波睡眠有利于体力的恢复和促进生长。

(2)快波睡眠　在快波睡眠期间,脑电图呈现去同步化的快波。在此时相内,人的感觉功能进一步减退,以至于较难唤醒;骨骼肌反射活动和肌紧张进一步减弱,肌肉几乎完全松弛。此外还可有阵发性表现,如眼球快速运动、肢体抽动、血压升高、心率加快、呼吸加深而不规则等,这可能成为某些疾病发作的诱因,如心绞痛、哮喘、脑出血的发作常在快波睡眠时相出现。一般认为,快波睡眠有利于促进精力的恢复,也可能有助于建立新的突触联系、促进学习记忆活动。

在完整的睡眠过程中,以上两种睡眠时相交替出现。成人睡眠开始于慢波睡眠,持续80～120min,其后转入快波睡眠,持续约20～30min,然后又转入慢波睡眠。如此交替反复4～5次即完成睡眠过程。两种时相的睡眠均可以直接转为觉醒状态。

 习题

一、名词解释

1.神经递质　2.受体　3.牵涉痛　4.运动单位　5.骨骼肌牵张反射

6.脊休克　7.去大脑僵直

二、问答题

1.试比较特异性感觉投射系统和非特异性感觉投射系统的特征和功能。

2.骨骼肌牵张反射有哪两种类型？各有何生理或临床意义？

3.简述脊休克的主要表现和特点。

4.乙酰胆碱受体可分为哪几种类型？各有何主要生理作用？

5.肾上腺素受体可分为哪几种类型？各有何主要生理作用？

12-33　习题
答案

（李伟东）

第十三章

内分泌系统

　　内分泌是指细胞分泌的物质(即激素)不经导管排出而直接进入血液或其他体液的过程。内分泌系统由内分泌腺和散在分布于各器官组织中的内分泌细胞所组成。人体主要的内分泌腺有垂体、甲状腺、甲状旁腺、肾上腺、胰岛、性腺等。散布于组织器官中的内分泌细胞分布极为广泛,如胃肠道黏膜、下丘脑、心血管、肺、肾、胎盘等。内分泌系统与神经系统密切联系,相互配合,共同调节机体的各种功能活动,维持内环境相对稳定。

第一节　概　述

13-1　教学 PPT

 学习目标

1. 掌握激素的概念。
2. 熟悉激素的一般生理特性。
3. 了解激素的分类及作用机制。

　　由内分泌腺或散在的内分泌细胞所分泌的高效能的生物活性物质称为激素,它以体液为媒介,在细胞之间传递调节信息。人体内主要激素的来源和化学性质见表 13-1。

表 13-1　激素的来源和化学性质

腺体/组织	激素中文名称	激素英文名称(缩写)	化学性质
下丘脑	促甲状腺激素释放激素	thyrotropin-releasing hormone(TRH)	肽类
	促肾上腺皮质激素释放激素	corticotropin-releasing hormone(CRH)	肽类
	促性腺激素释放激素	gonadotropin-releasing hormone(GnRH)	肽类
	生长激素释放激素	growth hormone-releasing hormone(GHRH)	肽类
	生长激素抑制激素	growth hormone-inhibting hormone(GHIH)	肽类
	催乳素释放因子	prolactin-releasing factor(PRF)	肽类
	催乳素抑制因子	prolactin-inhibting factor(PIF)	肽类/胺类
	促黑激素释放因子	melanophore-stimulating hormone releasing factor(MRF)	肽类
	促黑激素释放抑制因子	melanophore-stimulating hormone release-inhibiting factor(MRIF)	肽类

续表

腺体/组织	激素中文名称	激素英文名称(缩写)	化学性质
神经垂体	抗利尿激素/血管升压素	antidiuretic hormone(ADH)/vasopressin(VP)	肽类
	缩宫素	oxytocin(OT)	肽类
腺垂体	生长激素	growth hormone(GH)	肽类
	催乳素	prolactin(PRL)	肽类
	促黑激素	melanophore-stimulating hormone(MSH)	肽类
	促甲状腺激素	thyrotropin(TSH)	蛋白质类
	促肾上腺皮质激素	adrenocorticotropic hormone(ACTH)	肽类
	卵泡刺激素	follicle stimulating hormone(FSH)	蛋白质类
	黄体生成素	luteinizing hormone(LH)	蛋白质类
甲状腺	甲状腺素	thyroxine(T_4)	胺类
	三碘甲腺原氨酸	3,5,3'-triiodothyronine(T_3)	胺类
	降钙素	calcitonin(CT)	肽类
甲状旁腺	甲状旁腺激素	parathyroid hormone(PTH)	肽类
胰岛	胰岛素	insulin	蛋白质类
	胰高血糖素	glucagon	肽类
肾上腺皮质	皮质醇	cortisol	类固醇类
	醛固酮	aldosterone(Ald)	类固醇类
肾上腺髓质	肾上腺素	adrenaline(Ad)/epinephrine(E)	胺类
	去甲肾上腺素	noradrenaline(NA)/norepinephrine(NE)	胺类
睾丸	睾酮	testosterone(T)	类固醇类
	抑制素	inhibin	蛋白质类
卵巢	雌二醇	estradiol(E_2)	类固醇类
	孕酮	progesterone(P)	类固醇类
胎盘	绒毛膜生长激素	chorionic somatomammotropin(CS)	肽类
	绒毛膜促性腺激素	chorionic gonadotropin(CG)	肽类
心	心房钠尿肽	atrial natriuretic peptide(ANP)	肽类

一、激素的分类

(一)含氮类激素

1.蛋白质激素　如胰岛素、腺垂体分泌的多种激素。

2.肽类激素　如下丘脑调节性多肽、神经垂体释放的激素、降钙素和胃肠道激素等。

3.胺类激素　如去甲肾上腺素、甲肾上腺素、甲状腺激素等。

通常含氮类激素易被胃肠道消化酶分解而破坏,不宜口服,一般须注射。

(二)类固醇激素

类固醇激素是由肾上腺皮质和性腺分泌的激素,如皮质醇、醛固酮、雌激素、孕激素以及雄激素等,这类激素可以口服。

此外,$1,25\text{-}(OH)_2\text{-}D_3$ 属于固醇类激素,前列腺素则属于脂肪酸衍生物。

二、激素作用的一般特性

虽然激素种类很多,其化学结构也各不相同,但它们的作用具有某些共同特征。

(一)特异性

激素具有选择性地作用于某些组织细胞的特性,称为激素作用的特异性。激素作用的细胞、组织和器官分别称靶细胞、靶组织、靶器官。靶细胞能识别特异的激素信号,是因为靶细胞膜或细胞内(胞质或胞核内)存在能与该激素特异性结合的受体。

(二)高效性

激素在血液中的含量极微,一般在 $10^{-12}\sim10^{-9}\,mol/L$ 数量级,但其作用却十分显著。激素作用于受体后,在细胞内发生一系列生物放大作用。例如 $0.1\mu g$ CRH 可促进腺垂体释放 $1\mu g$ ACTH,再引起肾上腺皮质分泌 $40\mu g$ 糖皮质激素,效应放大了 400 倍。

(三)信使作用

内分泌细胞对靶细胞的调节信息以激素分子的形式进行,激素分子作用于靶细胞的受体,使靶细胞产生传递激素信息的物质,在这信息传递过程中,激素分子起着第一信使的作用,细胞内的特殊物质起着第二信使的作用。

(四)激素间的相互作用

内分泌系统可看作是一个整合系统,激素之间互相影响,表现为竞争作用、协同作用、拮抗作用和允许作用。

1.竞争作用　化学结构相似的激素可竞争同一受体位点,它取决于激素与受体的亲和力和激素的浓度。如孕酮与醛固酮受体亲和力很小,但当孕酮浓度升高时则可与醛固酮竞争同一受体而减弱醛固酮的生理作用。

2.协同作用　如胰高血糖素与糖皮质激素等,虽然作用于代谢的不同环节,但都可升高血糖。

3.拮抗作用　如甲状旁腺素和降钙素共同参与调节体内钙的稳态,甲状旁腺素可使血钙升高,降钙素可使血钙下降。

4.允许作用　有些激素对某一生理反应虽不起直接作用,但它为另一种激素起作用提供了条件,称为激素的允许作用。如糖皮质激素本身对心肌和血管平滑肌并没有收缩作用,但如果缺乏,去甲肾上腺素就难以发挥其缩血管作用。

三、激素的作用机制

激素对靶细胞的作用是通过其与相应的受体结合,触发靶细胞内一系列信号转导程序,改变靶细胞的功能活动实现的,从而引起相应的生物效应(图 13-1)。

(一)含氮类激素的作用机制——与细胞膜表面受体结合

膜受体是一类跨膜蛋白分子,主要有 G 蛋白耦联受体、酪氨酸激酶受体、鸟苷酸环化酶受

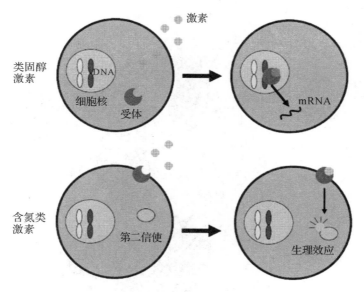

图 13-1　激素的作用机制

体等。第二信使学说认为,体内大多数含氮类激素通过与膜受体结合,激活 G 蛋白,后者再激活 G 蛋白效应器酶(如腺苷酸环化酶等),引起细胞内第二信使的生成量发生改变,进而使相应的蛋白激酶活性改变,产生一系列的生物效应(如抗利尿激素的抗利尿作用机制)。因此激素被称作第一信使。

(二)类固醇激素作用机制——与细胞内受体结合

基因表达学说认为,类固醇激素分子较小,且具有脂溶性,可进入靶细胞内,与胞质受体结合形成复合物,后者再进入细胞核,与核受体形成复合物。激素-核受体复合物能调节基因转录与表达,从而改变细胞活动,引起相应的生理效应。

第二节　下丘脑与垂体

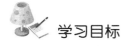 学习目标

1. 掌握生长激素的作用及分泌调节。
2. 熟悉缩宫素、催乳素的生理作用及分泌调节。
3. 了解下丘脑与垂体的联系,下丘脑调节肽,促黑激素。

13-2　教学 PPT

下丘脑与垂体在形态与功能上密切联系,构成了下丘脑-垂体功能单位,包括下丘脑-神经垂体系统和下丘脑-腺垂体系统(图 13-2)。下丘脑的一些神经元兼有神经元和内分泌细胞的功能,可将从大脑或中枢神经系统其他部位传来的神经信息转变为激素信息,把神经调节与体液调节紧密联系起来。

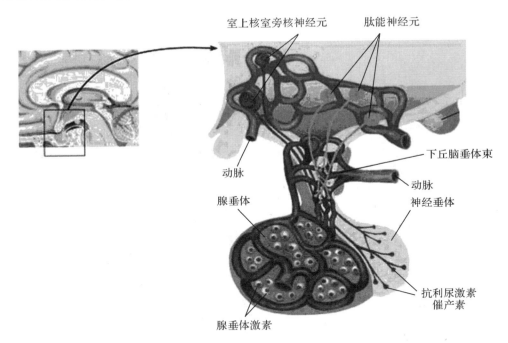

图 13-2　下丘脑与垂体功能联系

13-3　图片：
下丘脑与垂
体

一、下丘脑-神经垂体系统

下丘脑室旁核和视上核有神经纤维下行延伸至神经垂体,形成下丘脑-垂体束。神经垂体释放的激素在下丘脑视上核、室旁核合成,通过下丘脑-垂体束的运输,储存于神经垂体并释放。

(一)缩宫素

1.生理作用　缩宫素具有促进乳汁排出和刺激子宫收缩的作用,以前者为主。

(1)对乳腺的作用　缩宫素可使乳腺周围肌上皮细胞收缩,使具有泌乳功能的乳腺排乳,还有维持哺乳期乳腺,使其不致萎缩的作用。

(2)对子宫的作用　对非孕子宫作用较弱,但对妊娠子宫作用较强,使子宫平滑肌强烈收缩,有助于分娩。

2.分泌调节

(1)射乳反射　吸吮乳头可反射性引起缩宫素的分泌和释放,导致乳汁排出,称射乳反射。射乳很容易建立条件反射,如母亲见到自己的婴儿、听到婴儿的哭声或抚摸婴儿等,都可引起射乳。而焦虑、不安、烦恼、恐惧等因素可抑制排乳。

(2)催产反射　在临产或分娩时,子宫和阴道受到压迫和牵拉可反射性引起缩宫素的分泌与释放,使子宫收缩越来越强,起到催产的作用。缩宫素在临床上主要用于催产、引产和产后止血。因此,缩宫素又称为催产素。

(二)抗利尿激素

生理浓度的抗利尿激素,作用于肾远曲小管和集合管上皮细胞膜的 V_2 受体,促进这些部位对水的重吸收,使尿量减少,发挥抗利尿作用。在大失血等情况下,血中抗利尿激素浓度明显升高,其除具有抗利尿作用外,还作用于血管平滑肌细胞膜的 V_1 受体,表现出缩血管作用,对升高血压有一定的意义,故又称血管升压素。抗利尿激素的分泌调节见第八章。

二、下丘脑-腺垂体系统

下丘脑基底部存在一个"促垂体区",该区神经元能合成肽类激素,通过垂体门脉系统运送至腺垂体,调节腺垂体的内分泌活动,这些肽类激素称为下丘脑调节肽。目前研究较为深入的有 9 种下丘脑调节肽,分别从促进或抑制两方面调节腺垂体的活动(表 13-1)。

腺垂体是人体最重要的内分泌腺,能合成和分泌 7 种激素(表 13-1)。其中促甲状腺激素(TSH)、促肾上腺皮质激素(ACTH)、卵泡刺激素(FSH)和黄体生成素(LH)均有各自的靶腺。下面首先介绍生长激素(GH)、催乳素(PRL)和促黑激素(MSH)的生理作用与分泌调节。

(一)生长激素(GH)

GH 是腺垂体含量较多的激素,人 GH 由 191 个氨基酸残基组成。近年来利用 DNA 重组技术可以大量生产人 GH,以供临床应用。

13-4 视频:
生长激素

1. 生长激素的生理作用

(1)促进生长 GH 对机体的骨骼、肌肉和内脏器官等有明显的促进生长作用,但对脑组织的生长发育没有影响。人幼年期若 GH 分泌不足,将出现生长停滞,身材矮小,称侏儒症;若幼年期 GH 分泌过多可引起巨人症(图 13-3)。若在成年后 GH 分泌过多,此时由于骨骺已钙化,只能使软骨成分较多的手足、肢端短骨、面骨及其软组织异常生长,表现为手足粗大、鼻大唇厚,内脏器官也可出现肥大,称肢端肥大症(图 13-4)。

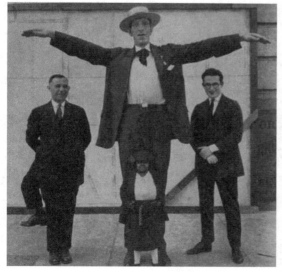

图 13-3 侏儒症与巨人症

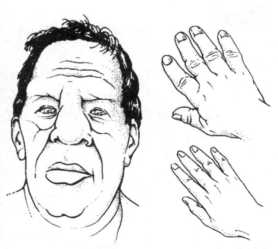

图 13-4 肢端肥大症

(2)调节代谢 GH 可促进氨基酸进入细胞,加速 DNA 和 RNA 合成,从而促进蛋白质合成。生理剂量的 GH 可加强糖的利用,但过量 GH 可抑制组织摄取和利用葡萄糖,使血糖升高。因此若 GH 分泌过多,则可引起垂体性糖尿。GH 还可促进脂肪的分解,使机体的能量来源由糖向脂肪转移,有助于促进生长发育和组织修复。

2．生长激素分泌的调节

（1）下丘脑的调节　GH 分泌受下丘脑生长激素释放激素和生长激素抑制激素的双重调节，前者促进 GH 的分泌，后者则抑制 GH 分泌。

（2）睡眠的影响　人进入慢波睡眠后，GH 分泌增加，入睡后 1h 左右 GH 浓度达到高峰。转入快波睡眠后，GH 分泌又减少。

（3）代谢因素的影响　在能量供应缺乏或消耗增加时（如低血糖、饥饿、运动等），GH 分泌增加，其中以低血糖最为显著。反之，血糖升高则抑制 GH 分泌。

此外，甲状腺激素、雌激素和睾酮及应激性刺激都可促进 GH 分泌。在青春期，血中雌激素或睾酮浓度增高，可使 GH 分泌明显增加而引起青春期快速生长。

（二）催乳素（PRL）

1．催乳素的生理作用　尽管 PRL 以催乳作用被发现和命名，但其实它的作用十分广泛。

（1）调节乳腺活动　PRL 可促进乳腺发育，引起并维持泌乳。妊娠期间，PRL 并不刺激乳腺泌乳，这是由于妊娠期雌激素和孕激素浓度很高，与 PRL 竞争受体而抑制其作用。分娩后，血中雌激素和孕激素明显降低，PRL 才能与乳腺细胞的受体结合，发挥始动和维持泌乳作用。

（2）调节性腺功能　小剂量 PRL 能促进排卵和黄体生长，并刺激雌激素、孕激素分泌，但大剂量则有抑制作用。在男性中，PRL 可促进前列腺和精囊腺的生长，并促进睾丸间质细胞的发育，促进雄性性成熟。

（3）参与应激反应　在应激状态下，血中 PRL 浓度升高，往往与 ACTH 和 GH 的浓度同时升高，是应激反应中腺垂体分泌的重要激素之一。

此外，PRL 还可作用于 B 细胞和 T 细胞等免疫细胞，具有免疫调节等功能。

13-5　知识
拓展：高催
乳素血症

2．催乳素分泌的调节　PRL 的分泌受下丘脑催乳素释放因子与催乳素释放抑制因子的双重控制。前者促进分泌，后者则抑制分泌，平时以抑制效应为主。

（三）促黑激素（MSH）

1．促黑激素的生理作用　MSH 作用的靶细胞为黑素细胞。人体黑素细胞主要分布于三处：皮肤与毛发，眼虹膜和视网膜的色素层，软脑膜。MSH 的主要作用是使黑素细胞合成黑色素增加，皮肤与毛发等的颜色加深。

2．促黑激素分泌的调节　MSH 的分泌受下丘脑促黑激素释放因子和促黑激素释放抑制因子的双重调节，前者促进其分泌，后者抑制其分泌。

第三节　甲状腺

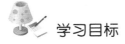 学习目标

1．掌握甲状腺激素的作用及其分泌调节。

2．了解甲状腺激素的代谢。

13-6　教学
PPT

甲状腺是人体内最大的内分泌腺。甲状腺内含有许多圆形或椭圆形的滤

泡,滤泡由单层的上皮细胞围成。甲状腺滤泡上皮细胞是甲状腺激素合成与释放的部位,滤泡腔是激素的储存库。在甲状腺组织中,还有滤泡旁细胞,可分泌降钙素。

一、甲状腺激素的代谢

甲状腺分泌的甲状腺激素主要有两种:一种是四碘甲腺原氨酸(T_4),约占分泌总量的93%;另一种是三碘甲腺原氨酸(T_3),占分泌总量的7%。但T_3的活性较T_4强5倍左右,是甲状腺激素发挥生理作用的主要形式。

13-7　图片:
甲状腺

(一)甲状腺激素的合成

甲状腺激素合成的主要原料是碘和酪氨酸。甲状腺激素的合成包括以下三个环节(图13-5)。

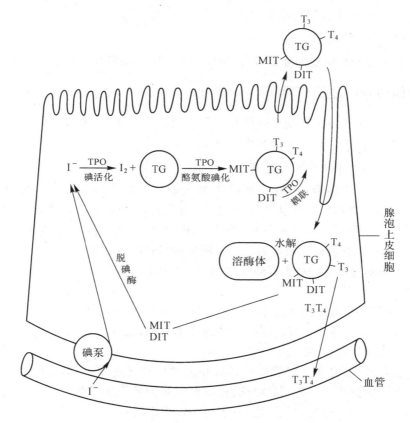

TPO:过氧化酶;TG:甲状腺球蛋白;MIT:一碘酪氨酸残基;

DIT:二碘酪氨酸残基;T_3:三碘甲腺原氨酸;T_4:四碘甲腺原氨酸

图13-5　甲状腺激素合成、储存和分泌

1.聚碘　由肠道吸收的碘,以I^-的形式存在于血液中,通过继发性主动转运进入甲状腺滤泡上皮细胞。人每天从食物中摄取的无机碘,约有1/3被甲状腺摄取。甲状腺的强大聚碘能力已成为临床上应用放射性碘(^{131}I)来测定甲状腺功能的依据。

2.碘化　I^-被摄入滤泡上皮细胞后,迅速被过氧化酶催化成为活化的碘(I_2或I)。同样在过氧化酶的催化下,活化碘可取代甲状腺球蛋白的酪氨酸残基上的H,生成一碘酪氨酸残基(MIT)和二碘酪氨酸残基(DIT),完成碘化过程。

3.耦联　在过氧化酶的催化下,甲状腺球蛋白分子内的 MIT 和 DIT 之间可发生耦联,两个 DIT 耦联生成 T_4,一个 MIT 与一个 DIT 耦联生成 T_3。

由此可见,甲状腺球蛋白是合成甲状腺激素的载体,过氧化酶缺乏、甲状腺球蛋白异常等均能影响甲状腺激素合成。硫脲类药物能抑制过氧化酶的活性,阻断 T_4、T_3 合成,可用于治疗甲状腺功能亢进。

(二)甲状腺激素的运输

合成的 T_4 和 T_3 以甲状腺球蛋白的形式储存于滤泡腔内,其储存量很大,可供人体利用 $2\sim3$ 个月。在适宜刺激下,甲状腺上皮细胞将 T_3、T_4 由腺泡释放入血液,99% 的 T_3、T_4 以与血浆蛋白结合形成而存在,1% 以游离形式(主要为 T_3)存在,游离型和结合型甲状腺激素之间可互相转换。但只有游离型甲状腺激素才能进入组织细胞,发挥生理效应。临床上可通过测定血液中 T_3、T_4 含量来了解甲状腺的功能。

(三)甲状腺激素的降解

脱碘是甲状腺激素最主要的降解方式,主要在肝、肾、骨骼肌等部位进行降解。

二、甲状腺激素的生理作用

13-8　视频:甲状腺激素的生理作用

甲状腺激素的生理作用十分广泛,几乎对所有细胞均有影响,其主要作用是促进人体新陈代谢和生长发育。

(一)调节新陈代谢

1.增强能量代谢　甲状腺激素能提高绝大多数组织细胞的能量代谢水平,增加组织的耗氧量和产热量。研究表明,甲状腺激素使 Na^+-K^+-ATP 酶活性明显升高,消耗 ATP,增加产热,同时也能促进线粒体的生物氧化过程。故甲状腺功能亢进的患者产热增多,怕热多汗,基础代谢率较正常人高 50%～80%;反之,甲状腺功能减退的患者产热减少、怕冷,基础代谢率较正常人低 30%～45%。

2.调节物质代谢

(1)糖代谢　甲状腺激素能加速小肠对葡萄糖的吸收,并促进糖原分解和糖异生作用,使血糖升高。同时,甲状腺激素也促进组织对糖的分解利用,也有降血糖作用。因此,甲亢患者的餐后血糖常升高,但随后又能很快降低。

(2)脂类代谢　甲状腺激素对脂肪的合成和分解均有促进作用,但总效果是分解大于合成。甲状腺激素对胆固醇代谢有明显作用,可使血中胆固醇水平降低。这可能是甲亢患者很少伴发动脉粥样硬化与冠心病的原因之一;甲减患者则相反。

(3)蛋白质代谢　生理浓度的甲状腺激素可促进蛋白质合成,有利于人体的生长发育。但若剂量过大则促使蛋白质分解,表现为负氮平衡。甲亢患者骨骼肌中的蛋白质分解加速,导致肌肉收缩无力;而甲状腺功能减退的患者,蛋白质合成障碍,组织间粘蛋白沉积,引起黏液性水肿。

(二)促进生长发育

甲状腺激素是促进人体生长发育必不可少的因素,尤其对婴儿脑和长骨的生长发育影响极大。先天性甲状腺功能不足的患者,不仅身材矮小,而且脑发育明显障碍,智力低下,称呆小症(克汀病)。在出生后最初的 4 个月内,甲状腺激素对生长发育的影响最为明显。故治疗呆小症必须抓住时机,应在出生后 3 个月内补充甲状腺激素。

此外,甲状腺激素还对垂体生长激素有允许作用。若缺乏甲状腺激素,生长激素就不能很好地发挥作用。

(三)影响器官系统的功能

1. 对神经系统的影响 甲状腺激素对发育成熟的中枢神经系统具有兴奋作用。因此,甲状腺功能亢进时,常表现为烦躁不安、多言多动、喜怒无常、失眠多梦等症状;相反,甲状腺功能减退则有言行迟钝、记忆减退、淡漠无情、少动思睡等表现。

2. 对心血管系统的影响 甲状腺激素可使心率加快、心肌收缩力增强,使心输出量增大。故甲亢患者会出现心动过速、心肌肥大甚至心力衰竭。研究表明,甲状腺激素增强心脏活动与促进心肌细胞的肌质网释放 Ca^{2+} 有关。甲状腺激素增加组织的耗氧量,使代谢产物增多,可引起外周小血管舒张,导致外周阻力降低,但同时心输出量增加,故收缩压升高、舒张压降低,脉压增大。

3. 对消化系统的影响 甲状腺激素能促进消化道的运动和消化腺的分泌,增加食欲,促进排便。因此,甲亢患者食欲亢进,胃肠运动加速,引起吸收减少,排便次数增加;而甲减患者则食欲减退,胃肠运动减弱,可出现腹胀和便秘。

13-9 视频:
甲状腺激素
分泌的调节

此外,甲状腺激素对其他器官系统也有不同程度的影响,例如,对呼吸系统有增加呼吸频率和呼吸深度的作用,对泌尿系统有增加肾小球滤过率的作用,对生殖系统有维持正常性欲和性腺功能的作用。

三、甲状腺激素分泌的调节

甲状腺功能活动主要受下丘脑-腺垂体-甲状腺轴的调节,以维持血液中甲状腺激素水平的相对稳定和甲状腺的正常生长。此外,甲状腺还可进行一定程度的自身调节和神经调节,以适应机体的需求(图 13-6)。

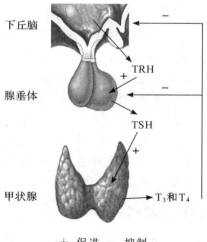

＋:促进;—:抑制

图 13-6 甲状腺激素分泌调节

（一）下丘脑-腺垂体-甲状腺轴的调节

下丘脑分泌的 TRH 经垂体门脉系统运至腺垂体,可促进 TSH 合成和释放。TSH 能促进甲状腺激素的合成、释放,同时还刺激甲状腺腺体的增生。血液中甲状腺激素浓度升高时,可反馈抑制腺垂体合成与分泌 TSH,甲状腺激素的合成、释放也随之减少;反之则增多。这种负反馈调节是维持体内甲状腺激素水平相对稳定的重要机制。

当饮食缺碘造成甲状腺激素合成减少时,甲状腺激素对腺垂体的负反馈作用减弱,TSH 的分泌量增多,从而刺激甲状腺细胞增生,引起甲状腺肿大,临床上称为单纯性甲状腺肿。

（二）自身调节

甲状腺能根据血碘水平,调整自身对碘的摄取、利用以及甲状腺激素的合成与释放,这种调节完全不受 TSH 影响,故称自身调节。

13-10　知识拓展:毒性弥漫性甲状腺肿

当血碘在一定范围内增加时,甲状腺激素合成增加,但超过一定限度后,甲状腺激素的合成速度反而明显下降,即大量摄入碘可暂时抑制甲状腺激素的释放。过量碘产生的抗甲状腺聚碘的效应,称为"碘阻滞效应"。这是甲状腺的一种保护性反应,可防止大量摄入碘产生毒性作用。利用此效应,临床上常用大剂量碘处理甲状腺危象和进行手术前准备。但若较长时间持续摄入过量的碘,甲状腺激素合成反而又重新增加。

（三）自主神经对甲状腺活动的调节

甲状腺受自主神经的支配。若刺激支配甲状腺的交感神经,可使甲状腺激素的合成、分泌增加;相反,若刺激副交感神经,则甲状腺激素的合成、分泌减少。

第四节　肾上腺

13-11　教学 PPT

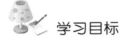

学习目标

1. 掌握糖皮质激素的作用及其分泌调节。
2. 熟悉肾上腺髓质激素的作用及分泌调节。
3. 了解肾上腺皮质激素的种类。

肾上腺位于肾脏的上方,分为皮质和髓质两部分。肾上腺皮质分泌类固醇类激素,作用广泛,是基本生命活动所必需的激素;肾上腺髓质分泌儿茶酚胺类激素,与交感神经构成功能系统,在机体应急反应中发挥重要作用。

一、肾上腺皮质激素

13-12　图片:肾上腺皮质

肾上腺皮质由外向内分别由球状带、束状带和网状带组成。球状带分泌盐皮质激素,以醛固酮为代表;束状带分泌糖皮质激素,主要为皮质醇;网状带分泌性激素,主要是脱氢异雄酮和雄烯二酮。

（一）糖皮质激素的生理作用

1.调节物质代谢

（1）糖代谢　糖皮质激素能促进糖异生，增加肝糖原的储备，抑制外周组织对糖的利用，从而使血糖升高。因此糖皮质激素分泌过多或大量应用糖皮质激素的患者，可出现血糖水平升高，甚至出现糖尿，称为类固醇性糖尿。

（2）蛋白质代谢　糖皮质激素对肝外组织（特别是肌肉组织）的蛋白质有促进分解、抑制合成的作用，同时能加速氨基酸转移至肝而生成肝糖原。肾上腺皮质功能亢进时，可出现肌肉消瘦、骨质疏松、皮肤变薄，以致可见皮下血管分布而呈现紫纹，伤口亦可因大量使用糖皮质激素而不易愈合。

13-13　视频：糖皮质激素的生理作用

（3）脂肪代谢　糖皮质激素促进脂肪分解和脂肪酸在肝内的氧化，有利于糖异生。但糖皮质激素引起的高血糖可引起胰岛素分泌增加而促进脂肪合成。不同部位的脂肪组织对激素的敏感性不同，四肢对糖皮质激素的敏感性较高，而面部、肩颈、躯干部位却对胰岛素的敏感性较高。因此，肾上腺皮质功能亢进或大剂量应用糖皮质激素的患者，可出现库欣综合征，体内脂肪重新分布，呈现"满月脸""水牛背"而四肢消瘦的向心性肥胖。

（4）水盐代谢　皮质醇有较弱的醛固酮样作用，即保钠排钾作用。因此，当肾上腺皮质功能亢进或大量应用糖皮质激素时，患者可出现血容量增加、血压升高。此外，糖皮质激素还能降低肾小球入球小动脉的血流阻力，增加肾血浆流量，并抑制抗利尿激素分泌，从而有利于水的排出。当肾上腺皮质功能减退时，水排出障碍，严重时可发生水中毒。

2.对各组织器官的作用

（1）血细胞　糖皮质激素能刺激骨髓造血，使红细胞和血小板的数量增多；促使中性粒细胞进入血液循环，增加外周血中性粒细胞的数量；抑制淋巴细胞的分裂，使淋巴细胞数量减少；还可使血中嗜酸性粒细胞的数量减少。

（2）心血管系统　糖皮质激素通过激素的允许作用，可提高血管平滑肌对儿茶酚胺的敏感性，具有升高血压的作用。另外，它可降低毛细血管壁的通透性，减少血浆滤出，有利于维持血容量。

（3）消化系统　糖皮质激素能促进胃酸和胃蛋白酶原的分泌，因而有加剧和诱发消化性溃疡的可能。因此，溃疡病患者应慎用糖皮质激素。

（4）神经系统　糖皮质激素有提高中枢神经系统兴奋性的作用。大剂量使用糖皮质激素或长时间的应激刺激，可引起思维不集中、烦躁不安和失眠等。

3.参与应激反应　当机体受到较为严重的有害刺激，如严重感染、创伤、中毒、大出血、剧痛、缺氧、严寒、饥饿及精神紧张和焦虑不安等时，下丘脑-腺垂体-肾上腺皮质轴被激活，引起机体发生一系列非特异性的适应反应，称为应激反应。此时，血液中糖皮质激素大量增加，机体对有害刺激的耐受性与抵抗力大大增强。

糖皮质激素在应激反应中的作用可能与下述机制有关：升高血糖，保证重要器官对葡萄糖的需求；维持动脉血压的相对稳定，保证重要器官的血液供应；稳定细胞膜和溶酶体膜，发挥对细胞的保护作用；抑制炎症介质的产生，发挥强大的抗炎作用。

肾上腺皮质功能不全者，如艾迪生（Addison）病患者，应激能力下降，抗感染能力大为减弱，易出现血压降低，严重时可危及生命。

（二）糖皮质激素分泌的调节

糖皮质激素的分泌主要受下丘脑-腺垂体-肾上腺皮质轴的调节。下丘脑释放的 CRH 通过垂体门脉系统运送到腺垂体，促使垂体合成和分泌 ACTH，ACTH 可促进肾上腺皮质合成和释放糖皮质激素，同时也刺激肾上腺皮质的增生。如 ACTH 分泌持续减少，肾上腺皮质可发生萎缩。

在生理情况下，当血中糖皮质激素水平升高时，可反馈作用于下丘脑和腺垂体，使 CRH 和 ACTH 的合成和分泌减少，从而使血中糖皮质激素水平降低（图 13-7）。这种负反馈调节有利于维持血液中糖皮质激素的稳态。但在应激状态下，负反馈作用暂时失效，ACTH 和糖皮质激素的分泌大大增加。

CRH、ACTH 和糖皮质激素的分泌具有日周期节律，一般早晨 6—8 时达最高峰，以后逐渐减少，到下午 6—11 时最低。长期或大量应用糖皮质激素类药物的患者，如果在清晨生理分泌的高峰期，将一日总药量一次给予，可大大减轻用药引起的肾上腺皮质萎缩。

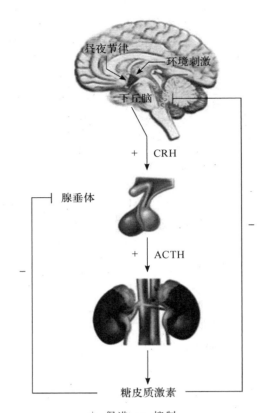

+：促进；-：抑制

图 13-7　糖皮质激素分泌的调节

13-14　案例：肾上腺皮质功能亢进

临床上长期或大量使用糖皮质激素类药物的患者，由于糖皮质激素对其下丘脑-腺垂体的负反馈作用，可抑制腺垂体分泌 ACTH，引起其肾上腺皮质功能减退，甚至肾上腺皮质萎缩。此时若突然停用糖皮质激素，可因体内糖皮质激素突然减少而出现急性肾上腺皮质功能减退的严重后果，甚至危及生命。因此，停药时应逐渐减量。此外，也可在治疗过程中间断补充 ACTH，防止肾上腺皮质萎缩。

二、肾上腺髓质激素

肾上腺髓质由嗜铬细胞组成，直接受交感神经节前纤维支配，构成交感-肾上腺髓质系统。肾上腺髓质嗜铬细胞分泌肾上腺素和去甲肾上腺素，它们属于儿茶酚胺类化合物。在正常情况下，肾上腺髓质释放的肾上腺素与去甲肾上腺素的比例大约为 4∶1。

（一）肾上腺髓质激素的生理作用

肾上腺素与去甲肾上腺素的生理作用广泛而多样。当机体遇到紧急情况，如剧烈运动、精神紧张、恐惧、失血、创伤、寒冷等时，交感-肾上腺髓质系统活动增强，肾上腺髓质激素大量分泌，使人体处于警觉状态，如反应灵敏、心率加快、心缩力加强、心输出量增加、血压升高、支气管平滑肌舒张、肺通气量增加、代谢增强、血糖升高等。这些变化，有利于机体调动各种潜能，应对紧急情况，使机体"脱险"。

这种在紧急情况下，交感-肾上腺髓质的活动增强所引起的适应性变化，称为应急反应。

引起应急反应的刺激往往也引起应激反应,因此,两种反应往往相互伴随,难以截然分开。应急反应可提高机体的应变能力,应激反应可提高机体对有害刺激的耐受力,两者共同作用,提高机体的适应能力。

(二)肾上腺髓质激素分泌的调节

支配肾上腺髓质的神经属于交感神经节前纤维,其末梢释放乙酰胆碱,通过 N_1 型胆碱受体引起嗜铬细胞释放肾上腺素和去甲肾上腺素。在应急情况下,两种激素的分泌量可增加到基础分泌量的上千倍。ACTH 也可通过糖皮质激素间接或直接作用,促进肾上腺髓质激素的分泌。此外,肾上腺髓质激素分泌也存在反馈调节机制。

第五节　调节钙、磷代谢的激素

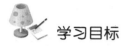 学习目标

1. 熟悉调节钙、磷代谢的激素及其作用。
2. 了解调节钙、磷代谢的机制。

13-15　教学 PPT

体内钙、磷的稳态与机体许多重要功能直接相关。调节钙、磷代谢的激素主要有三种:甲状旁腺激素、降钙素和维生素 D_3。

一、甲状旁腺激素

甲状旁腺分散嵌于甲状腺的背面,甲状旁腺激素(PTH)由甲状旁腺主细胞合成和分泌,是由 84 个氨基酸组成的直链多肽。

13-16　视频: 甲状旁腺激素

(一)甲状旁腺激素的生理作用

PTH 的生理作用主要是升高血钙和降低血磷。

1. 对骨的作用　骨是体内最大的钙储存库,PTH 动员骨钙入血,使血钙浓度升高。其作用包括快速效应和延迟效应两个时相。

(1)快速效应　在 PTH 作用后几分钟即可出现。PTH 可提高骨细胞膜对钙的通透性,使骨液中的钙进入细胞,并促进钙泵活动,将钙转运至细胞外液中,使血钙升高。

(2)延迟效应　在 PTH 作用后 12～14h 才出现,经数天甚至数周达高峰。PTH 刺激破骨细胞,使骨钙溶解加速,溶解的钙大量入血,使血钙长期升高。因此,PTH 分泌过多可导致骨质疏松。

2. 对肾的作用　PTH 促进远曲小管和集合管对钙的重吸收,使血钙升高。同时,PTH 抑制近曲小管对磷的重吸收,使尿磷升高,血磷下降。

3. 对小肠的作用　PTH 促进肠道吸收钙。这是由于 PTH 能增加肾内 1-羟化酶的活性,促进 $1,25\text{-}(OH)_2\text{-}D_3$ 的生成,从而促进小肠吸收钙。

(二)PTH 的分泌调节

血浆钙浓度是调节 PTH 分泌最重要的因素。血钙浓度降低可直接刺激甲状旁腺细胞分泌 PTH。持续的低血钙可刺激甲状旁腺增生。此外,血磷升高也可引起 PTH 的分泌,这是

由于血磷升高可使血钙降低,间接地引起 PTH 的释放。

二、降钙素

降钙素(CT)由甲状腺滤泡旁细胞合成和分泌,其主要作用是降低血钙和血磷。

(一)降钙素的生理作用

CT 能抑制破骨细胞活动,而使成骨细胞活动增强。由于溶骨过程减弱和成骨过程加速,骨组织中钙、磷沉积增加,使血钙、血磷浓度下降。CT 还能抑制肾小管对钙、磷的重吸收,增加它们的排出量。

(二)降钙素的分泌调节

降钙素的分泌主要受血钙浓度的调节,血钙浓度增加时其分泌增加;反之,则分泌减少。此外,胰高血糖素和某些胃肠道激素,如胃泌素、缩胆囊素也可促进 CT 分泌。

三、维生素 D_3

维生素 D_3 可由皮肤中的 7-脱氢胆固醇在紫外线照射下转化而来,也可从动物性食物中获取。维生素 D_3 必须在肝脏中羟化为 $25-OH-D_3$,然后再在肾脏中羟化为 $1,25-(OH)_2-D_3$,才具有生物活性。维生素 D_3 的主要作用是升高血钙和血磷。

(一)维生素 D_3 的生理作用

1. 对小肠的作用　$1,25-(OH)_2-D_3$ 作用于小肠黏膜上皮细胞,促进钙结合蛋白合成,同时促进钙依赖 ATP 酶、碱性磷酸酶的生成,并能增加膜的通透性,这些均有利于钙的吸收。

2. 对骨的作用　$1,25-(OH)_2-D_3$ 对骨钙动员和骨盐沉积均产生作用。一方面通过增加破骨细胞数量,增强骨的溶解,使骨钙、磷释放入血,从而增加血钙、血磷含量;另一方面加强成骨细胞活动,促进骨钙沉积和骨的形成。$1,25-(OH)_2-D_3$ 的总效应是升高血钙。若维生素 D_3 缺乏,正常成骨作用不能进行,儿童可产生佝偻病,成人则发生骨质疏松。

3. 对肾脏的作用　$1,25-(OH)_2-D_3$ 促进肾小管对钙、磷的重吸收,升高血钙与血磷。

(二)维生素 D_3 的分泌调节

PTH 可增强肾脏 1-羟化酶的活性,促进 $1,25-(OH)_2-D_3$ 的合成;CT 则抑制 1-羟化酶的活性,抑制 $1,25-(OH)_2-D_3$ 的合成。

13-17　案例:佝偻病

第六节　胰　岛

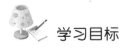

学习目标

1. 掌握胰岛素的作用及分泌调节。
2. 熟悉胰高血糖素的作用及分泌调节。

13-18　教学 PPT

胰岛是存在于胰腺中的内分泌组织,散在分布于胰腺各处。胰岛内的细胞主要有:A 细胞约占 25%,分泌胰高血糖素;B 细胞约占 60%~70%,分泌胰岛素;D 细胞约占 10%,分泌生长抑素。

一、胰岛素

胰岛素为含 51 个氨基酸残基的小分子蛋白质,由 A 和 B 两条多肽链组成。胰岛素的半衰期为 5～8min,主要在肝、肾等组织灭活。

(一)胰岛素的生理作用

胰岛素能全面促进物质合成代谢,是维持血糖水平稳态的关键因素。

1.对糖代谢的调节　胰岛素促进全身组织,特别是肝脏、肌肉和脂肪组织摄取和利用葡萄糖;促进肝糖原和肌糖原的合成;促进葡萄糖转变为脂肪;抑制糖异生和糖原分解。可见,胰岛素可减少血糖来源,增加血糖的去路,结果使血糖浓度降低。体内缺乏胰岛素时,血糖水平升高,若超过肾糖阈,将出现糖尿,引起糖尿病。

13-19　视频:胰岛素的生理作用

2.对脂肪代谢的调节　胰岛素可促进脂肪的合成与储存,抑制脂肪的分解。胰岛素缺乏时,糖的利用受阻,脂肪分解增强产生大量脂肪酸,在肝内氧化生成大量酮体,可引起酮血症与酸中毒。

3.对蛋白质代谢的调节　胰岛素促进氨基酸进入细胞内;促进 DNA 和 RNA 合成,使蛋白质合成增加,并抑制蛋白质的分解。因而,胰岛素对机体的生长有促进作用,但须与生长激素共同作用,这样促生长效果才显著。

(二)胰岛素分泌的调节

1.血糖的调节　血糖水平是调节胰岛素分泌的最重要因素。当血糖浓度升高时,胰岛素分泌明显增加,从而使血糖降低;血糖浓度降低至正常水平时,胰岛素的分泌迅速减少,从而维持血糖浓度相对稳定。

2.激素的调节　胃肠道激素、胰高血糖、生长激素、糖皮质激素、甲状腺激素均能促进胰岛素的分泌,而肾上腺素则抑制胰岛素的分泌。

3.神经调节　胰岛受交感神经和迷走神经双重支配。交感神经兴奋时,其末梢释放去甲肾上腺素,作用于 B 细胞膜上 α 受体,抑制胰岛素的分泌;迷走神经兴奋时,通过 M 受体,引起胰岛素的释放,迷走神经还可通过刺激胃肠道激素的分泌而间接促进胰岛素分泌。

13-20　案例:糖尿病

此外,血中氨基酸、游离脂肪酸和酮体浓度升高也可促进胰岛素分泌。长时间的高血糖、高氨基酸和高脂血症可持续刺激胰岛素的分泌,导致胰岛 B 细胞衰竭而引起糖尿病。

二、胰高血糖素

胰高血糖素是由胰岛 A 细胞分泌的含 29 个氨基酸的多肽。与胰岛素的作用相反,胰高血糖素是体内促进分解代谢、促进能量动员的激素。

(一)胰高血糖素的生理作用

胰高血糖素最重要的作用是升高血糖。它能促进肝糖原分解,促进糖异生,使血糖浓度升高,并能促使氨基酸进入细胞转化为葡萄糖。故胰岛素与胰高血糖素是一对相拮抗的调节血糖水平的重要激素。胰高血糖素还能抑制蛋白质合成,促进脂肪分解,促进酮体生成。

(二)胰高血糖素的分泌调节

血糖水平是调节胰高血糖素分泌最主要的因素。血糖升高抑制胰高血糖素的分泌,反之则促进其分泌。血中氨基酸含量升高可促进胰高血糖素的分泌。胰岛素可直接作用于邻近的A 细胞,抑制胰高血糖素的分泌,也可通过降低血糖间接刺激胰高血糖素的分泌。交感神经兴奋,通过 β 受体促进胰高血糖素的分泌,迷走神经兴奋则通过 M 受体抑制其分泌。

第七节 性 腺

13-21 教学
PPT

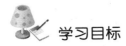 学习目标

1. 熟悉雄激素、雌激素及孕激素的生理作用,月经周期的分期及机制。
2. 了解睾丸及卵巢的功能,胎盘激素。

一、男性性腺

13-22 图片:
睾丸

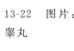

13-23 视频:
睾酮的生理作
用

睾丸是男性的性腺,睾丸具有双重功能:生精功能和内分泌功能,分别由曲细精管的生精细胞、支持细胞和曲细精管之间的间质细胞完成。

(一)睾丸的内分泌功能

睾丸的间质细胞能分泌雄激素,其主要成分为睾酮。

1. 睾酮的生理作用

(1)诱导胚胎分化　含有 Y 染色体的胚胎,在第 7 周时分化出睾丸,并能分泌雄激素,诱导男性内外生殖的分化。如果胚胎时期睾酮含量过低,可导致男性假两性畸形。

(2)促进男性附性器官的生长发育　睾酮能刺激前列腺、阴茎、阴囊、尿道球腺等附性器官的生长发育。

(3)促进副性征的出现　从青春期开始,男性出现副性征,如胡须长出、喉结突出、嗓音低沉、骨骼粗壮、肌肉发达等,睾酮能刺激并维持这些特征,还能产生并维持性欲。

(4)维持生精作用　睾酮自间质细胞分泌后,可透过基膜进入曲细精管,经支持细胞与生精细胞的相应受体结合,促进精子生成。

(5)促进蛋白质合成和骨的生长　促进蛋白质的合成,抑制蛋白质的降解。同时还能促进骨骼的生长和钙、磷在骨中的沉积,最终导致骨骺与长骨的融合。

此外,睾酮也影响水、盐代谢,有利于水、钠在体内保留;刺激红细胞的生成,使体内红细胞增多。男性在青春期,由于睾酮及其与垂体分泌的生长激素的协同作用,可使身体出现一次显著的生长过程。

2. 抑制素的生理作用　睾丸支持细胞分泌抑制素,可选择性作用于腺垂体,对 FSH 的合成和分泌具有很强的抑制作用,而生理剂量的抑制素对 LH 的分泌无明显作用。

（二）睾丸功能的调节

睾丸的生精功能与内分泌功能均受下丘脑-腺垂体-睾丸轴的调节。

随着青春期的到来，下丘脑分泌促性腺激素释放激素（GnRH），经垂体门脉系统到达腺垂体，促进腺垂体合成与分泌卵泡刺激素（FSH，在男性可称精子生成素）和黄体生成素（LH，在男性可称间质细胞刺激素）。

FSH 主要作用于曲细精管的生精细胞和支持细胞，LH 主要作用于间质细胞。FSH 和 LH 互相配合，共同调节生精过程。FSH 对生精过程具有启动作用，LH 通过促进间质细胞分泌睾酮而间接维持生精作用。

LH 经血液运输到达睾丸后，可促进间质细胞分泌睾酮。血液中的睾酮反过来对下丘脑和腺垂体产生负反馈作用，分别抑制 GnRH 和 LH 的分泌，从而使血液中睾酮的浓度保持在一定的水平。FSH 作用于生精细胞和支持细胞，并促进支持细胞合成和分泌抑制素。抑制素可以负反馈的形式作用于腺垂体（下丘脑中无抑制素受体），抑制 FSH 的释放（图 13-8）。

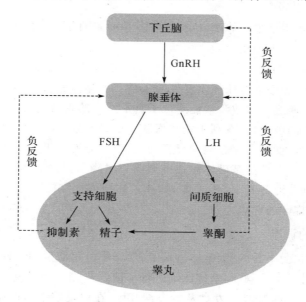

图 13-8　下丘脑-腺垂体-睾丸轴的调节作用

二、女性性腺

卵巢是女性的性腺，也具有双重功能：产生卵子和内分泌功能。从青春期开始，卵巢发生月周期性变化，即卵泡生长发育、排卵与黄体生成，称为卵巢周期。

（一）卵巢的内分泌功能

卵巢可分泌多种激素，主要有雌激素（E）和孕激素（P），还分泌少量雄激素。排卵前由卵泡分泌雌激素，排卵后则由黄体分泌雌激素和孕激素。

1. 雌激素　卵巢分泌的雌激素有三种：雌二醇（E_2）、雌三醇（E_3）和雌酮，其中雌二醇的分泌量最大，活性也最强，雌三醇的活性最弱。雌激素的主要生理作用如下。

（1）促进女性生殖器官的生长发育　雌激素对女性生殖器官具有多方面

13-24　视频：卵巢的内分泌功能

作用:①促进卵泡发育,诱导排卵前 LH 峰的出现而诱发排卵。②促进子宫发育,使子宫内膜产生增生期变化,即内膜增厚、血管和腺体增生,子宫颈分泌稀薄黏液以利于精子通过;分娩前,可提高子宫平滑肌对缩宫素的敏感性。③促进输卵管的分泌及运动,有利于卵子和精子运行。④刺激阴道黏膜上皮细胞增生、角化,增加糖原含量,糖原分解产物使阴道环境呈酸性,增强阴道抵抗力。青春发育期前,如雌激素分泌过少,则生殖器官不能正常发育;若雌激素分泌过多,则可出现早熟现象。

(2)促进副性征的出现　雌激素可刺激乳腺导管和结缔组织增生,也可使女性出现音调变高、骨盆宽大、臀部肥厚等副性征。

(3)影响代谢　雌激素可广泛影响人体的新陈代谢:①影响钙磷代谢,增强成骨细胞活动和钙磷沉积,加速骨骼生长,促进骨骺愈合。②促进肾小管对水和钠的重吸收,增加细胞外液量,有利于水和钠在体内保留。③加速肌肉蛋白质的合成,促进生长发育。④降低血浆 LDL 含量而增加 HDL 含量,有一定的抗动脉硬化作用,女性绝经前心脑血管疾病的发病率较低与此有关。

2.孕激素　孕激素主要是黄体酮,也称孕酮。孕激素的作用是以雌激素为基础,为胚泡着床做准备和维持妊娠。其生理作用主要包括:

(1)对子宫的影响　①孕激素使子宫内膜在增生期的基础上出现分泌期的改变,进一步增生变厚,且有腺体分泌,为胚泡着床提供良好的条件。②孕激素能减少子宫颈黏液的分泌,使黏液变稠,不利于精子通过。③孕激素能降低子宫平滑肌的兴奋性、抑制母体对胎儿的排斥反应,降低子宫对缩宫素的敏感性,有利于安宫保胎。如果孕激素缺乏,有导致早期流产的危险。

(2)对乳腺的影响　促进乳腺腺泡和导管的发育,为分娩后泌乳做好准备。

(3)对体温的影响　女性的基础体温在排卵前暂时降低,排卵后,孕激素作用于下丘脑体温调节中枢,可使基础体温升高 0.5℃左右,并在黄体期一直维持在此水平。这一基础体温的双相变化常作为判断排卵的标志之一。

(二)卵巢功能的调节

卵巢的周期性变化受下丘脑-腺垂体的调节,而卵巢分泌激素的周期性变化又使子宫内膜发生周期性变化,同时对下丘脑-腺垂体活动进行反馈调节,形成下丘脑-腺垂体-卵巢轴。

13-25　视频:
月经周期

1.月经周期　女性从青春期开始,在卵巢激素的作用下,子宫内膜发生周期性脱落,产生流血的现象,称为月经。月经具有明显的周期性,约一个月出现一次,称为月经周期。成年女性的月经周期为 20~40d,平均约 28d。

2.月经周期中卵巢和子宫内膜的变化　在月经周期中,子宫内膜会出现一系列形态和功能的变化。根据子宫内膜的变化可将月经周期分为三期:月经期、增生期和分泌期。

(1)月经期　从月经开始至月经停止,即月经周期的第 1~5 天,相当于卵泡早期。此期由于黄体退化萎缩,孕激素、雌激素分泌迅速减少。子宫内膜突然失去这两种激素的支持,螺旋形小动脉发生痉挛收缩,导致内膜缺血坏死而脱落出血,即月经来潮。月经期出血量约为 50~100mL,子宫内膜脱落形成的创面容易感染,故月经期应注意保持外阴清洁和避免剧烈运动。

(2)增生期　从月经停止到排卵为止,即月经周期的第 6~14 天,相当于卵泡晚期。此期内,卵巢中的卵泡处于发育和成熟阶段,并不断分泌激素。雌激素促使子宫内膜增生变厚,其中的血管、腺体增生,但腺体尚不分泌。此期末,卵泡发育成熟并排卵。

（3）分泌期　从排卵后到下次月经前,即月经周期的第15～28天,相当于黄体期。此期内,排卵后的残余卵泡形成黄体,继续分泌雌激素和大量孕激素。这两种激素,特别是孕激素能促使子宫内膜进一步增生变厚,其中的血管扩张充血,腺体迂曲并分泌。这样,子宫内膜变得松软并富含营养物质,子宫平滑肌相对较静止,为胚泡着床和发育做好充分准备。

如果排出的卵子受精,黄体继续生长发育,形成妊娠黄体,并继续分泌孕激素和雌激素,从而使子宫内膜不但不脱落,而且继续增厚形成蜕膜,故妊娠期间没有月经。若卵子未受精,黄体约维持14d左右,称月经黄体,以后退化形成白体。

3.月经周期形成的机制　卵巢的周期性活动和月经周期的形成主要受下丘脑-腺垂体-卵巢轴的调节(图13-9)。

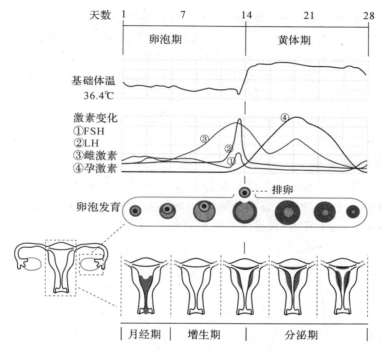

图13-9　月经周期、卵巢周期

（1）增生期的形成　女性进入青春期后,下丘脑发育成熟,分泌GnRH增多,使腺垂体分泌FSH和LH也增多。FSH促使卵泡生长发育,并与LH配合,使卵泡分泌雌激素。在雌激素的作用下,子宫内膜发生增生期的变化。此期末,相当于排卵前一天左右,雌激素在血中的浓度达到最高水平,通过正反馈作用使GnRH分泌进一步增加,进而使FSH特别是LH的分泌达到高峰,在LH的作用下,已发育成熟的卵泡破裂排卵。

（2）分泌期和月经期的形成　卵泡排卵后,其残余部分在LH的作用下形成黄体。黄体分泌雌激素和大量孕激素,特别是孕激素,使子宫内膜发生分泌期的变化。到排卵后第8～10天,孕激素在血中的浓度达到高峰,雌激素则出现第二次高峰。高浓度的雌、孕激素通过负反馈作用抑制下丘脑和腺垂体,使GnRH、FSH和LH分泌减少,致使黄体开始退化、萎缩,血中雌激素和孕激素浓度迅速下降。子宫内膜突然失去了这两种激素的支持,便脱落出血,进入月经期。

13-26 案例：
早孕

血中雌、孕激素浓度的降低，对下丘脑、腺垂体的负反馈抑制作用解除，GnRH、FSH 和 LH 的分泌又逐渐增多，15～20 个原始卵泡被募集，进入发育轨道，新的月经周期又重新开始。到 50 岁左右，卵巢功能退化，卵泡停止发育，雌激素、孕激素分泌减少，子宫内膜不再呈现周期性变化，月经停止，进入绝经期。

三、胎盘激素

胎盘是妊娠期间的重要内分泌器官，能分泌大量人绒毛膜促性腺激素（hCG）、雌激素、孕激素和人绒毛膜生长激素（hCS）等，以维持正常妊娠并促进胎儿发育。

（一）人绒毛膜促性腺激素

人绒毛膜促性腺激素（hCG）由胎盘绒毛组织的合体滋养层细胞分泌，其结构与 LH 有高度的同源性，生物学效应也基本相似。hCG 的主要作用是刺激母体的月经黄体发育为妊娠黄体，并使其分泌大量雌激素和孕激素，以维持妊娠的顺利进行。

在受精后第 6 天左右，滋养层细胞开始分泌 hCG，随后迅速升高，至妊娠第8～10周时达高峰，然后又迅速下降，到妊娠第 20 周左右降至较低水平，并一直维持到妊娠末期（图 13-10）。由于 hCG 在妊娠早期即出现在母体血中，并可随尿排出，因此，测定血或尿中的 hCG 浓度，可作为诊断早期妊娠的可靠指标。

（二）雌激素和孕激素

妊娠第 8～10 周后，妊娠黄体逐渐萎缩退化，此时胎盘分泌雌激素和孕激素逐渐增加，可接替妊娠黄体的功能，以维持妊娠直到分娩（图 13-10）。在整个妊娠期，孕妇血中雌激素和孕激素都保持在高水平，对下丘脑-腺垂体系统起着负反馈作用。因此，卵巢内没有卵泡发育和排卵，故妊娠期无月经也不会再孕。

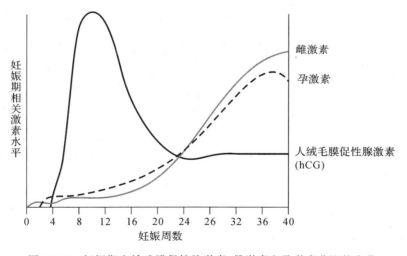

图 13-10　妊娠期人绒毛膜促性腺激素、雌激素和孕激素分泌的变化

胎盘分泌的雌激素，主要为雌三醇（E_3），其前体主要来自胎儿。如果妊娠期间胎儿死亡，孕妇血中的雌三醇会突然减少。因此，检验孕妇血中雌三醇的含量，可反映胎儿在子宫内的情况，有助于判断胎儿是否存活。

（三）人绒毛膜生长激素

人绒毛膜生长激素(hCS)由合体滋养层细胞分泌,其中96%氨基酸残基序列与人生长激素相似,故具有生长激素的作用。hCS可调节母体与胎儿的糖、脂肪和蛋白质代谢,促进胎儿生长发育。

13-27　知识拓展:避孕

 习题

一、名词解释

1.激素　2.激素的允许作用　3.应激　4.月经

二、问答题

1.简述甲状腺激素的主要生理作用。

2.试分析机体缺碘引起甲状腺肿大的机制。

3.糖皮质激素有哪些主要的生理作用?

4.长期使用糖皮质激素的患者为何不能骤然停药?

5.试述胰岛素对物质代谢的调节作用。

13-28　习题答案

（张　玲　孟香红）

参考文献

[1]李国彰.生理学[M].2版.北京:科学出版社,2013.

[2]马恒东,要瑞莉.生理学[M].北京:科学出版社,2014.

[3]唐四元.生理学[M].4版.北京:人民卫生出版社,2017.

[4]王建枝,钱睿哲.病理生理学[M].9版.北京:人民卫生出版社,2018.

[5]王庭槐.生理学[M].9版.北京:人民卫生出版社,2018.

[6]王万铁,金可可.病理生理学[M].杭州:浙江大学出版社,2018.

[7]肖明贵,陈新祥,胡剑峰.人体机能学[M].武汉:湖北科学技术出版社,2015.

[8]徐玲.人体机能学[M].2版.北京:科学出版社,2013.

[9]姚文兵.生物化学[M].8版.北京:人民卫生出版社,2016.

[10]余蓉.生物化学[M].2版.北京:中国医药科技出版社,2015.

[11]张根葆,杨勤.病理生理学[M].北京:高等教育出版社,2014.

[12]周春燕,药立波.生物化学与分子生物学[M].9版.北京:人民卫生出版社,2018.